Annette Wald

D. G. Hertz   H. Molinski

Psychosomatik der Frau

Entwicklungsstufen der weiblichen Identität in Gesundheit und Krankheit

Dritte, neu bearbeitete und erweiterte Auflage

Mit 11 Abbildungen

Springer-Verlag Berlin Heidelberg New York
London Paris Tokyo

Professor Dr. DAN G. HERTZ
Department of Psychiatry
Hebrew University – Hadassah Medical School
Kiryat Hadassah
P.o.b. 12 000
IL-91120 Jerusalem

Professor Dr. H. MOLINSKI
Universitätsfrauenklinik
Moorenstraße 5
D-4000 Düsseldorf

ISBN 3-540-16504-5 3. Auflage Springer-Verlag Berlin Heidelberg New York
ISBN 0-387-16504-5 3rd Edition Springer-Verlag New York Berlin Heidelberg

ISBN 3-540-10656-1 2. Auflage Springer-Verlag Berlin Heidelberg New York
ISBN 0-387-10656-1 2nd Edition Springer-Verlag New York Heidelberg Berlin

CIP-Kurztitelaufnahme der Deutschen Bibliothek
Hertz, Dan G.:
Psychosomatik der Frau: Entwicklungsstufen d. weibl. Identität in Gesundheit u. Krankheit /
D. G. Hertz; H. Molinski. – 3., neu bearb. u. erw. Aufl. –
Berlin; Heidelberg; New York; London; Paris; Tokyo; Springer, 1986.
ISBN 3-540-16504-5 (Berlin...)
ISBN 0-387-16504-5 (New York...)

Printed in Germany

Satz, Druck und Bindearbeiten: Petersche Druckerei GmbH & Co. Offset KG, Rothenburg ob der Tauber

2119/3130-543210

Vorwort zur dritten Auflage

Seit Erscheinen der 1. Auflage der „Psychosomatik der Frau“ sind 5 Jahre vergangen. In jener 1. Auflage wurde beschrieben, auf welche Weise ein Zusammenspiel biologischer, psychologischer und sozialer Wirkkräfte die Gesundheit der Frau beeinflußt. Die auch weiterhin bestehende Notwendigkeit zu einer gleichzeitig biopsychosozial orientierten Betrachtungsweise wie auch die bleibend wohlwollende Aufnahme der bisherigen Auflage bei der Leserschaft haben die Autoren zu einer Überarbeitung des Buches ermutigt, um es auf den neuesten Stand zu bringen. Das Bedürfnis, die Primärversorgung zu verbessern und ihr einen höheren Stellenwert zu verleihen, ist das zentrale Problem der medizinischen Praxis von heute. Man ist allgemein der Ansicht, daß die Rolle des Hausarztes in der Gesundheitsvorsorge wichtiger ist denn je und auch weiterhin an Bedeutung gewinnen wird. Die neue Auflage soll daher sowohl dem interessierten Arzt in der Primärversorgung als auch dem Spezialisten weitergehende Information zur Verfügung stellen, die ihm bei der Behandlung der zentralen Probleme im Leben einer Frau helfen: von ihren eigenen Entwicklungsjahren an über die Geburt ihrer Kinder und über die verschiedenen Lebenskrisen hinweg bis hin zu den Problemen des Alterns. Dabei werden dem interessierten Leser einige ausgewählte Literaturhinweise angeboten.

In jüngeren Jahren lag die Betonung auf neuen Entwicklungen im Bereich von Psychophysiologie und Neuroendokrinologie. Es entspricht daher den aktuellen Erfordernissen, in der neuen Auflage auch die komplizierten neurobiologischen Interaktionen aufzugreifen, die zwischen Verhalten, Affekt und neuroendokrinologischen Prozessen bestehen, wobei besonders an die Neurotransmitter gedacht wird. Das Aufgreifen dieser Thematik sollte keineswegs als ein Rückzug von unseren bisherigen psychosomatischen Auffassungen über den Lebensverlauf der Frau mißverstanden werden. Unser Eingehen auf die neuroendokrinologischen Zusammenhänge belegt jedoch die Notwendigkeit, in der psychosomatischen Medizin von einer ganzheitlichen und integrierten Sicht auszugehen.

Es wurden einige neue Themen hinzugefügt: neuere Erkenntnisse auf den Gebieten von Reproduktion und Kontrazeption, wobei die Betonung wiederum auf den biologischen Zusammenhängen und den psychologischen Folgen liegt; Themen wie Frühgeburt, die Geburt eines behinderten Kindes oder plötzlicher Verlust eines Kleinkindes, wobei es um die Frage geht, wie derartige traumatische Ereignisse von der Frau selber, aber auch von den übrigen Familienangehörigen bewältigt werden. Bei dem Thema der Interruptio ist ein Abschnitt über die geschichtliche Entwicklung einiger rechtlicher und psychosozialer Fragen hinzugekommen. Dieser Abschnitt leitet über zu einer kritischen Erörterung der gegenwärtigen gesetzlichen Situation und ihrer Folgen für das ärztliche Handeln. Ferner wurde das bislang eher vernachlässigte Thema der Unterleibsschmerzen aufgegriffen. Dabei wurde eine klinische Einteilung der Unterleibsschmerzen ohne Organbefund vorgenommen, die eine Korrelation zwischen Symptomatologie, Persönlichkeitsstruktur und psychosozialen Faktoren im Leben der Frau aufzeigt. Schließlich wurde der Abschnitt über klinische Probleme in der Menopause und bei der alternden Frau neu überarbeitet. Dabei sind Aufgaben der therapeutischen Praxis und präventive Maßnahmen besonders betont worden.

Auf dem Gebiet der Infertilität finden z. Z. mit der In-vitro-Fertilisation, mit der Embryoübertragung und mit anderen intrauterinen Manipulationen revolutionäre Veränderungen statt. Da die medizinischen und auch die damit verbundenen gesetzlichen Fragen noch nicht hinreichend geklärt sind, haben sich die Autoren dazu entschlossen, eine definitive Darstellung dieser Thematik noch nicht aufzugreifen.

Die Autoren hoffen, daß die 3. Auflage das Verständnis und den Fortschritt auf dem Gebiet der geburtshilflich-gynäkologischen Psychosomatik fördert und zur Überwindung von Vorurteilen beiträgt, die häufig die medizinische Versorgung der Frau ungünstig beeinflußt haben.

D. G. Hertz H. Molinski

Inhalt

1 Einleitung: Umwelt im Wandel

Die sich ändernden Bedürfnisse unserer Gesellschaft schaffen eine sich ständig wandelnde Umwelt. Von diesem Wandel sind auch die Stellung der Frau, ihre seelische und körperliche Gesundheit sowie die Praxis der Gynäkologie betroffen. Unsere sozioökonomischen Gegebenheiten bringen mehr materielle Möglichkeiten und Wohlstand mit sich; die Möglichkeit, aber auch den Druck zu Ausbildung und Berufsarbeit; Mehrfachbelastung als Mutter, Hausfrau und Berufstätige. Damit ändern sich die Rollenerwartungen mit allen ihren Forderungen, Einschränkungen, Kontrollen, aber auch Möglichkeiten. Die sich änderne Rolle der Frau sowie veränderte wissenschaftliche Auffassungen von den psychophysischen Gegebenheiten der weiblichen Sexualität führen zu veränderten sexuellen Haltungen. Von Einfluß sind auch die erweiterten Möglichkeiten der modernen Medizin: Kontrazeption einschließlich Sterilisation; Interruptio, Ovulationsauslösung und Insemination; pränatale Diagnostik von Geschlecht und Erbgut des Feten; operative und hormonelle Geschlechtskorrektur. Hinzu kommt, daß die unterschiedlichen Gruppierungen der pluralistischen Gesellschaft unterschiedliche Maßstäbe setzen. Indem ein und dieselbe Frau sich mehreren Gruppierungen gleichzeitig zugehörig fühlt, sind Konflikte unausweichlich. Durch solche unterschiedlichen Teilidentifikationen kann die Frau in ihrer Integrationsfähigkeit überfordert werden. Derartige Veränderungen des sozialen Umfelds haben u. a. auch entscheidenden Einfluß auf drei Bereiche des weiblichen Daseins, auf Ehe, Schwangerschaft und Geburt. Verhalten und Erleben des Menschen sind nämlich nicht ausschließlich durch seine Biologie bedingt, sondern sehr weitgehend auch durch seine Verzahnung mit dem personalen und soziokulturellen Umfeld.

Das vorliegende Buch verläßt die herkömmliche psychosomatische Sicht, welche den Begriff der psychogenen körperlichen Erkrankung in den Mittelpunkt rückt. Es unterscheidet sich auch von dem traditionellen Aufbau eines medizinischen Lehrbuchs, denn es wird nicht Krankheit um Krankheit abgehandelt. Ziel des Buches ist es zu beschreiben, wie die Frau von der Kindheit bis zum Alter durch eine Abfolge unterschiedlicher biopsychosozialer Entwicklungsphasen geht. Während einige Entwicklungsschritte vorwiegend durch einen biologischen Vorgang eingeleitet werden, gehen andere von altersentsprechenden Veränderungen der sozialen Situation aus. Dabei geht es nicht nur um die Entwicklungsstufen des Erlebens der Lust, also um die Entwicklungsstufen der Libidoorganisation, sondern auch um die stufenweise Fortentwicklung der weiblichen Geschlechtsidentität.

Auf jeder Entwicklungsstufe sind neue Probleme und Aufgaben zu meistern. Dabei kann es zu realitätsgerechter Anpassung oder auch zu Fehlanpassung, nervöser Störung und Krankheit kommen. Die Patientin erwartet daher vom Arzt, daß er nicht nur über medizinische Fragen informiert ist, sondern auch über deren psychologische und soziale Implikationen. Diese Erwartung ist berechtigt. Denn kaum ein

Arzt kann so viel zur Prävention, u. U. aber auch so viel zu einer Fehlentwicklung beitragen, wie es für den Gynäkologen gilt.

Die hier vorgetragene Sicht vom Lebenslauf der Frau und ihren nervösen Störungen ermöglicht es dem Gynäkologen, die psychologische und die soziale Dimension in sein therapeutisches Handeln zu integrieren, ohne den Rahmen seiner traditionellen gynäkologischen Praxis zu verlassen. Die gleichzeitig biopsychosozial orientierte Sprechstunde des Allgemeinarztes und damit auch des Gynäkologen unterscheidet sich aber von der Tätigkeit des Fachpsychotherapeuten und stellt erst die Verwirklichung der psychosomatischen Medizin dar.

Ziel dieses Buches ist es nicht so sehr, eine Auseinandersetzung mit der Literatur zu bieten – soziologisch orientierte Beiträge zur Gynäkologie sind übrigens selten –, sondern vielmehr wollen die Verfasser den eigenen Standpunkt wiedergeben, der aus der täglichen klinischen Erfahrung und aus der Auseinandersetzung mit mancher nicht speziell genannten Literatur erwachsen ist.

2 Die biopsychosoziale Krankheitslehre

2.1 Die Lehre von den psychogenen Erkrankungen

Die epochalen Erfolge, welche die naturwissenschaftliche Medizin seit Ende des letzten Jahrhunderts verzeichnen konnte, haben einen Preis gefordert. Der Umgang mit dem Patienten wurde bisweilen allzusehr versachlicht und entpersönlicht. Manch ein Arzt neigte zu der Sicht, der Mensch sei nur das, was man in Anatomie und Physiologie zum Physikum über ihn lernte. Hier bahnte sich ein Wandel an, als einige große Internisten zwischen den Weltkriegen wieder entdeckten, daß emotionale Einflüsse zu den funktionellen Störungen des Körpers und zu körperlichen Erkrankungen führen können. Hier seien nur von Bergmann, v. Weizsäcker und Halliday anstelle von vielen anderen erwähnt. Die Diskussion wurde von Freuds Schülern aufgenommen, welche die zugrundeliegenden Konflikte tiefenpsychologisch erforschten und behandelten. Wiederum seien nur einige Namen anstelle vieler anderer genannt: Federn, Alexander, Deutsch, Fenichel, Dunbar, Grinker und Wittkower.

Die Lehre von den psychogenen Erkrankungen besagt, daß ein intrapsychischer Konflikt zu einer somatischen Störung führen kann. Man kann das neurotische Symptom unter verschiedenen Gesichtspunkten definieren, u.a. vom dynamischen Geschehen, also vom Impuls her (Abb. 1). Der Impuls ist eine biologische Kraft, in der Erlebensanteile wie Wunsch und Vorstellung sowie somatische Anteile in Form von Affektphysiologie eine empirisch faßbare Einheit bilden.

Infolge von Umwelteinflüssen – Gefahren der äußeren Realität oder soziokulturelle Einflüsse wie etwa Erziehung – können Impulse schon von Kindheit an mit Angst besetzt sein. Das gilt z.B. für Impulse wie etwas zu essen oder etwas zu bekommen, etwas zurückzuhalten oder herzugeben, für aggressive, sexuelle und viele andere Impulse. Der betreffende Impuls hört zwar nicht auf, wirksam zu sein; aber er wird gehemmt. Seine psychischen und physiologischen Anteile treten nur noch in rudimentärer Form auf. Wenn das Individuum in eine Versuchungs- oder Versagungssituation gerät, können die gehemmten Impulse eine besondere Mobilisierung erfahren. In dieser auslösenden Situation manifestiert sich dann der gehemmte Impuls in einem neurotischen Symptom. Bricht der psychische Anteil des gehemmten Impulses durch, resultiert eine psychoneurotische Symptomatik. Bricht, wie in den funktionellen Störungen, der physiologische Anteil durch, kann eine psychosomatische Symptomatik entstehen.

Bei einer aggressiv gehemmten Frau z.B., die in Selbstbehauptung und Durchsetzungsvermögen behindert ist, kann durch den Eintritt einer Schwangerschaft aggressives Erleben mobilisiert werden. Der psychische Anteil der aggressiven Impulse kann sich in Zwangsgedanken über Messer und Leichen, also in einem psychoneurotischen Symptom äußern. Der somatische Anteil des aggressiven Affektes kann sich in schmerzhaften Muskelkontraktionen, z.B. der Schulter-Nacken-Muskulatur, psychosomatisch äußern.

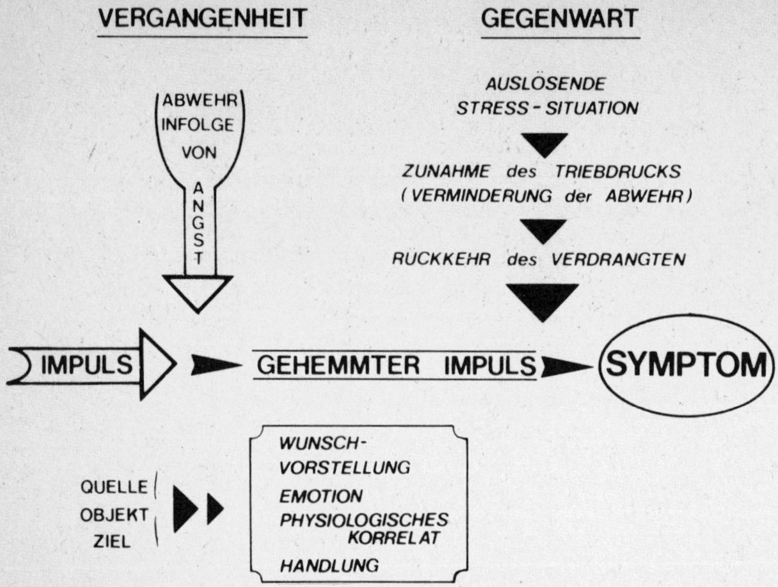

Abb. 1. Symptombildung. Die Mobilisierung gehemmter Impulse kann zur Ausbildung neurotischer und psychosomatischer Symptome führen

Die traditionelle Psychosomatik unterscheidet drei Gruppen von Symptomen.

2.1.1 Funktionelle Störungen

Funktionelle Störungen (Abb. 2) können durch eine abnorme Tätigkeit der glatten bzw. quergestreiften Muskulatur oder der Drüsen zustande kommen. Sie sind meist Korrelat eines in seinem Ablauf gehemmten Affektes.

Ein mit Hypersekretion einhergehendes Brennen am Scheideneingang z. B. beruht oft darauf, daß die Physiologie der sexuellen Erregung wohl ausgelöst wird, infolge psychischer Hemmungen aber nicht zu Ende geführt werden kann. Beim Vaginismus, welcher häufig durch Verletzungsangst hervorgerufen wird, krampft sich die Muskulatur des Beckenbodens im Dienst abwehrender Kräfte zusammen (S. 109, 125).

2.1.2 Überdauernde, meist irreversible Störungen

Hier (Abb. 2) liegen anatomische Veränderungen des betreffenden Organs vor. Diese Definition gilt für die verschiedenen klassischen psychosomatischen Erkrankungen wie Ulcus duodeni, Colitis ulcerosa, Asthma bronchiale, essentielle Hypertonie, rheumatoide Arthritis, Thyreotoxikose, Ekzem. Psychosomatische Symptome, die dieser Definition entsprechen würden, gibt es in Geburtshilfe und Gynäkologie kaum, mit Ausnahme vielleicht der echten Scheinschwangerschaft und des Vulvaekzems.

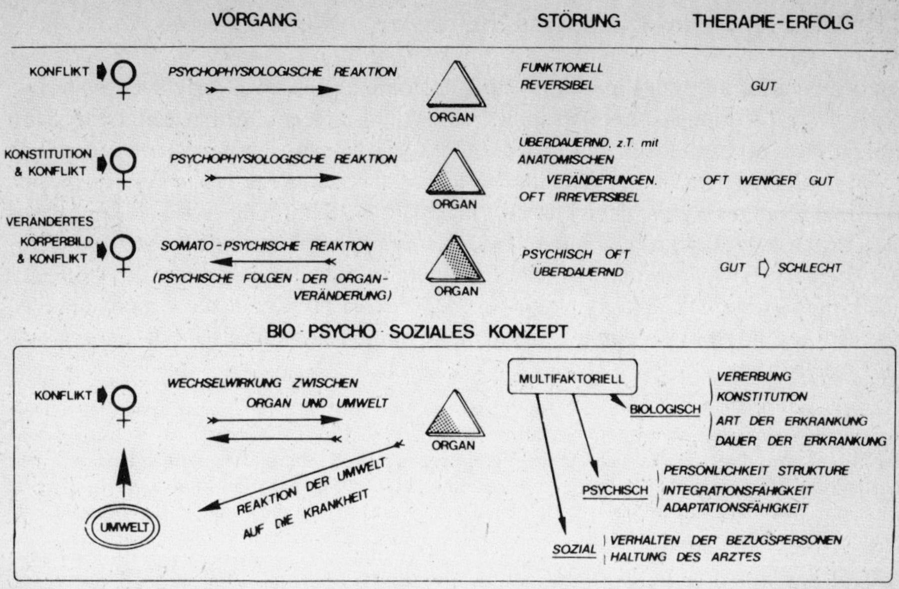

Abb. 2. Einteilung psychosomatischer Symptome. 1. Funktionelle Störungen. 2. Überdauernde, meist irreversible Störungen. 3. Psychische Folgen der Organveränderungen. 4. Die biopsychosoziale Krankheitslehre

2.1.3 Somatopsychische Störungen

Wenn gleichzeitig ein abnormer psychischer und ein abnormer somatischer Befund vorliegen, ist noch lange nicht gesagt, daß der somatische Befund immer eine Folge des psychischen Befundes sein muß. Das Umgekehrte kann der Fall sein. Bei den somatopsychischen Störungen (Abb. 2) handelt es sich entweder um eine psychische Reaktion auf oder um ein psychisches Korrelat zu den somatischen Veränderungen.

Nach Hysterektomie oder Mastektomie kann es z. B. infolge eines veränderten Körperbildes zu Sexualstörungen und psychischer Symptomatik kommen. Andererseits kann ein gesteigertes sexuelles Verlangen bei einem hormonproduzierenden Tumor korrelativ auftreten.

Der Fortschrift, den die Lehre von den psychogenen Erkrankungen mit sich gebracht hat, trug aber bereits den Keim der Begrenzung für die weitere Entwicklung in sich. Denn der Dualismus zwischen Leib und Seele blieb in Theorie und ärztlicher Praxis erhalten, wie ja schon allein durch das Wort Psychosomatik zum Ausdruck gebracht wird.

Da das Symptom auf einen intrapsychischen Konflikt zurückgeführt wird, fordert die Lehre von den psychogenen Erkrankungen eine rein psychische Behandlung, also formale Psychotherapie. Diesen Vorstellungen entsprechend meinen viele Gynäkologen noch heute, daß sie das Anliegen der psychosomatischen Medizin verwirklichen würden, wenn sie ihre Patientinnen mit psychogenen Körpersymptomen aus der traditionellen gynäkologischen Sprechstunde herausnehmen, um sie in einer Zweitpraxis wie ein Nervenarzt mittels formaler Psychotherapie zu behandeln.

2.2 Die biopsychosoziale Krankheitslehre

Der soeben diskutierten Einteilung der Symptome haftet etwas Artefizielles an: Die begriffliche Trennung ist unterschiedlicher als die Erscheinungen in der Natur, denn biologische, psychologische und soziale Faktoren lassen sich höchstens gedanklich voneinander trennen. So spricht man heute von der Multikausalität eines Symptoms, und eine Krankheit – die ja viel mehr umfaßt als das Symptom – wird als komplexes Geschehen aufgefaßt, in das immer biologische, psychologische und soziale Faktoren eingehen (Abb. 2 unten). In der Abbildung ist auch berücksichtigt, daß die einmal eingetretene Erkrankung einen verändernden Einfluß auf die Umgebung ausübt. Die veränderte Umgebung kann dann im Sinne eines Zirkels auf die Symptomatik zurückwirken.

Eine Frau, die z. B. infolge einer Ovarektomie in eine verfrühte Menopause gerät, hat es nicht nur mit den biologisch bedingten Ausfallerscheinungen zu tun. Es kommt auch eine psychische Reaktion hinzu, denn sie muß sich mit der Veränderung ihres Körperbildes auseinandersetzen. Der Zustand der Menopause hat weiterhin einen Einfluß auf den Mann, vielleicht auch auf das soziale Umfeld in Nachbarschaft und Beruf. Die damit veränderte psychische Situation der Umwelt kann wiederum psychische und mitunter auch somatische Konsequenzen für die Frau haben.

Sullivan [1953] und die interpersonale Psychiatrie betonen, daß jedes Lebewesen nur im ständigen Austausch, d. h. in kommunaler Existenz mit der physikochemischen Umwelt lebensfähig ist. Der Mensch ist darüber hinaus nur in kommunaler Existenz mit dem personalen Umfeld lebensfähig. Vom Zustand des Neugeborenen an kann der Mensch durch sein ganzes Leben hindurch nur als soziales Wesen existieren. Das spiegelt sich selbst in den biologischen Funktionen wider, z. B. in der kommunikativen Funktion des Affekts.

Die Lust- und Unlustaffekte melden in einer inneren Kommunikation dem eigenen zentralen Nervensystem, welche Innervationen zur Aufrechterhaltung des Gleichgewichts der Körperfunktionen in Gang gesetzt werden müssen. Als äußere Kommunikation aber signalisieren sie den Bezugspersonen, wie es um die eigene Homöostase steht; und das ist eine für das Überleben notwendige soziale Funktion des Affekts. Nach dieser Theorie können auch die sog. psychogenen Symptome weitgehend als ein interpersonales Phänomen definiert werden. Gerade im interpersonalen Aspekt des Symptoms liegt oft der Schlüssel zum therapeutischen Zugang.

Die funktionellen Sexualstörungen sind dafür ein besonders deutliches Beispiel. Die Unterleibsschmerzen ohne Organbefund stellen einen – freilich inadäquaten – Kommunikationsversuch mit der Umwelt dar.

Die biopsychosoziale Krankheitslehre relativiert den Unterschied zwischen organischer und sog. psychogener Erkrankung.

2.3 Krankengut und therapeutische Aufgaben

Die Lehre von den psychogenen Erkrankungen verschärft die Abgrenzung zwischen somatischer und psychotherapeutischer Behandlung und behindert somit die eigentliche Intention der psychosomatischen Medizin. Darüber hinaus läßt die Lehre von den psychogenen Erkrankungen den Umfang des Krankenguts unberücksichtigt, welches eine psychologisch orientierte ärztliche Praxis erfordert.

2.3.1 Vorsorgeuntersuchungen

Der Gynäkologe hat es in weitem Ausmaß mit gesunden Frauen zu tun. Das gilt für Vorsorgeuntersuchungen, kontrazeptive Sprechstunde, Schwangerschaftsbetreuung, psychoprophylaktische Geburtsvorbereitung, psychosomatisch orientierte Geburtsleitung und Wochenbett. In der Mehrzahl der Fälle geht es hier nicht um Heilung von Krankheit, sondern um sozialmedizinische Aufgaben und Prophylaxe. Darüber hinaus geht es oft um Hilfe in Krisenzeiten, denn diese Frauen befinden sich nicht selten in konflikthaften Situationen ihres Lebens. Oft handelt es sich um Wendepunkte in der Beziehung zu Mann, Kind und Berufsarbeit.

2.3.2 Die organisch Kranke

Auch bei den organisch Kranken spielen psychische Faktoren eine Rolle; oft zusätzlich in ätiologischer Hinsicht, immer in reaktiver und prognostischer Hinsicht (Abb. 2). Die subjektive Krankheits-, Ätiologie- und Therapievorstellung bzw. Behandlungserwartung einer Patientin können für das Endresultat einer medikamentösen oder chirurgischen Behandlung ebenso entscheidend sein wie deren biologische Implikationen.

Eine Frau mit EPH-Gestose mag z. B. jede Diätvorschrift überschreiten, bis der Arzt merkt, daß er zu ihrer Vorstellung, für das Wohlergehen des Kindes sei es besser, wenn sie „für zwei ißt" Stellung nehmen muß.

Unterschiedliche Patienten erleben eine gleichartige somatische Veränderung auf jeweils ihre eigene Art und Weise und spielen die ihrer subjektiven Vorstellung entsprechende Krankenrolle mit allen ihren Auswirkungen auf die soziale Situation. Dieses Krankenverhalten muß vom Arzt therapeutisch berücksichtigt werden. Schließlich beeinflussen auch der Interaktionsstil und das Arzt-Patienten-Verhältnis die Diagnose und den Ausgang einer organischen Erkrankung.

Darüber hinaus kommen in beiden Aufgabengebieten Problemfälle vor. Das diagnostische und therapeutische Handeln des Arztes wird hier durch neurotische Komplikationen erschwert; es kommt zu unrealistischen Ängsten und Befürchtungen, zu somatisch nicht begründbaren Nebenwirkungen und zu Mißverständnissen zwischen Arzt und Patientin. Der Arzt muß hier mit der Psychopathologie umgehen, um überhaupt in die Lage zu kommen, seinen ärztlichen Auftrag erfüllen zu können.

2.3.3 Funktionelle Störungen

Bei den funktionellen Störungen kann man am ehesten der herkömmlichen Meinung sein, die Aufgabe des psychosomatisch orientierten Arztes bestünde in formaler Psychotherapie. Hier sind jedoch 3 Untergruppen zu unterscheiden:

a) In vielen Fällen kann schon die integrierte Vorgehensweise innerhalb des Rahmens einer ärztlichen Sprechstunde hinreichenden Nutzen bringen.
b) Andere Fälle sind so schwierig, daß der Arzt die Patientin an einen Fachpsychotherapeuten überweisen muß. Das gilt z. B. für nicht wenige Fälle von Unterleibsschmerzen ohne Organbefund, Dysmenorrhö u. a.

c) Hinzu kommt, daß die überwiegende Mehrzahl der Patientinnen mit psychogenen Störungen für eine Psychotherapie nicht motiviert ist und die Hilfe eines Psychotherapeuten zunächst ablehnt. Innerhalb einer psychologisch orientierten ärztlichen Praxis aber können sie schrittweise so geführt werden, daß eine Überweisung zum Psychotherapeuten schließlich doch möglich wird.

2.3.4 Die nervöse Patientin

Jeder Arzt muß eine große Anzahl von nervösen Patienten ohne fest umrissene Symptomatik behandeln. Oft handelt es sich um offenkundig, noch öfter um verkappt psychiatrische Patienten. Nur allzuoft wird die ärztliche Sprechstunde diesem zahlenmäßig großen Patientengut der Nervösen nicht gerecht. Sie verweigern den Weg zum Psychiater, und der nur somatisch orientierte Arzt fühlt sich überfordert. Die psychische Störung verbirgt sich dabei häufig hinter einer vorgeblich gynäkologischen Problematik wie etwa Kontrazeption oder Klimakterium; und dennoch können die psychischen Nebenbefunde so gewichtig sein, daß sie in Wirklichkeit den Hauptgegenstand der Behandlung darstellen.

2.3.5 Funktionelle Sexualstörungen

Eine Sonderstellung nehmen die funktionellen Sexualstörungen ein. Die Sexologie als Ganzes erfordert eine multidisziplinäre Abhandlung und kann nicht einfach der Gynäkologie untergeordnet werden. Andererseits aber wenden sich die Patientinnen mit derartigen Problemen bevorzugt an den Gynäkologen, und dieser hat daher – wenn er sich zu einer psychosomatisch orientierten Praxis entschließt – die Möglichkeit, viele Fälle von funktioneller Sexualstörung zu behandeln. Für denjenigen, der sich auf diese Störungen spezialisieren will, ist es am ehesten angezeigt, gewisse Verfahren formaler Psychotherapie zu erlernen.

Aus der Lehre von den psychogenen Erkrankungen ist also eine biopsychosoziale Krankheitslehre geworden. Dazu kommt der weite Umfang des Krankengutes und der therapeutischen Aufgaben. Daher darf nicht mehr formale Psychotherapie als das Ziel der psychosomatischen Medizin hingestellt werden. Vielmehr geht es um die Frage, wie der Gynäkologe oder auch der Allgemeinarzt sein therapeutisches Verhalten um den psychosozialen Bereich erweitern kann, ohne seine traditionellen Aufgaben aufzugeben und ohne aus dem Rahmen seiner traditionellen Praxis herauszutreten. Diese gleichzeitig biopsychosozial orientierte Sprechstunde des Gynäkologen wird im Abschlußkapitel Therapie (Kap. 8) behandelt werden. Sie beschäftigt sich weitgehend mit den Implikationen der in den folgenden Kapiteln beschriebenen biopsychosozialen Entwicklungsstufen der Frau.

3 Die psychosexuelle Entwicklung

Die Ausreifung von Persönlichkeit und Sexualität erfordert, daß das Individuum zunächst durch unterschiedliche Entwicklungsphasen geht. In der Freudschen Psychologie werden sie als orale, anale, phallische und genitale Phase bezeichnet.

Diese Entwicklungsphasen werden durch *biologische Reifung,* also durch den Erwerb neuer Fähigkeiten und Möglichkeiten in Gang gesetzt. Dabei geschieht die Persönlichkeitsbildung durch *Interaktion* mit den Eltern und anderen Bezugspersonen. Diese prägenden Interaktionen wiederum hängen in starkem Ausmaß von den jeweiligen *soziokulturellen Gegebenheiten* ab. Dabei spricht man von dem Prozeß einer zunehmenden Sozialisation. Entscheidend dabei ist, daß das Individuum die mit den Entwicklungsphasen verbundenen *Aufgaben und Konflikte* durchlebt und zu einer Lösung bringt. Die normale psychosexuelle Entwicklung erfordert also, daß eine Stufe nach der anderen erreicht und bewältigt wird, indem die entsprechenden Konflikte gelöst werden.

Der Frauenarzt hat es mit denjenigen Organsystemen zu tun, welche eine besondere Beziehung zu Sexualität und Fortpflanzung haben. Er sollte daher mit den Wechselfällen von Lust, Liebe und Mutterschaft vertraut sein. Außerdem spielt es für die Gesundheit der Frau eine Rolle, ob sie Bejahung und Sicherheit erlebt und ob sie Selbstbejahung und Selbstwertgefühl entwickeln kann. Auch Ehrgeizprobleme, Aggressionen und Rebellion können für die Gesundheit eine gewichtige Rolle spielen. Darum ist es für den Arzt notwendig, die Gesamtpersönlichkeit seiner Patientin zu erfassen. Viele Konflikte der erwachsenen Frau und auch viele psychoneurotische und psychosomatische Symptome können nicht verstanden werden, ohne daß man die kindliche Genese dieser Konflikte erfaßt.

3.1 Abhängigkeit: Stillen und Nahrungsaufnahme

Es wird oft gesagt, Männlichkeit sei durch Aktivität und Weiblichkeit durch Passivität gekennzeichnet. Diese Auffassung spielt eine wichtige gesellschaftliche, aber auch klinische Rolle, denn sie kann die Grundlage für Konflikte in der Geschlechtsidentität werden. In Wirklichkeit sind das Verhalten und Erleben des Mannes und ebenso der Frau sowohl durch Aktivität als gleichzeitig auch durch Passivität gekennzeichnet, freilich auf eine unterschiedliche Art und Weise. Die Frau muß sich im sexuellen Bereich z. B. so verhalten, daß der Mann auf sie reagiert und es zu einer Erektion kommt. Es handelt sich also um ein aktives Verhalten, welches freilich nach außen hin leicht als passiv erscheinen mag. Der Mann aber muß mit seinem erigierten Penis eine Aktivität aufbringen, welche augenfälliger als solche erscheint.

Zunächst aber fängt das Leben bei beiden Geschlechtern gleichermaßen mit fast vollständiger Abhängigkeit an. Der Säugling kann keines seiner lebensnotwendigen

Bedürfnisse selber stillen. Dennoch ist der Säugling nicht, wie häufig angenommen wird, vollständig hilflos. Denn er hat die Möglichkeit des Hilferufes. Die Mutter aber ist mit dem Bedürfnis und den Fähigkeiten, die Bedürfnisse des Kindes zu stillen, ausgestattet; d.h., sie hat das Bedürfnis, Zärtlichkeiten zu spenden, und sie hat die Mittel, den Appell des Kindes zur Ruhe zu bringen. Wohl aber ist das Kind total abhängig davon, ob sein Appell beantwortet wird oder nicht.

Beim Stillen beeinflussen und verändern Mutter und Kind sich gegenseitig, und für beide ist ein Entwicklungsanstoß gegeben. Der Anblick des Kindes, sein Schrei, seine Hilflosigkeit rufen bei der Mutter ein weitgehend festgelegtes Erleben und Verhalten hervor, welchem sie sich nicht entziehen kann. Umgekehrt hängt das Wohlbefinden des Kindes, sein Lächeln oder Schreien, von dem Verhalten der Mutter ab. Das Lutschen des Kindes, die Befriedigung des Kindes geben der Mutter Befriedigung und lösen die Stillphysiologie aus bzw. fördern sie. Durch ein und denselben Akt erfährt die Mutter Befreiung von der Spannung in der Brust und die Befriedigung, die Bedürfnisse des Kindes zu stillen. Das Kind aber erfährt Sättigung. Auch die Wärme und der Hautkontakt führen zu wechselseitiger Befriedigung. Die fürsorgliche und angstfreie Befriedigung seiner Bedürfnisse gibt dem Kind eine lustgetönte Befindlichkeit. Damit wird die Entwicklung von Vertrauen und Selbstwertgefühl ausgelöst. Darüber hinaus entwickeln sich in der Interaktion mit der Mutter die ersten psychischen Manifestationen des Kindes, welche sich dabei an dem konkreten Verhalten und Erleben der Mutter formen.

So wird aus der ursprünglich biologischen Symbiose auch eine psychische. Und aus der biologischen wird auch eine psychische Abhängigkeit. Die schrittweise Emanzipation von dieser Abhängigkeit aber ist ein wesentlicher Teil der späteren psychischen Entwicklung.

Es fängt damit an, daß sich nach einigen Monaten zu den oral-rezeptiven Impulsen auch oral-aggressive Impulse gesellen: Beißen und Zugreifen. Auch die Sexualität hat später mit Beißen und Zufassen zu tun. Eltern und Arzt ahnen oft nicht, welche nachhaltigen Folgen übermäßiges oder mangelndes fürsorgliches Verhalten von seiten der Mutter haben kann. Bei mangelnder Fürsorglichkeit kann es beim Kind später zu einem Übermaß von Angst und Haß mit allen psychologischen Folgen kommen.

Die Einstellung, die Mutter und Vater zu dem Geschlecht des Kindes haben, spielt für die psychosexuelle Entwicklung eine entscheidende Rolle. Derartige Einflüsse können sich schon beim Stillen bemerkbar machen. Der Knabe und das Mädchen erleben das Stillen gleichermaßen. Vom Standpunkt des Erlebens der Mutter aus gesehen, können jedoch Unterschiede auftreten. Die Mutter kann dem Geschlecht des Kindes gegenüber eine bejahende oder auch eine ablehnende Haltung einnehmen. Wenn eine Mutter aber das Geschlecht des Knaben oder des Mädchens ablehnt, kann ihr gesamtes Verhalten und auch ihr Stillverhalten dem Säugling gegenüber so sein, daß die Entwicklung des Kindes von Anfang an gestört ist.

Das Mädchen, welches wegen seines weiblichen Geschlechts schon von früh an abgelehnt worden ist, wird hinsichtlich der eigenen mütterlichen Funktionen beeinträchtigt sein. Insbesondere, wenn das Mädchen keinen Hautkontakt hatte, nicht auf den Arm genommen oder liebkost wurde, wird es in der Entfaltung der eigenen mütterlichen Erlebens- und Verhaltensweise beeinträchtigt sein. Derartige Zusammenhänge wurden zuerst in Experimenten mit Affenkindern beobachtet. Ein Mangel an sensorischen Erlebnissen in der Kindheit bringt Störungen im mütterlichen Erleben und Verhalten mit sich, die auch dann nicht leicht zu beseitigen sind, wenn das heranwachsende Mädchen oder die junge Frau über mütterliches Verhalten aufgeklärt und unterrichtet worden ist.

Ein adäquates Durchleben der Symbiose und der oralen Phase ist also eine Voraussetzung für die Entwicklung von Mütterlichkeit, oft sogar für die Ausbildung der Fertilität. *Wer keine Mütterlichkeit empfangen hat, kann kaum Mütterlichkeit weitergeben.*

Schon die orale Phase kann also für das Leben entscheidend sein, insbesondere hinsichtlich der späteren gesunden oder auch krankhaften Entwicklung der Weiblichkeit. Der Arzt kann diese Entwicklung durch seine Haltung dem Stillen und Rooming-in gegenüber beeinflussen. Er kann also prophylaktisch tätig sein.

3.2 Selbstkontrolle: Erlernen der Reinlichkeit

Zu Beginn der Entwicklung besteht eine vollständige Abhängigkeit: Das Kind bekommt zunächst alles und kann in weitgehender Passivität verharren. Dann aber werden auf einmal an das Kind Forderungen herangetragen, an die es sich anpassen soll. Die Mutter und die Gesellschaft fordern, daß das Kind den Kot kontrolliert absetzt, rein wird und seine Impulse beherrscht. Das ist eine völlig neue psychische Situation.

Gleichzeitig beginnt das Kind, seine Psychomotorik besser zu beherrschen. Auch fangen Sprache und damit die begriffliche Auffassung an, sich zu entwickeln. Das Kind hat also eine größere körperliche und geistige Reife erreicht, welche es ihm erlaubt, sich den Forderungen nach Selbstkontrolle zu widersetzen. Es entwickelt sich ein Kampf zwischen dem Kind und der Umwelt, der selbst beim besten Willen der Eltern nicht nur friedlich verlaufen kann. Als Resultat dieses Kampfes wird normalerweise die totale Abhängigkeit von der Mutter durch das lustvolle Gefühl beginnender Eigenständigkeit ersetzt.

Dabei können auch Fehlhaltungen der Eltern in den Kampf mit eingehen und die Persönlichkeitsentwicklung des Kindes prägen. Die Pflegepersonen können z.B. von ihren eigenen Problemen um Sauberkeit und Ekelgefühlen dem Kot gegenüber beherrscht sein; sie können ungeduldig werden, wenn die Reinlichkeitserziehung nicht schnell genug geht; sie können alle Freundlichkeit vergessen und den Willen des Kindes brechen. Aus derartigen pathologischen Interaktionsmustern zwischen Kind und Pflegeperson kann es zu einer neuen Art von Abhängigkeit kommen: zu Abhängigkeit aus Gefügigkeit, Mangel an Selbstbehauptung, aus aggressiver Gehemmtheit.

Auch die Entwicklung einer zwanghaften Persönlichkeitsstruktur wurzelt in pathologischen Interaktionsmustern bei der Reinlichkeitserziehung. Zwanghafte Charaktere aber neigen zu einer Vielzahl von gynäkologischen und geburtshilflichen Problemen. Das gilt z.B. für übermäßige hygienische Maßnahmen im Bereich der Vulva, welche zu Hautveränderungen oder Entzündungen führen können, für retentives Gebärverhalten sowie die Dekompensation im Wochenbett und Stillstörungen aus Angst, den eigenen perfektionistischen Ansprüchen nicht gerecht werden zu können.

3.3 Ausbildung der Geschlechtsidentität

Die Ausbildung der Geschlechtsidentität fängt schon mit der Geburt an, erstreckt sich durch alle Entwicklungsphasen und erfährt selbst im Erwachsenenalter noch Veränderungen. Sie wird von biologischen, sozialen und psychologischen Faktoren beeinflußt.

3.3.1 Biologisches Geschlecht

Hinsichtlich des biologischen Geschlechts sind das *chromosomale, gonadale, hormonale* und das *anatomische* Geschlecht zu unterscheiden, wobei bei letzterem noch die Gegebenheiten des äußeren und des inneren Genitale zu beachten sind. Im Normalfall koinzidieren die aufgezählten Parameter; sie können aber auch auseinanderfallen. So gibt es nicht nur eindeutig männliche oder weibliche Wesen, sondern auch Zwischenformen, die sog. Intersexe. Das biologische Geschlecht ist also eine objektiv festgelegte, aber nicht in jedem Fall eine eindeutige Größe.

3.3.2 Soziales Geschlecht

Bei dem sozialen Geschlecht handelt es sich zunächst um dasjenige Geschlecht, das der Arzt auf dem Geburtsschein für das Standesamt angibt. Diese Angabe braucht mit dem biologischen Geschlecht nicht unbedingt übereinzustimmen.

Das amtlich angegebene Geschlecht bestimmt aber, wie das Kind im Sozialisationsprozeß behandelt wird, wie die Pflegepersonen sich auf das Kind beziehen, welche Kleidung das Kind z. B. bekommt. Das soziale Geschlecht ist also eine an das Individuum von außen herangetragene Wirkkraft und bezeichnet, wie dieses eingestuft und behandelt wird und welche geschlechtsspezifischen Verhaltensweisen von ihm erwartet werden. Dabei sind die ganz frühen Einflüsse noch prägender als die späteren Einflüsse etwa in der Schulzeit.

Die die Persönlichkeit prägenden Interaktionen sind von der Säuglingspflege an geschlechtsspezifisch getönt. Schon von Anfang an beziehen sich Vater und Mutter auf ein weibliches Kind anders als auch ein männliches. Wenn dabei einem biologisch weiblichen Wesen ein männliches soziales Geschlecht zugeordnet wird, wird die resultierende Persönlichkeit durch überwiegend männliche Züge geprägt sein und umgekehrt.

3.3.3 Psychisches Geschlecht

Vom biologischen und sozialen Geschlecht ist das psychische Geschlecht, d. h. die psychologische Geschlechtsidentität zu unterscheiden. Es handelt sich dabei um das subjektive Bild, die Vorstellung, die das Individuum über Art und Inhalt seiner Geschlechtszugehörigkeit hat. Das psychische Geschlecht ist also ein Ausdruck für diejenige Geschlechtsrolle, mit der das Individuum sich subjektiv identifiziert.

Der Begriff einer psychischen Geschlechtsidentität hat nichts mit der Frage zu tun, ob Mann und Frau objektiv mit unterschiedlichen psychischen Eigenschaften ausgestattet sind oder nicht. Hinsichtlich der empirisch festzustellenden psychischen Unterschiede zwischen Mann und Frau meinen die einen, biologische Faktoren würden die entscheidende Rolle spielen. Andere sagen, kulturelle Faktoren und Rollenerwartungen seien ausschlaggebend. Tatsächlich ist der konkrete Inhalt dessen, was als männlich und was als weiblich gilt, extrem variabel und abhängig von historischen und soziokulturellen Faktoren. Nur zweierlei dürfte feststehen: Männliches und weibliches Erleben werden überall als unterschiedlich aufgefaßt, wobei die angeblich männlichen und angeblich weiblichen Eigenschaften immer in einem komplementären und kompensatorischen Verhältnis zueinander stehen. Darüber hinaus dürfte feststehen, daß die anatomischen Differenzen mit einem unterschiedlichen Körperbild einhergehen. Das aber führt zu gewissen psychischen Besonderheiten bei Mann und Frau.

3.4 Kognitive soziale Geschlechtsidentität

Obgleich die frühen Erfahrungen, die das Kind in Übereinstimmung mit seinem sozialen Geschlecht macht, schon eine starke prägende Wirkung ausüben, können sie doch zunächst noch nicht in eine subjektive Geschlechtsidentität eingebaut werden; denn das Kleinkind hat ja noch gar kein Bild von Männlichkeit und Weiblichkeit. Mit der Ausbildung der Sprache aber, wenn sich auch die entsprechenden Begriffe langsam einstellen, fängt ein Wissen um das eigene Geschlecht an. In der analen Phase also lernt das Kind – zunächst rein kognitiv –, daß die Umgebung in männlich und weiblich eingeteilt wird, daß diese soziale Unterscheidung für den eigenen Status sehr wichtig ist und daß es selber zum einen oder anderen Geschlecht gerechnet wird. Der Geschlechtsunterschied wird noch nicht als biologisch verankertes Erleben körperlich empfunden; er wird lediglich gelernt und gewußt.

Die geschlechtsspezifisch geprägte Vorerfahrung und das Körperbild werden jetzt retrograd in die beginnende psychische Geschlechtsidentität eingebaut. Sie färben den Inhalt des Bildes der eigenen Geschlechtsidentität.

Die klinische Erfahrung zeigt, daß die zu dieser Zeit erworbene männliche oder weibliche psychische Geschlechtsidentität außerordentlich prägend wirkt und später kaum mehr geändert werden kann. Der konkrete Inhalt der entweder männlichen oder weiblichen Geschlechtsidentität aber erfährt fortan stetige Veränderungen und Erweiterungen. Denn bis zum Lebensende hin geht die Frau durch viele Entwicklungsphasen und damit durch immer neue Wechselwirkungen mit der Umwelt.

3.5 Infantile genitale Geschlechtsidentität

Erst wenn das Kind anfängt, seinen genitalen Regungen größere Aufmerksamkeit zu schenken, wird aus der kognitiven und sozialen eine genital gefärbte Geschlechtsidentität.

Im Alter von etwa 3 Jahren führt die zunehmende biologische Reifung zum vermehrten Auftreten von Sensationen im Bereich des Genitale. Zur gleichen Zeit etwa beobachtet das Mädchen, daß der Knabe anders urinieren kann und daß er die Erlaubnis, ja die Anregung der Eltern bekommt, sein Genitale dabei in die Hand zu nehmen. Beide Entwicklungsschritte wenden die Aufmerksamkeit des Mädchens auf das Genitale. Beide Entwicklungsschritte bringen aber auch für den Knaben und das Mädchen ein unterschiedlich geartetes Erleben mit sich. Denn die Sensationen an der Vulva, einem breitflächigen Organ, unterscheiden sich natürlich von den Sensationen an einem Penis. Ebenso geht das unterschiedliche Urinieren mit geschlechtsspezifischen Sensationen und Erlebensweisen einher.

Die neuen genitalen Sensationen werden zum Zentrum des Interesses. Das Kind möchte nun überall das eigene Genitale vorzeigen und das Genitale der anderen betrachten. Dieses lustvolle Zeigen und Schauen führt zur neugierigen Erforschung der Vorgänge um Sexualität und Fortpflanzung. Das Betrachten und Vorzeigen des Genitale hat eine weitere Folge: die Eltern dulden das nicht. Durch ihre verbietende Haltung übermitteln sie dem Mädchen manche soziokulturell bedingten Ängste in bezug auf seine Sexualität, und es kommt leicht zu Hemmungen und Belastungen.

Vor allem aber bekommt das Bild des eigenen Geschlechts und des Gegengeschlechts eine noch sehr viel größere Bedeutung. Denn es bildet sich ein genital gefärbtes Bild der Männlichkeit und Weiblichkeit, welches körperlich erlebt wird, und damit auch eine eigene genitale Geschlechtsidentität. Dieses Bild der Männlichkeit und der Weiblichkeit färbt fortan einen großen Teil des gesamten Erlebens und Verhaltens. Alle Menschen, alle belebten und sogar viele unbelebten Dinge werden auf ihre Geschlechtszugehörigkeit untersucht. Das Wort „sexuelles Erleben“ bezieht sich fortan auf 2 unterschiedliche Phänomene:

a) einmal darauf, daß Bezugspersonen und Welt fortan weitgehend unter dem Einfluß des Bildes der Männlichkeit und des Bildes der Weiblichkeit erlebt werden;
b) zum anderen auf das Streben nach genitaler Lust und auf den Koitaldrang; beide finden freilich erst später ihre volle Entfaltung.

Zusammenfassend sei wiederholt: Am Ende der analen Phase weiß das Mädchen, welchem Geschlecht es zugehört; es handelt sich um eine eher kognitive soziale Geschlechtsidentität. Die genitale Geschlechtsidentität der ödipalen Phase aber wird durch körperliches Empfinden begründet.

3.5.1 Zum Problem des Penisneides

Die Wahrnehmung des Geschlechtsunterschiedes führt auch dazu, daß das kleine Mädchen bemerkt: der Knabe hat einen Penis, sie aber nicht. Diese Entdeckung führt zu dem Gefühl, daß ihr etwas fehlt, daß sie etwas zu wenig hat. Ein gewisser Penisneid im Kleinkindalter ist unvermeidlich; denn das kleine Kind kann nichts sehen, ohne es haben zu wollen.

Nach der alten analytischen Auffassung hält das Mädchen seine Klitoris für einen kleinen Penis und meint damit psychologisch wie ein kleiner Junge zu sein. Diese Auffassung ist fragwürdig. Bei normalem Entwicklungsgang lernt das Mädchen vielmehr alsbald seine Weiblichkeit und auch sein weibliches Genitale zu schätzen; u. a. weil die Frau Kinder bekommen kann, der Mann aber nicht. Wenn Eltern und Umgebung dem heranwachsenden Mädchen eine positive Gefühlseinstellung zum eigenen Geschlecht ermöglichen, geht der anfängliche Penisneid bald vorüber. Wenn ihm eine solche positive Gefühlseinstellung nicht ermöglicht wird, kann es geschehen, daß es fortan die eigenen genitalen Regungen ablehnt und die des Mannes verabscheut.

Freud hat nicht hinreichend beachtet, daß seine Beobachtungen über Mangelgefühle der Frau auch auf familiäre und gesellschaftliche Benachteiligungen zurückzuführen sind und nicht nur auf die kindliche Wahrnehmung des anatomischen Geschlechtsunterschieds. Neid auf die soziale Stellung des Mannes aber darf nicht ohne weiteres als Penisneid bezeichnet werden. Der Arzt tut seiner Patientin unrecht, wenn er die Diagnose eines Penisneides stellt, wo es sich in Wirklichkeit um das Gefühl der Kränkung handelt. Wenn er statt dessen die gekränkte Befindlichkeit erkennt, wird das ärztliche Gespräch eine unterschiedliche Färbung annehmen.

Andererseits darf die Erkenntnis, daß soziokulturelle Gegebenheiten und Bewertungen eine große Rolle spielen, nicht zu einer Verleugnung klinischer Fakten führen. Bei mancher erwachsenen Frau ist nämlich persistierender Penisneid eine zentrale Wirkkraft. Schwierigkeiten in der Partnerbeziehung, Sexualstörungen, mancherlei Schmerzzustände und andere gynäkologische Symptome können die Folge sein.

3.5.2 Interesse am Vater – Hinwendung zum Gegengeschlecht

Schon frühzeitig lernt das Mädchen, auf dem Arm beider Eltern körperliche Lust zu empfinden. Das Streben nach Lust wird also bei beiden Geschlechtern in der oralen Phase anfangs nur durch die Mutter, dann aber sowohl durch die Mutter als auch durch den Vater befriedigt. Hier liegt die Grundlage für die sog. bisexuelle Ausrichtung beider Geschlechter.

Aber erst in der ödipalen Phase werden dabei die Eltern zusätzlich unter dem Gesichtspunkt ihrer unterschiedlichen Geschlechtlichkeit erlebt. Das kleine Mädchen entwickelt nun eine besondere Anhänglichkeit zum Vater. Es hat die schwierige Aufgabe zu erfüllen, einen wesentlichen Teil seines auf Lust gerichteten Interesses von der Mutter auf den Vater zu verschieben: der sog. Objektwechsel. Dabei handelt es sich aber in Wirklichkeit gar nicht um die Hinwendung zu einem neuen Objekt, sondern nur darum, daß das Mädchen dem Vater gegenüber eine neue Art von Verhaltensweisen entwickelt. Es findet heraus, wie es den Vater zu einem Verhalten veranlassen kann, welches ihm selber Lust bereitet.

Bald nachdem der Geschlechtsunterschied wahrgenommen wird, wird das Mädchen in ihrem motorischen Verhalten meist weniger expansiv und aggressiv. Es fängt an, größeren Wert auf äußeres Erscheinen und schmuckes Aussehen, Ordnung und Sauberkeit zu legen. Es fängt an, eine Haltung zu entwickeln, welche komplementär und kompensatorisch zum Bild des Gegengeschlechts ist.

Die Auseinandersetzung mit dem Bild des Gegengeschlechts fängt also mit der Beziehung zum Vater an und wird schließlich zum Partner führen. Das Mädchen lernt diese Verhaltensweisen z. T. in der Identifikation mit der Mutter. Das Verhältnis zur Mutter wird gleichzeitig aber auch konflikthafter: einerseits erwartet die Tochter von der Mutter weiterhin die Befriedigung vieler Bedürfnisse, andererseits tritt sie in Konkurrenz zu der Mutter und möchte diese von der Beziehung zum Vater verdrängen; gleichzeitig aber identifiziert sie sich mit manchen Verhaltensweisen der Mutter.

Nach verbreiteter Auffassung kommt die Geschlechtsidentität durch Identifikationen zustande. Tatsächlich schaffen die Identifikationen nicht die Geschlechtsidentität, sondern sie füllen diese nur inhaltlich aus. Denn geschlechtsspezifische Identifikationen sind ja überhaupt erst möglich, nachdem sich eine wenigstens anfängliche Geschlechtsidentität herausgebildet hat.

In der ödipalen Auseinandersetzung mit Vater und Mutter wird die Aufgabe des Suchens und Findens der eigenen Geschlechtsidentität also fortgesetzt. Dabei spielt das bildhafte Erleben einer Männlichkeit und Weiblichkeit eine bedeutend wichtigere Rolle als das biologische genitale Erleben, da ja Erektions- und Orgasmusfähigkeit noch unentfaltet sind.

Wenn die Aufgaben, die mit dieser ödipalen Phase verbunden sind, nicht richtig gelöst werden, kann es später zu Konflikten hinsichtlich der eigenen Weiblichkeit, zu psychoneurotischen und psychosomatischen Symptomen, insbesondere zu Sexualstörungen und sozialen Schwierigkeiten kommen.

3.6 Interaktion in der Gruppe – Latenz

Nach der klassischen psychoanalytischen Lehre ist die psychosexuelle Entwicklung mit Abschluß der ödipalen Phase – also mit etwa 7 Jahren – im wesentlichen beendet. Aus biologischen Gründen treten aber die Pubertät und damit die genitale Reife erst Jahre später ein. Deshalb ist es nötig, daß die erwachten sexuellen Regungen vorerst wieder zurückgedrängt werden. In dieser sog. Latenzphase tritt die genital gefärbte Auseinandersetzung mit den Eltern wieder in den Hintergrund. Die zunehmende Identifikation mit den Eltern ermöglicht *Verdrängung* und *Sublimation* der offenkundigen sexuellen Interessen.

Beim Mädchen kommt es zu einer Desexualisierung der Objektbeziehungen und Emotionen und damit zu einer Abnahme deutlich sexuell getönter Verhaltensweisen. Verhalten und Erleben sind eher zärtlich als sexuell getönt. Es werden moralische und ästhetische Maßstäbe, aber auch Scham und Ekel entwickelt.

Der Erklärungsbegriff einer Latenz ist jedoch fragwürdig. Die Ausbildung der Geschlechtsidentität geht ja weiter. Und dabei ist es ein biologisch bedingter Faktor, daß nach Abschluß der ödipalen Phase die reproduktive Reife noch nicht erreicht ist. Aus diesem Grunde und weil eine weitere psychosoziale Reifung nötig ist, muß es zu gewissen Verdrängungen kommen. Das heißt aber nicht, daß ein wirklicher Entwicklungsstillstand eintritt. *Die eigentliche Latenz gibt es nicht. Diese Phase sollte vielmehr als Vorbereitung für die Pubertät betrachtet werden.* Im Verborgenen geht die psychosexuelle Reifung weiter, selbst wenn die aufgeschobene biologische Reifung zunächst eine weitgehende Abwehr des sexuellen Erlebens notwendig macht.

Der Anstoß zur Fortentwicklung des Inhalts der Geschlechtsidentität geht von einer doppelten Veränderung des sozialen Umfeldes und des jungen Mädchens aus. *Die Schule* übermittelt begriffliches Denken und die in der jeweiligen Gesellschaft gültigen *Vorstellungen, Rollenerwartungen, Bewertungen.* Der Inhalt der Geschlechtsidentität wächst damit über das Vorbild von Vater und Mutter innerhalb des engeren Familienrahmens hinaus und setzt sich mit dem soziokulturellen Erbe auseinander. Ebenso wichtig ist es, daß die Gruppe der Gleichaltrigen anfängt, eine größere Rolle zu spielen. Die Reaktionen der Klassenkameraden auf das eigene Verhalten ist für die Persönlichkeitsentwicklung und auch für den Inhalt der Geschlechtsidentität von Bedeutung.

Dabei kommt es gegen Ende dieser Entwicklungsphase zu einer entscheidenden Veränderung der gleichgeschlechtlichen und gleichaltrigen Freundin gegenüber. Das

Mädchen teilt mit ihr intime Geheimnisse, und das Wohlbefinden der Freundin wird ebenso wichtig wie das eigene. Das schließt personale Nähe, Austausch von Erfahrungen und Gedanken sowie wechselseitige Achtung mit ein und kann daher Intimität genannt werden. Das Erlernen dieser Fähigkeit zur Intimität ist so schwer, daß diese neue Aufgabe nicht sofort mit den Problemen der gegengeschlechtlichen Beziehung belastet werden kann. Partnerschaft und Intimität werden vielmehr zunächst in einem homoerotischen Kontext geübt.

Homoerotische Tendenzen bleiben übrigens durch das ganze Leben hindurch eine wichtige und konstruktive Kraft. Viele soziale Gruppierungen und Gemeinschaften würden ohne sie nicht zustande kommen.

Das Bedürfnis nach und die Fähigkeit zu intimer Freundschaft entwickelt sich also schon vor der Pubertät. Erst im Laufe der Adoleszenz wachsen Intimität und das Streben nach genitaler Lust im Falle einer günstigen Entwicklung zusammen.

3.7 Pubertät und adoleszente Geschlechtsidentität

Der körperliche Reifungsschritt der Pubertät löst die weitreichenden psychosozialen Veränderungen aus, welche die Jahre der Adoleszenz charakterisieren. Zentralnervöse und endokrine Reifungsschritte führen zur Sekretion von Gonadotropin und Keimdrüsenhormonen sowie zur morphologischen Ausbildung der primären und sekundären Geschlechtsmerkmale. Es kommt zum Wachstum der Strukturen des inneren und äußeren Genitale, zur Entwicklung von Schambehaarung und Brust, zur Ausbildung der typischen weiblichen Körperformen und zum Einsetzen der Menstruationen. Die Pubertät führt also zur biologischen Geschlechtsreife.

In Reaktion auf diese körperlichen Veränderungen kommt es zu weitreichenden psychosozialen Veränderungen:

1) Die Adoleszente weiß, daß sie nun die biologischen Voraussetzungen für den Geschlechtsverkehr hat. Alsbald kommt es zu dem neuen Erleben des *körperlich empfundenen Verlangens nach genitaler Lust.*
2) Die Adoleszente weiß nun auch, daß sie die biologischen Voraussetzungen für die Fortpflanzung gewonnen hat. Gleichzeitig beginnt sie, *mit dem zyklischen Geschehen ihres Körpers mitzuschwingen* und dem Gedanken an die Fortpflanzung der Reihe der Generationen Raum zu geben. Dabei steht das neue sexuelle Erleben mehr im Vordergrund, während das Gefühl der Eingebundenheit in den naturhaften Zyklus eher untergründig mitschwingt.

Beide psychischen Reifungsschritte aber führen zu weiteren psychosozialen Konsequenzen.

3) Das Verlangen nach gegengeschlechtlicher Freundschaft wird eine mächtige Wirkkraft. In der späteren Kindheit wurde eine gleichgeschlechtliche Freundin gesucht, die möglichst wenig unterschiedlich war (siehe S. 16). In der Adoleszenz soll der gegengeschlechtliche Freund gerade durch seine Unterschiedlichkeit eine komplementäre Funktion erfüllen.
4) Es kommt zu einer *Fortentwicklung des Bildes der eigenen Weiblichkeit und des Gegengeschlechts,* also zu einer weiteren Ausdifferenzierung der Geschlechtsidentität.

5) Angestrebt wird eine immer größere persönliche und soziale Unabhängigkeit und schrittweise Emanzipation von den Eltern.
6) Obgleich die Adoleszente die biologischen Voraussetzungen für Geschlechtsverkehr und Fortpflanzung und auch eine zunehmende Unabhängigkeit von den Eltern gewonnen hat, hat sie meist noch nicht die psychosoziale Heiratsfähigkeit erreicht. Das bringt zwei weitere Probleme mit sich.
7) Es stellt sich das *Problem vorehelicher Geschlechtsbeziehungen.* Dieser Schritt aber ist mit vielen interpersonalen Schwierigkeiten und Ängsten verbunden.
8) Es besteht die *Gefahr, daß es zu einer unerwünschten Schwangerschaft kommen könnte,* welche schwere psychologische und soziale Folgen nach sich ziehen kann. Hier liegt ein großes Problem der Adoleszenz.

3.7.1 Sexualität in der Adoleszenz

Die Entwicklung genitalen Erlebens und Verlangens hängt nicht nur von biologischen Gegebenheiten, sondern auch vom sozialen Umfeld ab. Umgekehrt wirkt die Entfaltung des sexuellen Erlebens auch wieder auf die biologische Entwicklung zurück.

Bei den vorausgegangenen Entwicklungsschritten waren Anfang und Ende zeitlich weitgehend festgelegt, und Abweichungen von Individuum zu Individuum hielten sich in relativ engen Grenzen. Die Adoleszenz ist dagegen durch größere zeitliche Entwicklungsdiskrepanzen gekennzeichnet. Diese bringen Konsequenzen für die interpersonalen Beziehungen mit sich. Beim Mädchen tritt z. B. die Pubertät oft früher als beim Knaben auf. Dadurch wird die Beziehung zum Knaben leicht beeinträchtigt. Die Freundinnen können die Pubertät um Jahre früher oder später haben, wodurch wiederum die Beziehung zu diesen gestört werden kann.

Auch der Abschluß der Adoleszenz und damit der Zeitpunkt des Erreichens der Reife ist kein einheitlich definierter Zeitpunkt. Geschlechtsfähigkeit, Fortpflanzungsfähigkeit, psychische und soziale Reifung, psychische und soziale Heiratsfähigkeit, soziale und berufliche Unabhängigkeit sowie geistige Reife sind unterschiedliche Reifungsschritte. Das Mädchen kann nach dem einen Gesichtspunkt noch adoleszent, nach einem anderen aber schon erwachsen sein. Dadurch kann es zu weiteren Konflikten und Schwierigkeiten kommen. Wichtig ist, daß auch das Bedürfnis des Mädchens nach Zärtlichkeit und Intimität, also nach personaler Nähe und Verständnis, in das Streben nach genitaler Lust integriert werden muß, bevor die psychosexuelle Reife erreicht ist. Diese beiden Strebungen bleiben aber allzuoft isoliert.

Das Auftreten von genitalem Interesse führt in der frühen Adoleszenz zunächst zu sozialen Kontakten, z. B. auf gemeinsamem Schulweg, bei gemeinsamem Ausgehen, auf Parties. Später kommt es zu ersten körperlichen Kontakten, meist noch unter Ausschluß von genitalem Kontakt. Häufig kommt es zu vermehrter masturbatorischer Tätigkeit. Gemeinsames Ausgehen, Petting und Masturbation stellen Vorbereitung für die Entfaltung reifen genitalen Erlebens dar, sind also als Lernprozesse aufzufassen. Die Entfaltung von sexuellem Erleben und Verlangen bedeuten also nicht die volle Orgasmusfähigkeit.

Die Entfaltung der Fähigkeit zu Liebe und reifen sexuellen Beziehungen ist noch nicht gleichzusetzen mit der Verwirklichung dieser Fähigkeiten. In der frühen Adoleszenz mag das Mädchen die Beziehung zum Mann schon in der Phantasie antizipieren. Im Laufe der normalen Entwicklung müßten die Fähigkeit und die Phantasie jedoch das Objekt und die Realität erreichen. So ist die Entwicklung nicht damit abgeschlossen, daß das Mädchen die Fähigkeit entwickelt hat, die Rolle von Frau und Mutter zu übernehmen. Die psychosexuelle Entwicklung findet vielmehr ihre Fortsetzung, wenn der reale Kontakt zum Mann hergestellt wird. Die traditionelle Lösung der damit verbundenen Schwierigkeiten liegt in der Enthaltsamkeit bis zur Ehe. Diese wurde vom soziokulturellen Umfeld gefordert, andererseits aber auch gefördert und erleichtert. So fordert z.B. Goethe, daß der erste Kontakt mit dem anderen Geschlecht geistiger Natur sein sollte.

Heute drängt die Umwelt eher auf die Aufnahme von Geschlechtsverkehr schon in der Adoleszenz. Es wird gefordert, der Jugendliche müsse den Sexualverkehr erlernen und üben, so wie auch das richtige Essen erlernt werden müsse. Die Lösung der Probleme wird dabei i.allg. in der rechtzeitigen Anwendung von Kontrazeption gesehen. Der erste Geschlechtsverkehr hat häufig auf das zukünftige Verhalten und Erleben eine prägende Wirkung. Unglückliche Erfahrungen können recht folgenschwer sein und die nachfolgende Reifung behindern.

Dabei ist es für den Adoleszenten charakteristisch, daß er i.allg. noch keinen festen Partner hat; zumindest zunächst noch nicht. Hier aber bahnt sich ein Wandel an. Der Sexualverkehr wird heute oft frühzeitiger aufgenommen. Gerade darum aber neigen viele Adoleszente heute eher zu einer Dauer- als zu Gelegenheitsbeziehungen: Persönlichkeit und Ich-Identität sind noch nicht fertig ausgebildet, und so besteht ein starkes Anlehnungsbedürfnis.

So erlernt das Mädchen in der späteren Adoleszenz diejenigen Umgangsweisen mit dem männlichen Geschlecht und mit ihrer Sexualität, die ihrer Persönlichkeit entsprechen und ihren späteren Lebensweg charakterisieren werden.

3.7.2 Ärztliches Verhalten zur Sexualerziehung in der Adoleszenz

Der voreheliche Verkehr von Adoleszenten bringt viele klinische Probleme mit sich, zu denen der Arzt in der Sprechstunde und zu denen die Schule im Sexualkundeunterricht Stellung nehmen müssen.

Es ist nicht die Aufgabe des Arztes, aus seiner eigenen Weltanschauung heraus Sexualbeziehungen in der Adoleszenz zu fördern oder zu hemmen. Er muß aber von der Tatsache ausgehen, daß die meisten Adoleszenten heute Sexualbeziehungen haben. Darum muß er auch bereit sein, kontrazeptive Mittel zu verschreiben.

Andererseits muß der Arzt in manchen Fällen jungen Mädchen, die wider ihren eigentlichen Willen Sexualbeziehungen haben, helfen, diese abzulehnen. Manche Mädchen stehen unter einem sozialen Druck, sich der allgemeinen Meinung anzupassen und Sexualverkehr aufzunehmen. Solch ein Druck geht häufig von der Gruppe der Gleichaltrigen, nicht selten aber auch von den Eltern oder von den Eltern des Knaben aus. Das junge Mädchen kann in einer gefügigen Art von Pseudosexualität in sogar regelmäßigen Geschlechtsverkehr einwilligen, obgleich es in Wirklichkeit nicht will. Solche Mädchen stellen sich beim Arzt mitunter wegen

Unterleibsschmerzen ohne Organbefund, wegen Dyspareunie, mit der Bitte um Interruptio oder auch unter ganz anderem Vorwand vor.

Selbst wenn sexuelles Verlangen und Erlebnisfähigkeit schon entwickelt sind, sind adoleszente Mädchen oft noch nicht orgastisch. Das kann zu einer Beängstigung und damit zu einer Beeinträchtigung der weiteren sexuellen Entwicklung führen. Beruhigend soll der Arzt erklären, daß es sich beim Orgasmus nicht einfach um einen Reflex handelt und daß das orgastische Erleben vielmehr schrittweise erlernt werden kann; die menschliche Beziehung und die Gefühle zum Partner seien nicht weniger wichtig.

Auch zu irrationalen Ängsten hinsichtlich der Selbstbefriedigung muß sich der Arzt mitunter beruhigend und unterstützend äußern.

3.8 Masturbation

Die Einstellung zur Masturbation ist von soziokulturellen, insbesondere von religiösen Überlieferungen abhängig. Die Bewertung seitens des Arztes sollte aber von den biologischen Gegebenheiten ausgehen.

Die *frühkindliche Onanie,* welche schon im Säuglingsalter beginnt, ist eine natürliche und nützliche Verhaltensweise. Nur so sind das notwendige Kennenlernen des eigenen Körpers und die Ausbildung eines vollständigen Körperbildes möglich. Diese Form von Onanie ist noch nicht zielgerichtet.

Die mit Beginn der *phallischen Phase* auftretenden genitalen Regungen können nur durch Masturbation abgeführt werden. Auch die ödipale Masturbation ist also Folge eines notwendigen Entwicklungsschrittes. Wenn die Eltern dem Kind eine vernünftige Auseinandersetzung mit den ödipalen Konflikten gestatten, und wenn das Kind sich mit seinen Problemen ungestört im Spiel auseinandersetzen kann, hört die ödipale Masturbation bald wieder auf. Wenn das Kind aber keinen hinreichenden Kontakt mit seinen Eltern hat und einsam bleibt, kann es Masturbation als einen Ersatz für Liebe gebrauchen. Dann liegt eine pathologische Form von Onanie vor.

Mit Beginn des *pubertären Schubes* spielt Masturbation erneut eine verstärkte Rolle, allerdings mit dem großen Unterschied, daß sie jetzt zum Orgasmus führt. Dabei sind in psychosozialer Hinsicht 2 Formen zu unterscheiden.

Es kann zu wechselseitigen Masturbationen mit der gleichgeschlechtlichen Freundin kommen. Die intime Freundschaft mit dem gleichgeschlechtlichen Freund wird ja zu Beginn der Adoleszenz bei beiden Geschlechtern meist erotisiert und um den genitalen Bereich erweitert. Es ist psychologisch schädlich, wenn diese wechselseitige Masturbation von den Erziehungspersonen so behandelt wird, daß es zu Scham- oder Schuldgefühlen kommt. Denn auch hier handelt es sich noch um eine weitgehend notwendige Entwicklungsphase.

Die in psychologischer Hinsicht heterosexuelle Masturbation geht mit Phantasien über das Gegengeschlecht einher, diese Form der Masturbation muß als eine Notstandsreaktion im Triebsturm der Adoleszenz akzeptiert werden, zumal unser soziokulturelles Umfeld Abstinenz vom Gegengeschlecht verlangt. Die heranwachsende Jugendliche kann und darf ja nicht sofort sexuellen Kontakt zum Gegengeschlecht aufnehmen. Da ein vollständiger Triebverzicht andererseits nicht möglich ist, wird ein gewisses Ausmaß von Onanie unausweichlich sein.

Anders ist die *Onanie des Erwachsenen* zu beurteilen. Die reife Erwachsene sollte den Sexualtrieb zum Aufbau einer interpersonalen Beziehung einsetzen. Die Onanie des Erwachsenen aber tritt nur allzu leicht an die Stelle der Auseinandersetzung mit dem Gegengeschlecht und kann daher zu interpersonalen Isolierung beitragen.

Es wurde lange Zeit übersehen, daß Onanie weitgehend notwendig und physiologisch ist. Neuerdings bahnt sich die umgekehrte Tendenz an, jegliche Art von Masturbation als frei von jeglichen pathologischen Aspekten zu bewerten. Indem die Masturbation des Erwachsenen der leichtere Weg zur somatischen Befriedigung ist und die Aufgabe der personalen Beziehung zu einem Partner erspart, trägt diese zu einer psychosozialen Verarmung bei.

Zwischen dem kleinen Kind, bei dem Masturbation notwendig ist, und dem Erwachsenen, der vor der Aufgabe der Kontaktaufnahme steht, liegt die psychosoziale Situation des Jugendlichen. Dieser kann und will noch keine volle sexuelle Beziehung zu einem Partner haben. Hier ist ein Lebensabschnitt, in dem normalerweise Masturbation und objektbezogene Sexualität nebeneinander vorkommen.

Entgegen allem volkstümlichen Aberglauben hat Masturbation keine nachteiligen Folgen für die psychische oder körperliche Gesundheit. Wohl aber hat die rigorose Unterbindung der (infantilen oder ödipalen) Masturbation nachteilige Folgen für das Körperbild und für die Geschlechtsidentität. Viele Adoleszente leiden erheblich unter ihren bewußten oder auch unbewußten Schuldgefühlen über Masturbation. Scham- und Schuldgefühle aufgrund von Onanie können aber zu einer Vielzahl von nervösen Symptomen führen. Klinische Bilder, die früher unter der Bezeichnung Neurasthenie beschrieben worden sind, könnten hierher gehören: Müdigkeit, Abgeschlagenheit, Kopfschmerzen und ein beeinträchtigtes Lebensgefühl. Die Neurasthenischen befrieden das bei schlechtem Gewissen vorhandene Strafbedürfnis.

Die Onaniefurcht der Eltern kann bei den Kindern zu sexueller Gehemmtheit, aber auch zu Hypersexualisierung oder zu Zwangsonanie führen. Die mit der Onanie verbundenen negativen Gefühle können eine gestörte Persönlichkeitsentwicklung nach sich ziehen, die sich später in Sexualstörungen und in psychischer Unfähigkeit zur Ehe äußern kann.

3.8.1 Besonderheiten der weiblichen Masturbation

Nach Kinsey masturbieren Frauen weniger häufig als Männer. Das soll sowohl für heranwachsende Mädchen als auch für erwachsene Frauen gelten (angeblich 6:10). Es gibt jedoch keine neurophysiologischen oder anatomischen Geschlechtsunterschiede, die bedingen würden, daß Masturbation für die Frau weniger lustvoll sei. Nach unserer klinischen Erfahrung kommen Frauen häufiger durch larvierte Masturbation zu orgastischem Erleben als Männer.

Mütter neigen dazu, die Masturbation beim Mädchen mehr als beim Knaben zu verabscheuen und zu tabuisieren. Sie gehen von der tradierten Vorstellung aus, daß die sexuelle Erregung beim Mädchen weniger erlaubt sei als beim Knaben. Zweifellos gibt es viele Frauen mit heftigen Konflikten in bezug auf Onanie. Manche Kliniker sind der Meinung, daß solche Schuldgefühle über Onanie bei der Frau relativ weniger häufig vorkommen. Das dürfte einerseits durch die stärkere Tabuisierung und Verdrängung, in anderen Fällen aber wohl durch die Larvierung zu erklären sein.

Denn die Masturbation der Frau kann auf die unterschiedlichste Weise durchgeführt werden: durch breitflächiges Reiben und Drücken der Vulva, durch umschriebene Reizung der Klitoris, beim Waschen. Ein großer Teil der Masturbation der Frau geht ohne den Gebrauch der Hand vonstatten.

3.8.2 Therapeutischer Umgang

Noch heute besteht bei vielen Adoleszenten die Vorstellung, daß Masturbation zu verschiedenen körperlichen und nervösen Krankheitssymptomen führen könnte. Daher sollte sich der Arzt über diese Frage aufklärend und beruhigend äußern, ohne aber dabei eine patronisierende Haltung einzunehmen. Ähnlich sollten die Eltern über die richtige Bedeutung der Masturbation aufgeklärt werden. Es sollte in den meisten Fällen als ein normales Verhalten aufgefaßt werden.

Der Gynäkologe hat es bisweilen mit den Folgen *pathologischer Formen von Onanie* zu tun. Exzessive Onanie und Zwangsonanie stellen immer eine Ersatzbefriedigung dar: bei einsamen unglücklichen Mädchen, oft bei depressiven Frauen. Rezidivierende oder therapieresistente Entzündungen können im Bereich der Vulva, Vagina und Urethra als Folge entstehen. Das Rezidiv nach erfolgreicher Behandlung erklärt sich durch immer erneute Infektionen infolge der masturbatorischen Tätigkeit.

3.9 Psychologie des mensuellen Zyklus

Das Erleben des mensuellen Zyklus ist für die Befindlichkeit und das Selbstbild der Frau von zentraler Bedeutung. Der biologische Zyklus stellt ihre weibliche Natur selber und damit ihre weibliche Identität dar; Mutterschaft aber ist nur *eine* ihrer Entfaltungsmöglichkeiten, braucht nur *ein* Aspekt ihres Lebensentwurfs zu sein und kann vom Willen her vermieden werden.

3.9.1 Erleben der Blutungen

Dabei geht es zunächst um das Erleben der Blutungen selber, welche ein folgenschweres Zeichen darstellen. Vor der Menarche erlebt das Mädchen sich noch nicht richtig als Frau. Mit der Menarche aber hat es normalerweise das freudige Gefühl, jetzt auch mit dazuzugehören und eine richtige Frau zu sein. Das Ansehen unter den Mitschülerinnen hängt weitgehend davon ab, ob es seine Tage schon hat oder noch nicht. Mit der Menopause beginnt andererseits für viele das Gefühl, keine vollwertige Frau mehr zu sein. Menarche und Menopause stellen somit 2 entscheidende Wendepunkte für Geschlechtsidentität und Selbstwertgefühl dar.

Indem sich dieses Zeichen Monat für Monat wiederholt, wird die Auseinandersetzung mit der eigenen Geschlechtsidentität immer wiederkehrend stimuliert und die psychische Weiterentwicklung gefördert. Gerade diese ständige Wiederholung ermöglicht es dem jungen Mädchen, seine biopsychosoziale Rolle zu erlernen, sich schrittweise daran zu gewöhnen, und die eigene Geschlechtsidentität wird in typischer Weise verstärkt.

3.9.2 Erleben des Zyklus

Man würde das Erleben der Frau nicht richtig verstehen, wenn man nur die psychologische Bedeutung der Menstruationsblutung selber betrachte. Auf einer tieferen Ebene, die erst im Verlauf der Jahre erreicht wird, geht es vielmehr um das Erleben des Zyklus, der zyklischen körperlichen Veränderungen, der Periodizität. Viele Frauen schwingen mit diesem zyklischen Geschehen ihres Körpers mehr oder weniger bewußt mit. Sie haben das Gefühl, wie ganz selbstverständlich eingebettet zu sein in Biologie und Naturgeschehen; mitunter durchaus das untergründige Gefühl der Eingebundenheit in ein übergreifendes kosmisches Geschehen, vergleichbar Ebbe und Flut, Sonnenauf- und Sonnenuntergang.

Das Erleben der zyklischen Veränderungen geht meist mit dem beglückenden Gefühl körperlicher Reife und Gesundheit einher. Manche Frauen haben ein Gefühl der Faszination, wenn sie ihre biologische Gesetzmäßigkeit beobachten und daran geistig teilnehmen. Der Widerstand gegen die Pille hängt mitunter damit zusammen, daß die Frau dieses selbstverständliche und faszinierende Geschehen im eigenen Körper nicht unterdrückt wissen will: „Ich nehme hier Hormone und tue etwas gegen das eigene Naturgeschehen."

Diese zyklischen körperlichen Veränderungen können die Grundlage für ein Stück körperlich begründetes und zunächst einmal durchaus gesundes narzißtisches Erleben darstellen. Einerseits weil diese Veränderungen, wenn die Frau nur ihre eigene Natur akzeptiert, eine in sich konfliktarme und befriedigende Seinssphäre darstellen; dann aber auch weil die Frau unabhängig von Mann und Kind und aller Objektbeziehung hier direkt ihre eigene Weiblichkeit erleben kann. Die Schwangerschaft betrifft dagegen nicht nur den eigenen Körper, vielmehr ist ein Teil des Mannes mit in den eigenen Körper hineingenommen; es handelt sich von vornherein um eine Dreierbeziehung.

Ähnlich wie Erektion und Samenerguß zentrales Erleben des Mannes sind, das die Frau nicht direkt nacherleben kann, ist dem Mann das Erleben der dem Leib innewohnenden zyklischen Veränderungen nicht primär zugänglich. Hier ist vielleicht für den Mann die Grenze des Verstehens des weiblichen Erlebens gegeben, mehr jedenfalls als bei Schwangerschaft und Mutterschaft.

So kann das wechselseitige Verständnis zwischen Mann und Frau nie vollständig sein. Obgleich dieses Stück von körperlich begründetem Narzißmus das Erleben der Frau von dem des Mannes trennt, trägt es andererseits gerade dazu bei, die Beziehung zum Mann zu ermöglichen. Denn es fördert die eigene Abgrenzung, welche ja Voraussetzung dafür ist, dem Partner Partner sein und eine Beziehung aufnehmen zu können.

Die Psychologie des mensuellen Zyklus darf also nicht narzißtisch-jungfräulich bleiben. Sie leitet vielmehr über zu Mann und Kind und damit freilich auch zu Konflikthaftigkeit. So ist z. B. die Integration mit dem Mann – nicht nur hinsichtlich des Geschlechtsverkehrs – von dem zyklischen Geschehen der Frau mit beeinflußt. Manch ein Mann kennt den biologischen Kalender seiner Frau genau und schwingt mit ihm mit.

Weibliche Physiologie, potentielle und erst recht tatsächliche Mutterschaft können für die Frau auch Abhängigkeit, Last und Bürde bedeuten. Die Empfängnisfähigkeit bringt die Angst vor der Schwangerschaft mit sich. Andererseits kann jede

Menstruation enttäuschend daran erinnern, daß wiederum keine Schwangerschaft eingetreten ist und daß es eines Tages mit dieser Möglichkeit zu Ende sein wird. So aktiviert die Menstruation bei zunehmendem Lebensalter nicht selten den Wunsch nach einem Kind.

3.9.3 Phasenspezifische emotionale Veränderungen

Benedek (1950) postulierte eine direkte Korrelation zwischen endokriner Funktion und Erleben und Verhalten der Frau. Während der Östrogenphase sei die Triebkonstellation eher aktiv und extrovertiert, auf sexuellen Kontakt und Empfängnis ausgerichtet. Während der Progesteronphase dagegen gehe das Erleben der Frau eher nach innen und sei in Vorbereitung auf die Mutterschaft passiv-rezeptiv und retentiv ausgerichtet. Ein solcher Kausalzusammenhang wurde eine Zeitlang für gültig gehalten. Mit der zunehmenden Aufklärung der Physiologie der Achse Hypothalamus–Hypophyse–Ovar ist jedoch keine überzeugende Korrelation zwischen endokrinem Status und Verhalten gefunden worden.

Dennoch zeigt die klinische Beobachtung, daß das Verhalten und Erleben der Frau sich mit den Phasen des ovariellen Zyklus ändert. Eine wichtige klinische Beobachtung dabei ist es, daß unterschiedliche Frauen auf dieselbe Phase des mensuellen Zyklus recht unterschiedlich und keineswegs so übereinstimmend reagieren, wie Benedek es beschreibt. Diese Beobachtungen weisen darauf hin, daß es sich nicht um biologisch festgelegte Tendenzen, sondern um persönlichkeitsspezifische Reaktionen der Frau handelt. Unterschiedliche Frauen reagieren auf Menstruum, Postmenstruum, Ovulation und Prämenstruum in einer Art und Weise, die der jeweiligen Persönlichkeit und Motivationslage entspricht.

Je nachdem, ob Empfängnis eher gewünscht oder eher gefürchtet wird, reagiert die Frau auf Vorliegen und Verstreichen der empfängnisfähigen Phase mit unterschiedlichen Emotionen und Motivationen: einmal mit einer Verstärkung ihres Selbstwertgefühles und Hoffnung, ein anderes Mal mit aggressiven, rebellischen oder depressiven Befindlichkeiten. Im Zusammenhang mit diesen Veränderungen im Verlauf des menstruellen Zyklus kann es so zu einer phasenabhängigen Verstärkung mancher Triebe, aber auch mancher Abwehrformationen kommen.

Das gilt u. a. auch für das sexuelle Verlangen; manche Frauen haben z. B. zum Zeitpunkt des Ovulationstermines ein verstärktes sexuelles Verlangen. Eine solche Frau mag wissen, daß sie jetzt schwanger werden kann, und sie mag daher mehr Interesse am Verkehr haben. Ein verstärktes sexuelles Verlangen kann aber auch zum Zeitpunkt der Menstruation auftreten und durch die vermehrten Sensationen infolge der physiologischen Vorgänge im Genitale ausgelöst sein. In beiden Beispielen ist es deutlich, daß es sich um psychische Reaktionen auf die biologischen Vorgänge handelt.

In entsprechender Weise muß das junge Mädchen auch auf Menarche und Menstruation persönlichkeitsspezifisch reagieren. Sie kann diese begrüßen, dagegen rebellieren oder sie resignierend hinnehmen: irgendwie aber muß sie immer auf ihre weibliche Physiologie reagieren. Wenn das Mädchen mit seiner Geschlechtsrolle identifiziert ist, wird es am ehesten zu einer positiven Einstellung kommen. Wenn aber die vorhergehende psychosexuelle Entwicklung ungelöste Konflikte zurückgelassen hat, können Ängste wachgerufen werden, und der Beginn der Menstruation bringt für das junge Mädchen weniger Selbstbestätigung, sondern Schock.

So ist es verständlich, daß Menstruation bei allen Völkern und zu allen Zeiten der Gegenstand von *Aberglauben* und *Tabus* ist. Auch in unserer Gesellschaft finden sich viele solcher irrationalen Vorstellungen und Gefühle. Diese stammen aus unterschiedlichsten Quellen:

1) Die vermehrte sexuelle Erregbarkeit der Menstruierenden kann als eine Gefahr angesehen werden.
2) Die Menstruation wird vom durchschnittlich Informierten als eine Blutung aus unbekannter Quelle und damit als geheimnisvoll und unheimlich erlebt. Das kleine Mädchen, das die Menstruation der Mutter zu beobachten beginnt, wird leicht in der auch aus anderer Quelle stammenden Vorstellung unterstützt, daß das weibliche Geschlecht durch genitale Verletzung gekennzeichnet sei.
3) Das Blut der Frau kann auch als ein symbolischer Ausdruck ihrer eigenen aggressiven Wünsche und Tendenzen erlebt werden.
4) Die Menstruierende wird nicht selten als unsauber und ekelerregend erlebt. Auch aus diesem Grund wird sie durch mancherlei Tabus abgesondert.

3.10 Störungen des mensuellen Zyklus

Die Beobachtung, daß belastende Erlebnisse Folge, aber auch Ursache von Menstruationsstörungen sein können, gehört zu den ältesten Beobachtungen der Psychosomatik. Dennoch herrscht bis heute weitgehende Unklarheit, selbst hinsichtlich der Frage der Einteilung und Abgrenzung der Krankheitsbilder.

Unklarheit herrscht auch weitgehend hinsichtlich der Ätiologie und der psychophysiologischen Zusammenhänge. Es wurde angenommen, daß interpsychische Spannungen eine Reihe von Symptomen während der Menstruation hervorrufen können: Kopfschmerzen, Reizbarkeit, Depression, Ermüdung, Angst, emotionale Instabilität, unspezifische Schlafstörungen. Moss (1968) hat die Symptome des Menstrualzyklus in 8 verschiedene Gruppen unterteilt: autonome Reaktionen, Wasserretention, Schmerz, Beeinträchtigung der Konzentrationsfähigkeit, negativ getönte Affekte, Störungen des Verhaltens, Erregung, Kontrolle.

Die Kenntnis der mannigfaltigen psychischen Reaktionen auf den mensuellen Zyklus wappnet den Arzt vor der Meinung, bei den Menstruationsstörungen habe er es vornehmlich mit der sachlichen Frage von Störungen physiologischer Abläufe zu tun. Wenn die Frau dem Arzt Periodenstörungen klagt, kommt sie zutiefst emotional engagiert. Sie mag noch so sachlich sprechen, immer schwingen emotionale Untertöne mit.

Die Menstruation ist durch die folgenden klinischen Daten charakterisiert: Anfangsalter, Periodizität, Dauer, Quantität und Qualität des Flusses und evtl. nervöse Symptome.

3.10.1 Störungen der biologischen und psychischen Reifung

Das Einsetzen der Pubertät wird nicht nur von biologischen Gegebenheiten, sondern auch von psychischen und emotionalen Faktoren sowie von Einflüssen aus dem soziokulturellen Umfeld beeinflußt. Daher kann der Zeitpunkt des Eintritts der Pubertät individuell erheblich schwanken. Es ist für die psychosoziale Entwicklung des Mädchens jedoch von großer Bedeutung, ob die Pubertät um Jahre früher oder später eintritt.

Pubertas praecox

Für die Ausprägung einer Pubertas praecox – Entwicklung der äußeren Geschlechtsmerkmale und erste uterine Blutung vor dem 8. Lebensjahr – sind unterschiedliche, rein endokrinologische Mechanismen verantwortlich. In einem Teil der Fälle übt das Sexualzentrum des Zwischenhirns infolge organischer Prozesse eine vorzeitige Wirkung aus. Neben der vorzeitigen Entwicklung der sekundären Geschlechtsmerkmale kommt es auch zur Reifung der Gonaden und damit der Empfängnisfähigkeit.

Wenngleich psychische Faktoren keine ätiologische Rolle spielen, soll der Arzt doch die psychischen Folgeerscheinungen beachten. Indem das Kind vorzeitig biologisch reif ist und meist auch durch einen größeren Körperwuchs gekennzeichnet ist, unterscheidet es sich markant von den Gleichaltrigen. In bezug auf emotionale und intellektuelle Reifung aber ist das Mädchen zunächst durchaus altersentsprechend entwickelt. Durch diese Diskrepanz, durch das Auftreten von sexueller Problematik und Empfängnisfähigkeit und durch die Beunruhigung der Eltern wird jedoch alsbald sowohl die Beziehung zu den Gleichaltrigen als auch zu den Eltern kompliziert und konflikthaft. So kann es leicht zu psychischer Fehlentwicklung und zu Veränderungen in der gesamten Familienkonstellation kommen.

Der Arzt darf sich hier nicht auf eine Beruhigung der Patientin und der Familie beschränken, vielmehr muß die Familie darüber aufgeklärt werden, daß Schwangerschaft eintreten kann. Einerseits muß das Mädchen vor einer Schwangerschaft behütet werden, andererseits darf es nicht durch einengende Fürsorglichkeit von seiten der Eltern geschädigt werden. Die Führung des Mädchens sollte eine teilweise Aufklärung mit einschließen, einer psychischen Fehlentwicklung aber vorbeugen.

Psychophysische Entwicklungsbeschleunigung

Das Erleben und Verhalten vieler junger Mädchen wird schon vor dem Einsetzen der Pubertät weitgehend sexualisiert. Damit kann es auch zu verfrühter körperlicher Sexualentwicklung und frühzeitiger Menarche kommen. Früher trat die Menarche mit durchschnittlich 14 Jahren auf, jetzt mitunter schon mit 11 Jahren, insbesondere in der urban-industriellen Gesellschaft.

Gerade diese Fälle zeigen, wie weitgehend die somatische Entwicklung von psychischen und soziokulturellen Einflüssen abhängen kann. Wohl zu Recht besteht die Meinung, daß hier verfrühte sexuelle Stimulierung durch die Einflüsse einer sich ändernden Umwelt, insbesondere auch durch die Massenmedien, eine ätiologische Rolle spielen.

Die allgemeine Entwicklungsakzeleration – einschließlich des größeren Längenwachstums – hat aber wohl auch andere soziokulturelle Ursachen: veränderte Ernährungsbedingungen, Freizeit und Muße statt frühzeitiger körperlicher Arbeit, veränderte soziale Bedingungen in Form von längerer geschützter Kindheit.

Bei der psychisch ausgelösten Entwicklungsbeschleunigung wäre es irreführend, von einer eigentlichen Frühreife zu sprechen. Es handelt sich ja gar nicht darum, daß das Mädchen in seiner gesamten biologischen, psychologischen und sozialen Verfassung früher reif wäre; es handelt sich vielmehr um eine zeitliche Entwicklungsdiskrepanz, die sowohl für das Mädchen selber als auch für ihre Umgebung mancherlei Probleme und Aufgaben mit sich bringt.

Primäre Amenorrhö

Das verspätete Eintreten von Pubertät und Menarche kann ebenso wie deren verfrühtes Eintreten sowohl durch somatische als auch durch psychosoziale Faktoren bedingt sein. Dabei ist die primäre Amenorrhö – das Ausbleiben einer spontanen Menstruationsblutung über das vollendete 18. Lebensjahr hinaus – oft organisch bedingt.

Dennoch stellen sich dem behandelnden Arzt auch hier psychosoziale Probleme. Wenn eine so wesentliche biologische Grundfunktion ausfällt, kann es nämlich zu nachhaltigen somatopsychischen Reaktionen kommen. Insbesondere ist die Ausbildung von Geschlechtsidentität und weiblichem Selbstbild erschwert. Viele Frauen mit primärer Amenorrhö entwickeln eine hochgrade Ambivalenz gegenüber der Weiblichkeit. Dieser Gefühlszwiespalt, ob sie richtige Frau sind oder nicht, kann sich auf andere Gebiete des Lebens übertragen. Selbst intellektuell gut begabte Frauen können sich daher z. B. oft, wenn sie eine primäre Amenorrhö haben, einer Aufgabe nicht bis zum Ende widmen und sind dann in ihren kreativen Fähigkeiten behindert.

Psychophysische Entwicklungshemmung

Bei der Pubertas tarda – Ausbildung der sekundären Geschlechtsmerkmale nach dem 14. Lebensjahr und Einsetzen einer spontanen Menstruationsblutung nach vollendetem 16. Lebensjahr – handelt es sich meist um eine Entwicklungsverzögerung, ohne daß ursächlich eine umschriebene organische Erkrankung vorliegt. Bei diesem psychogen verspäteten Auftreten der Menarche kann es darüber hinaus zu einer bleibenden Entwicklungshemmung kommen: der Uterus, das äußere Genitale oder auch die sekundären Geschlechtsmerkmale können unterentwickelt bleiben, die Zyklen können anovulatorisch bleiben, die Menstruationen können wieder aussetzen, und es kann zu Oligomenorrhö und sekundärer Amenorrhö kommen. Ein derartiger somatischer Befund geht i. allg. mit einem Zurückbleiben auch der psychosexuellen Reife einher. Es bietet sich das Bild eines sowohl physischen als auch psychischen Infantilismus.

Eine eindeutige Aussage darüber, ob der psychosexuelle Entwicklungsrückstand Ursache oder Folge der somatischen Entwicklungsstörung ist, ist nicht möglich. Die klinische Erfahrung spricht dafür, daß psychische Faktoren eine ätiologische Rolle spielen; daß andererseits aber auch durch den somatischen Entwicklungsrückstand die psychische Entwicklung um so mehr gehemmt wird.

Der Gynäkologe kennt Fälle, in denen ein hypoplastisches Genitale, kleine Brüste und andere Zeichen einer somatischen Entwicklungshemmung in einem späteren Entwicklungsschub nachreifen, wenn die Frau in eine erfüllende Liebesbeziehung eintritt, mitunter in einer zweiten Ehe. Derartige Fälle weisen darauf hin, wie weitgehend Wohlbefinden und positive Gefühle über die eigene Weiblichkeit und nicht zuletzt die physiologischen Korrelate von Lust und Liebe zu einer Entfaltung der somatischen Strukturen beitragen können.

Der Arzt sollte bei einer solchen unentwickelten Frau nicht unaufgefordert tiefere seelische Konflikte ansprechen oder sie in die Auseinandersetzung mit Fragen drängen, denen sie nicht gewachsen ist. Psychotherapeutische Interventionen sind nur dann erlaubt und auch wirksam, wenn der Patient selber direkt oder indirekt darum bittet. Wohl aber sollte der Arzt konkrete psychosoziale Schwierigkeiten, die ihm vorgetragen werden, aufgreifen.

Besondere Vorsicht ist bei der Patientin mit dem „kleinen Uterus“ angebracht. Unbedachte Formulierungen können zu nachhaltigen Erschütterungen der Patientin führen und ihre ganze Lebensplanung beeinflussen. Statt die belastende Aussage zu machen „Sie können keine Kinder kriegen“, sollte der Arzt eher so sprechen, daß die Frau Hoffnung behalten kann, eine Hoffnung, die sich ja auch häufig als berechtigt erweist. Auch wird dann denjenigen Verläufen vorgebeugt, in denen die Frau die Kontrazeption vernachlässigt und hinterher um Interruptio bitten muß.

Die medikamentöse Auslösung zyklischer Blutungen bedeutet für manche psychophysisch unreife Frau eine wichtige psychologische Unterstützung. Sie hat dann eher ein Gefühl, reif und vollwertig zu sein, und ist dann oft auch besser sozial integriert.

3.10.2 Störungen des etablierten Zyklus

Das ausgedehnte System kortexautonome Zentren und limbisches System – Hypothalamus/Hypophyse mit mehreren unterschiedlichen Funktionen (Ovar/Uterus), das darüber hinaus von thyreogenen und adrenalen Faktoren abhängig ist, bringt es mit sich, daß Störungen auf unterschiedlichen pathogenetischen Wegen auftreten können. Dabei können sowohl zentralnervöse Vorgänge als auch endokrine Umpolungen eine Rolle spielen.

Der schrittweise Abbau des biphasischen Zyklus

Die zyklische generative Funktion wird in der Adoleszenz schrittweise auf- und in der Prämenopause schrittweise wieder abgebaut. In den ersten Jahren nach der Menarche herrschen anovulatorische Zyklen vor, in den Jahren der Reife kommt es zu Ovulation und Ausbildung von Corpus luteum. Präklimakterisch wird die generative Funktion wieder schrittweise abgebaut über anovulatorische Zyklen bis hin zum Sistieren der Menstruationsblutung.

Wenn die Homöostase unter Streß gestört ist, kann die Hypophyse von dem gonadotropen auf das adrenale System umschalten: unter Belastung schützt die Physiologie also den Organismus vor Fortpflanzung und schaltet auf Lebenserhaltung um. Dabei kann es in einem ersten Schritt des Abbaus des generativen Zyklus lediglich zum Ausbleiben des Follikelsprunges kommen. Wenn der Follikel dabei nur kurzfristig persistiert, kommt es trotz Fehlen der Ovulation zu keiner Blutungsanomalie. Über verschiedene Zwischenstufen kann der Abbau der zyklischen Funktion aber auch zu Erscheinungsbildern wie Follikelpersistenz und glandulär-zystischer Hyperplasie, zu anovulatorischen Zyklen oder zu sekundärer Amenorrhö kommen.

Dieser Abbau des physiologischen Zyklus kann zu ganz unterschiedlichen äußeren Symptomen führen. Bei den Tempoanomalien ist das Intervall zwischen den Blutungen verändert: bei der Polymenorrhö weniger als 25 Tage, bei der Oligomenorrhö mehr als 31 Tage. Bei den Blutungsanomalien ist der Menstruationsfluß verlängert oder verkürzt, vermehrt oder vermindert. Es können eine prämenstruelle Vorblutung, eine postmenstruelle Nachblutung oder eine Ovulationsblutung eintreten. Es kann auch zu einer langdauernden dysfunktionellen Blutung oder zur sekundären Amenorrhö kommen.

Einige Autoren fassen derartige Zyklusanomalien als symbolischen Ausdruck innerer Konflikte, also als hysterische Symptome auf. Dysfunktionelle Blutungen sollen z. B. ein unbewußtes Ausdrucksverhalten für eine Ablehnung des Geschlechtsverkehrs oder ein Ausdruck im Sinne „blutiger Tränen" sein können; die Amenorrhö soll ein Ausdruck der Ablehnung der eigenen Weiblichkeit sein können. In Wirklichkeit sind aber Vermehrung oder Verminderung des Menstrualflusses lediglich Folgen der zugrundeliegenden endokrinen Vorgänge. Nicht das Symptom selber darf eine Deutung erfahren, sondern höchstens diejenigen Konflikte und Probleme, die zu einer Störung der physiologischen endokrinen Vorgänge führen.

Psychosomatische Symptome können das Korrelat zu gehemmten Impulsen und Affekten sein. Wiederum im Gegensatz zu manchen Auffassungen in der Literatur zeigen die Störungen des etablierten Zyklus keine derartigen spezifischen Zusammenhänge. Die Natur des aufgezeichneten Regelkreises macht es auch verständlich, daß derartige spezifische Zusammenhänge nicht aufzuzeigen sind. Der verursachende Streß kann vielmehr körperlicher, psychischer oder auch sozialer Natur sein. Körperliche oder psychische Krankheit, Examenssituation, Hunger, existentielle Bedrohung, Todesfälle, Haft- und Lagerleben, aber auch neurotische Konflikte können zum Abbau der generativen Funktion führen. Aber selbst da, wo neurotische Konflikte eine erkennbare ätiologische Rolle spielen, sind keine spezifischen psychologischen Zusammenhänge erkennbar geworden, selbst wenn bestimmte psychologische Konstellationen, wie gleich ausgeführt werden soll, gehäuft vorkommen.

Indem der Streß also sowohl psychischer als auch somatischer oder sozialer Natur sein kann, schwindet die scharfe Grenze zwischen einer psychogenen und somatogenen Verursachung. Die klinische Beobachtung zeigt dabei aber auch die Wirksamkeit einer gewissen biologischen Disposition. Denn der Abbau des biphasischen Zyklus als Reaktion auf Streß tritt besonders bei den gerade geschilderten Frauen mit biopsychischer Entwicklungshemmung auf.

Wenn im Augenblick großer Gefährdung die Hypophyse von dem gonadotropen auf das adrenale System, von Fortpflanzung auf Kampf und Lebenserhaltung umschaltet, handelt es sich biologisch gesehen eher um eine Anpassungsleistung als um eine Störung.

Sekundäre Amenorrhö

Die sekundäre Amenorrhö stellt kein einheitliches Krankheitsbild, sondern nur ein Symptom dar. Der auslösende Streß ist häufig psychischer Natur. Wie gerade ausgeführt, besteht dabei aber in ätiologischer und pathogenetischer Hinsicht kein spezifischer Zusammenhang zu einer bestimmten Persönlichkeits- oder Konfliktsituation.

Gewisse Konstellationen können jedoch oft als auslösende Situation beobachtet werden.

1) Häufig kommt sekundäre Amenorrhö nach später Menarche und bei den Zeichen von psychophysischem Infantilismus vor, bei Frauen also, welche den weiblichen Aspekt ihres Daseins unterbetonen.
2) Solche, aber auch psychisch reifere Frauen können eine sekundäre Amenorrhö entwickeln, wenn sie in eine körperliche oder psychische Gefahr geraten.
3) Bei jüngeren Frauen spielt häufig die Trennung von der Familie eine auslösende Rolle.
4) Manche jungen Frauen entwickeln eine sekundäre Amenorrhö, wenn sie sich mit dem eigenen sexuellen Drang konfrontiert finden. Sie mögen z. B. in ein neues soziales Umfeld eingetreten sein, in dem es zu einer Verminderung früherer Verdrängungen und zu einer Verstärkung der intrapsychischen Konflikte kommt.
5) Mitunter tritt sekundäre Amenorrhö auf, wenn nach einer sexuellen Begegnung die Möglichkeit einer Schwangerschaft erwogen wird. Schwangerschaft kann dabei einerseits erhofft, andererseits aber befürchtet werden. In pathogenetischer Hinsicht ist hier immer wieder vom Ausagieren einer Schwangerschaftsphantasie gesprochen worden, also von einem hysterischen Symptom. Es bleibt aber unklar, auf welchen Wegen eine Vorstellung auf die endokrine Funktion einwirken sollte. Manche Autoren meinen, die sekundäre Amenorrhö komme dadurch zustande, daß derartige Phantasien über das autonome Nervensystem auf das endokrine System einwirken.

Alle genannten Konstellationen stellen nur Sonderfälle von Streß dar. Zu einer sekundären Amenorrhö wird es um so eher kommen, je belastender die äußere auslösende Situation infolge von neurotischen Konflikten erlebt wird. Manche halten lediglich äußere Anstrengung oder soziale Schwierigkeit für einen Streß. Sie unterschätzen die erschöpfende Wirkung neurotischer Konflikthaftigkeit, und es ist ihnen nicht hinreichend geläufig, daß ein schwer neurotischer Patient nach außen hin recht unauffällig erscheinen kann. So kann sich leicht der unberechtigte Eindruck einstellen, eine zufriedene und ausgeglichene Persönlichkeit ohne sonderlichen Streß vor sich zu haben.

Ärztliche Führung spielt bei allen Arten von Amenorrhö ein wichtige Rolle; denn dieses Symptom trifft die Frau im Innersten ihres weiblichen Daseins, oft genug im Innersten ihres Selbst. Bei der sekundären Amenorrhö – und auch bei der Oligomenorrhö, bei der ja ähnliche Verhältnisse vorliegen – mag das Symptom biologisch betrachtet eine Schutzfunktion darstellen. Für die betroffene Frau selber aber ist die Amenorrhö dennoch eine Beunruhigung, ja oft ein Schock.

Damit fällt dem Arzt eine konflikthafte Doppelrolle zu. Einerseits soll er die Frau beruhigen, ihr eventuell erklären, daß es sich nicht um eine „hormonale Insuffizienz“, sondern, genau umgekehrt, um eine biologische Anpassungsleistung des hormonalen Systems handelt. In diesem Sinne wird er versuchen, von einer palliativen Hormontherapie Abstand zu nehmen. Auch weiß er um die Gefahr, daß die Patientin sich gerade erst durch den Umstand einer so gewichtigen Behandlung um so mehr als eine wirklich Kranke erleben kann. Andererseits sollte der Arzt die Beunruhigung der Patientin nicht bagatellisieren. Je nach der jeweiligen psychologischen Situation wird er daher in anderen Fällen der Patientin sehr wohl medikamentös zu monatlichen Blutungen verhelfen.

Die Frage nach eventueller Psychotherapie ist unterschiedlich zu beantworten. In vielen Fällen genügen die Möglichkeiten der biopsychosozial orientierten Sprechstunde des Gynäkologen. Kürzere Aussprachen, die realitäts- und bewußtseinsorientierte Besprechung der jeweiligen psychosozialen und sexuellen Probleme, Aufklärung, eine das Ich der Patientin unterstützende Arzt-Patienten-Beziehung und eine freundliche, vertrauenerweckende Haltung des Arztes können zu einer hinreichenden Entlastung führen. In vielen Fällen stellt sich ein normaler Zyklus wieder ein, in anderen Fällen kann die Patientin ihrem verbleibenden Symptom gegenüber eine adäquate Haltung einnehmen.

Ein nachhaltigeres Eingehen auf die Lebenssituation der Patientin oder gar formale Psychotherapie sind nur gerechtfertigt, wenn die Patientin direkt oder indirekt einen Behandlungsauftrag gibt. Nicht wenige Patientinnen mit sekundärer Amenorrhö wollen und sollten auch nicht vorzeitig in ein Gespräch hineingedrängt werden. Die Beachtung dieser psychotherapeutischen Grundregel erspart dem engagierten Arzt übrigens auch therapeutische Enttäuschungen.

Manche junge Patientin mit sekundärer Amenorrhö steht in einer infantilen und hilflosen Weise neben ihrer Mutter, die mit dem Arzt verhandeln möchte. In machen Fällen muß sich die Behandlung in der Tat mehr auf den Umgang mit den Problemen der Mutter konzentrieren. Es ist oft wichtig, die Ätiologie-, Krankheits- und Therapievorstellungen von Patientin *und* Mutter zur Sprache kommen zu lassen.

Kontrazeptive Beratung darf nicht vernachlässigt werden. Die Patientin muß darüber aufgeklärt werden, daß trotz Amenorrhö Konzeption eintreten kann.

Anorexia nervosa und Pubertätsfettsucht

Selbst in einer mehr oder weniger ungestörten Entwicklung neigen manche jungen Mädchen zu zeitweiligen Verunsicherungen über ihre eigene Weiblichkeit und gleichzeitig zu einem Wechsel zwischen Zeiten von Unter- und Übergewichtigkeit. In einem Versuch, die Ausprägung weiblicher Körperformen entweder zu verstärken oder umgekehrt zu verhindern, essen sie zeitweilig zu viel und zeitweilig zu wenig.

Probleme um die Selbst- und Geschlechtsidentität können aber auch zu den schweren Krankheitsbildern von Anorexia nervosa und Pubertätsfettsucht führen. Auch hier findet häufig bei ein und demselben Individuum ein Wechsel zwischen beiden Symptomen statt. Der Name Pubertätsmagersucht ist eher irreführend; denn die Anorexie tritt in manchen Fällen erst in der Spätadoleszenz, mitunter sogar erst im 3. Lebensjahrzehnt auf.

Beide Krankheiten sind durch eine Vorgeschichte von immer schon weit zurückreichenden schweren psychischen Konflikten gekennzeichnet. Der pathogene Faktor wird dabei meist in einer gestörten Mutter-Tochter-Beziehung gesehen. Hinter den leicht zu beobachtenden Konflikten mit der Mutter verbirgt sich aber oft eine ablehnende und entwürdigende Verhaltensweise von seiten des Vaters, welche es dem Mädchen nicht gestattet, eine positive Beziehung zu sich selber zu gewinnen. Ätiologisch handelt es sich also oft um eine komplex aufgebaute und nur schwer zu durchschauende Familienneurose.

Beide Krankheiten zeigen außerdem meist mehr oder weniger ausgeprägte Züge der geschilderten psychophysischen Entwicklungshemmung. Um so leichter kommt es unter der Belastung dieser zentralen inneren Not zu dem ebenfalls schon geschilderten schrittweisen Abbau des biphasischen Zyklus. Die Anorexia nervosa geht immer, die Pubertätsfettsucht meist mit einer entweder primären oder – in den meisten Fällen – sekundären Amenorrhö einher. Dabei geht die sekundäre Amenorrhö häufig der Ernährungsstörung voraus und kann dem Arzt als Vorzeichen dienen.

Trotz vieler Ähnlichkeiten in der Psychopathologie zeigen die Fälle von ausgeprägter Anorexie und von ausgeprägter Fettsucht doch typische unterschiedliche Züge.

Im Rahmen der angedeuteten Familienneurose entwickelt das anorektische Mädchen typischerweise das sexuelle Erleben übertönende leibfeindliche Erlebens- und Verhaltensweisen sowie die Angst, daß der Körper zu weibliche Formen zeigen könnte. Nicht selten sind diese Mädchen von ehrgeizigem, aber versponnen geistigem Streben absorbiert. Darüber hinaus wird die offenkundige Symptomatik oft durch eine sexuelle Versuchungssituation ausgelöst. Aus dem Motiv heraus, die eigene Weiblichkeit und die Sexualität abzuwehren, setzt die anorektische Patientin verschiedene Mittel ein, um das Körpergewicht niedrig zu halten: Verweigerung von Nahrungsaufnahme, selbstinduziertes Erbrechen, exzessiven Mißbrauch von Abführmitteln. Sie verleugnet diese Verhaltensweisen, sie leugnet, daß überhaupt ein Problem besteht, sie ist einfallsreich in aktiver Täuschung ihrer Umgebung, sie zeigt trotzig-oppositionelle und eigenwillige Verhaltensweisen, die jedoch mitunter durch eine Pseudogefügigkeit verdeckt sind, sie isoliert sich und vermeidet den Kontakt; sie ist aber gleichzeitig oft intellektuell ausgerichtet und eine gute Schülerin.

Meist wird das anorektische Mädchen entgegen ihrem eigenen Wunsch von der Mutter zum Arzt gebracht. Wegen der verleugnenden und täuschenden Verhaltensweisen aber ist eine typische individuelle Psychotherapie meist nicht möglich; zumal hinzukommt, daß dieselben Eltern, die die Tochter bringen, oft einen baldigen Abbruch der Behandlung indizieren. Am ehesten erfolgversprechend ist eine familientherapeutisch orientierte Vorgehensweise.

Häufig wird erst nach Eintritt extremer Abmagerung um Psychotherapie gebeten. Dann aber kann eine formale Psychotherapie geradezu kontraindiziert sein; dann nämlich, wenn inzwischen eine lebensbedrohender Zustand eingetreten ist und Patientin, Eltern sowie vielleicht auch der überweisende Arzt dadurch die vital indizierte stationäre Behandlung umgehen möchten. Ernährung durch Magensonde kann unumgänglich sein. Die Interaktionen mit Arzt und Pflegeperson sind dabei meist durch die verleugnenden, täuschenden und oppositionellen Tendenzen der Patientin gekennzeichnet. Das kann zu ärgerlichen Reaktionen von seiten des Arztes oder des Pflegepersonals führen. Das die internistische Behandlung begleitende psychotherapeutisch orientierte Gespräch sollte weniger aufdeckend sein und eher auf die Herstellung einer vertrauensvollen Beziehung abzielen. In einigen ausgewählten Fällen ist aber dennoch eine konfliktbearbeitende Langzeitpsychotherapie durchaus erfolgversprechend.

Die *Pubertätsfettsucht* gehört zwar häufig, aber nicht immer in den Rahmen einer konflikthaften Auseinandersetzung mit der Geschlechtsidentität. Übermäßiges Essen kann in jedem Lebensalter eine unspezifische Reaktion auf emotionale Spannung wie Angst, Ärger, Langeweile, Frustration sein. Insbesondere suchen depressiv Strukturierte ihre durch Genußunfähigkeit bedingte innere Leere durch übermäßiges Essen zu übertönen. Ihr unersättliches Verlangen nach Liebe und Sicherheit findet in der süchtigen Bindung an Nahrung eine Ersatzbefriedigung. So schützt bisweilen auch die Pubertätsfettsucht vor dem Ausbruch einer Depression. Übermäßiges Essen kann ebenso wie Essensverweigerung als ein aggressiver Akt gegenüber der als kontrollierend erlebten Mutter auftreten.

Bei Anorexia nervosa und Pubertätsfettsucht zeigen die tatsächlichen körperlichen Veränderungen und das Körperbild häufig eine merkwürdige Diskrepanz. Einerseits will die anorektische Patientin oft mit vollem Bewußtsein weibliche Rundungen vermeiden, damit ihr Körper nicht zu weiblich aussieht. Andererseits hat das anorektische Mädchen häufig nicht die Vorstellung, wirklich sehr mager zu sein. Das überfette junge Mädchen kann sich für schlank halten.

Scheinschwangerschaft

Das Phänomen einer Scheinschwangerschaft tritt mitunter bei präklimakterischen oder gerade schon klimakterischen Frauen auf, die von einem enttäuschten Wunsch nach einem Kind beherrscht sind; umgekehrt aber auch bei jungen Frauen, die z. B. nach einem unehelichen Geschlechtsverkehr das Eintreten einer Schwangerschaft fürchten, untergründig jedoch durchaus wünschen. Meist, aber nicht immer, liegt eine Amenorrhö vor.

Hinter dem Begriff einer Scheinschwangerschaft können sich die unterschiedlichsten klinischen Erscheinungen verbergen. Mitunter handelt es sich um eine rein psychische Schwangerschaft ohne körperliche Veränderungen. Die Frau hat die fälschliche subjektive Überzeugung, schwanger zu sein, und sie verhält sich entsprechend. Sie zeigt z. B. den sog. stolzen Gang der Schwangeren, oder sie bereitet ihre reale Lebenssituation auf das Kind vor. In einem Teil der Fälle handelt es sich dabei um ein wahnhaftes Symptom.

Andere Fälle gehen mit körperlichen Veränderungen einher. Durch Gasansammlung im Magen-Darm-Kanal kann ein dicker, eine Schwangerschaft vortäuschender Leibesumfang entstehen, Übelkeit und Erbrechen können eine Schwangerschaft nachahmen. Dabei handelt es sich um hysterische Symptome. Denn der Körper drückt ausdrucks- und verhaltensmäßig unbewußte Vorstellungen aus.

Bei der sog. echten Scheinschwangerschaft liegen gewisse endokrine Veränderungen vor. Zwar sind Östrogene, Gestagene, Choriongonadotropin und Laktationshormon (HPL) nicht wie bei einer Schwangerschaft vermehrt, auch der Schwangerschaftstest fällt nicht positiv aus; wohl aber kann es zu einer hypogonadotropen Amenorrhö kommen. Es kann zu einer gewissen Milchsekretion, zu vermehrter Pigmentation der Brustwarzen, zu einem Weicherwerden der Zervix und zu einer mäßigen Vergrößerung des Uterus kommen. Derartige Zeichen lassen endokrine Veränderungen vermuten, deren Natur aber nicht bekannt ist. Gewicht, Brust- und Leibesumfang können zunehmen. Es ist nicht hinreichend untersucht, inwieweit die Vergrößerung der Brust, die zu prickelnden Sensationen führen kann, auf extravasale Wasseransammlung oder auf Blutanschoppung in den Gefäßen zurückzuführen ist.

Manche neigen daher zu der Vermutung, daß es für einige endokrine Störungen auch eine hysterische Pathogenese geben könnte. Andererseits zeigt die genaue

Anamnese hinsichtlich der zeitlichen Abfolge mitunter umgekehrt, daß eine schon zuvor aufgetretene sekundäre Amenorrhö eine Schwangerschaftsphantasie entzündet und zu den Symptomen einer Scheinschwangerschaft geführt hat. In ähnlicher Weise können übrigens auch subjektive Wahrnehmungen von seiten eines Myoms Schwangerschaftsphantasien und eine Scheinschwangerschaft auslösen, die erst nach der Entfernung des Myoms aufhören.

Die Phänomene der Scheinschwangerschaft zeigen, welch nachhaltigen Einfluß Wunsch und Vorstellung auf die physiologischen Abläufe nehmen können. Einzelne Fälle von Scheinschwangerschaft haben den Weg bis in den Kreißsaal gefunden. Auch hier kann das ärztliche Gespräch, das ja ebenfalls Vorstellungen weckt, manchen Konflikt lösen, und eine Reihe von Frauen sind nach einer durchgemachten Scheinschwangerschaft noch echt schwanger geworden.

Dysfunktionelle Blutungen

Der gegenwärtige Wissensstand erlaubt hinsichtlich der dysfunktionellen Blutungen keine klaren Abgrenzungen. Einerseits werden alle Blutungen als dysfunktionell bezeichnet, die nicht durch organische Läsionen bedingt sind, unregelmäßig und meist langdauernd auftreten und von mehr oder weniger langen blutungsfreien Intervallen unterbrochen sind. Die meisten Lehrbücher definieren in einem weiteren Sinn alle diejenigen gynäkologischen Blutungen als dysfunktionell, die durch endokrine Störungen bedingt sind. Im engeren Sinn werden die Blutungen bei monophasischem Zyklus und Follikelpersistenz als dysfunktionell bezeichnet.

In den meisten Lehrbüchern und in der klinischen Praxis wird nicht hinreichend berücksichtigt, daß zwar ein Teil der dysfunktionellen Blutungen im Sinne der ersten obigen Definition bedingt ist, daß es aber auch neuromuskulär bzw. vasomotorisch bedingte dysfunktionelle Blutungen gibt. Darüber hinaus können auch Koagulopathien eine ätiologische Rolle spielen.

Es gibt ein ausgedehntes klinisches Erfahrungsgut darüber, daß psychogene Faktoren dysfunktionelle Blutungen auslösen können. Da die obigen Untergruppen jedoch nicht hinreichend unterschieden werden, ist eine gesicherte Zuordnung und Beurteilung von psychopathologischen Befunden, Ätiologie und Pathogenese häufig nicht möglich.

Die endokrinen dysfunktionellen Blutungen stellen physiologisch gesehen eine der Stufen im schrittweisen Auf- und Abbau des biphasischen Zyklus dar. Bei der juvenilen dysfunktionellen Dauerblutung ist der biphasische Zyklus noch nicht sicher etabliert, bei der klimakterischen Dauerblutung nicht mehr. Beide Male fällt die Ovulation aus, und der Zyklus bleibt monophasisch. Infolge der Follikelpersistenz kommt es zur glandulär-zystischen Hyperplasie, und wenn die Östrogenbildung nicht mehr zur Aufrechterhaltung des proliferierten Endometriums ausreicht, kommt es zur Dauerblutung.

Die psychosomatische Literatur beschreibt für die juvenilen und klimakterischen dysfunktionellen Blutungen vielerlei unterschiedliche Konflikte. Es ist aber lediglich als altersspezifisch, nicht als symptomspezifisch aufzufassen, wenn dabei für die juvenilen Blutungen eine Eltern-Kind-Problematik, in der Geschlechtsreife Ehe- und Sexualprobleme und im Alter allgemeinere Konflikte beschrieben werden. Es ist ja bereits geschildert worden, daß unspezifischer Streß im Sinne einer biologischen Schutzfunktion zum Abbau des biphasischen Zyklus führen kann. Das wird natürlich um so leichter eintreten, wenn diese biologische Funktion noch nicht oder nicht mehr gefestigt ist.

Entscheidend dafür, daß die angedeuteten Konflikte zu einem so großen Streß für den Organismus werden können, ist aber vor allen Dingen die verminderte Belastungsfähigkeit dieser Frauen. Denn es handelt sich um psychophysisch relativ unreife Persönlichkeiten: physisch unreif insofern, als der biphasische Zyklus nicht fest etabliert ist; psychisch unreif auch insofern, als es sich meist um Frauen mit schweren verborgenen Neuroseformen handelt. Auffällige äußere Konflikte und eine auslösende Situation sind bei diesen Blutungen daher oft weniger deutlich als bei den folgenden Untergruppen.

Der neuromuskulär oder vasomotorisch bedingten dysfunktionellen Blutungen treten dagegen eher bei Frauen auf, die weniger ausgeprägt neurotisch gestört sind und die in einer deutlicher erkennbaren auslösenden Situation stehen. Diese Untergruppe von dysfunktionellen Blutungen ist durch drei Zeichen charakterisiert: plötzliches Auftreten, Blutung aus jeder Art von Endometrium, gewisse Affektspezifität. Hierher gehören u. a. Schreckblutungen und Abwehrblutungen. Die Abwehrblutungen stehen übrigens zumindest in einem Teil der Fälle mit einem depressiven Affekt in Verbindung und sind dann von den Blutungen bei larvierter Depression lediglich durch die typische auslösende Situation in Form von Sexualangst unterschieden. Ob manche Kontaktblutungen – also Blutungen während des Geschlechtsverkehrs – zu dieser Gruppe von Blutungen gehören, kann nicht eindeutig beantwortet werden.

Die erwähnten Unterschiede zu den endokrin bedingten dysfunktionellen Blutungen werden leicht übersehen, wenn die klinische Praxis die verschiedenen Arten von dysfunktionellen Blutungen kaum namentlich unterscheidet. So kommt es, daß neuromuskulär oder vasomotorisch bedingte dysfunktionelle Blutungen oft wie endokrine Störungen aufgefaßt und behandelt werden.

Eine große Untergruppe von dysfunktionellen Blutungen tritt *korrelativ zu larvierter Depression* auf. Heimann (1959) hat als erster berichtet, daß bei „ausgefallener Trauer“ plötzlich Blutungen auftreten können. Er hat sog. Trennungsblutungen beschrieben, die nach dem Verlust einer geliebten Person auftreten, wenn die Frau diesen Verlust verleugnet, statt die erforderliche „Trauerarbeit“ zu leisten.

Der pathogenetische Weg vom depressiven Affekt zur Blutung ist nicht bekannt. Nach der klinischen Erfahrung können aber auch mancherlei Darm- und Magenblutungen korrelativ zu Depression, insbesondere larvierter Depression, auftreten. Diese Erkenntnis eröffnet in vielen Fällen gute therapeutische Möglichkeiten, Antidepressiva, v. a. in Kombination mit fokussierter Psychotherapie, führen häufig zum Verschwinden der Blutung.

Zusammenfassend ist für Menstruationsstörungen und genitale Blutungsstörungen zu sagen: jede Form von genitaler Blutungsstörung *kann*, aber keine muß unter dem Einfluß psychischer Wirkkräfte entstehen. Oft spielen somatische und psychische Faktoren gleichzeitig eine Rolle.

3.10.3 Pathologische Reaktionen auf die Menstruation

Jede Frau muß auf ihren Zyklus und die Menstruation und damit auf ihr biologisches weibliches Dasein reagieren. Wer seine Weiblichkeit bejahen kann, fühlt sich meist vor oder während der Menstruation wohl und psychisch wie physisch in guter Verfassung. Das gilt auch für die sportliche Kondition.

Viele Frauen haben zwar in den letzten Tagen vor der Menstruation gewisse körperliche Sensationen, z. B. Spannungen oder Völlegefühle im Unterleib oder in der Brust. Die wesentliche Ursache wird meist in einer prämenstruellen Wasserretention gesehen. Die meisten Frauen fühlen sich dabei aber unbeschwert und schenken derartigen Veränderungen keine sonderliche Beachtung.

Wenn die Frau aber eine negative Einstellung zu ihrer weiblichen Identität entwickelt hat, kann die Menstruation durch eine Vielzahl von psychischen oder psychosomatischen Symptomen überlagert werden. Dabei können 3 klinische Gruppen unterschieden werden, die freilich fließend ineinander übergehen können.

Psychische Störungen vor oder während der Menstruation

Es kann prämenstruell oder menstruell zu einer rein psychischen Symptomatik kommen: Zustände psychischer Erregung, erhöhte Reizbarkeit, Affektausbrüche, emotionale Instabilität, Angst, ärgerliche und aggressive Affekte, Antriebsarmut, erhöhte Ermüdbarkeit, depressive Verstimmungen, Gefühle der Insuffizienz oder der Leistungsunfähigkeit. So ist es verständlich, daß die folgenden Ereignisse signifikant häufiger vorkommen: Impulshandlungen und Unfälle, kriminelle Taten wie etwa Stehlen oder Gewalttätigkeiten, psychotische Episoden und Suizide. Interessanterweise zeigen Träume während der Menstruation mitunter ähnliche Inhalte.

Wie schon geschildert, kann es während der Menstruation zu einer Mobilisierung vieler Triebe und damit auch zu einer Belebung mancherlei verborgener Konflikte kommen (S. 23). Bei Vorliegen einer gesunden Persönlichkeitsstruktur trägt das eher zu einem Gefühl der Belebung und des Wohlbefindens bei. Falls das Ich der Frau aber infolge einer neurotischen Entwicklung beeinträchtigt ist, kann diese Belebung von Trieb und Konflikt mit einer Schwächung der kontrollierenden Ich-Funktionen einhergehen und somit zu den geschilderten Affektausbrüchen und Symptomen führen.

In manchen Fällen sagt die Patientin zwar zunächst, sie hätte ihre Depressionen lediglich vor oder während der Menstruation; in Wirklichkeit aber schiebt sie ihre Depressionen lediglich im Sinne einer Rationalisierung auf die Menstruation, teilweise in der Hoffnung, daß es dann eine organische und nicht eine psychische Krankheit sei. Hier liegt eines der Beispiele vor, bei dem eine rein psychiatrische Patientin unter einem gynäkologischen Vorwand lieber den Gynäkologen als den Nervenarzt aufsucht. Bisweilen mag es für die Patientin eine Hilfe bedeuten, wenn der Gynäkologe sich induzieren läßt, hier ein prämenstruelles Syndrom zu diagnostizieren und damit die Verleugnung der Patientin zu unterstützen. In anderen Fällen mag der Arzt aber so zu einem Ausweichen vor einer an sich möglichen nervenärztlichen Behandlung beitragen. Auch bei anderen neurotischen oder gar psychotischen Zuständen können die Patienten oder ihre Angehörigen versuchen, die Diagnose einer Menstruationsstörung an die Stelle einer als kränkend erlebten psychiatrischen Diagnose treten zu lassen.

Prämenstruelles Syndrom

In anderen Fällen stellen sich prämenstruell eher körperliche Symptome ein: ein Gefühl körperlichen Unwohlseins, das die Patientin mehr oder weniger umschrieben im Unterleib erlebt, sowie Spannungen im Abdomen oder in der Brust, Rückenschmerzen, Nausea, Schwindel, Brechreiz, Durchfälle oder Obstipation sowie mitunter Steigerung von Appetit und Durst, Schlafstörungen, Tremor der Hände oder migräneartige Kopfschmerzen. Freilich werden diese körperlichen Symptome meist auch von psychischen Mißstimmungen der geschilderten Art begleitet. Diese Symptome können bis zu 10 Tagen vor der Menstruation erscheinen, sie steigern sich oft am letzten Tag vor der Menstruation, so daß bisweilen Bettruhe notwendig wird. Mit dem Einsetzen der Menstruationsblutung verschwinden die Beschwerden meist, können aber gelegentlich auch in eine Dysmenorrhö übergehen.

Dysmenorrhö

Dysmenorrhö oder Algomenorrhö ist durch wehen- oder kolikartige Schmerzen während der Menstruation gekennzeichnet. Alle oben genannten Symptome, aber auch Kreislaufstörungen und Ohnmachtsanfälle können hinzutreten. Die Frau ist nicht selten ihren Aufgaben in Familie und Beruf nicht mehr gewachsen, und mitunter wird der Notarzt gerufen.

Ätiologie und interaktionaler Aspekt. Dysmenorrhö kann im Sinne eines eindeutigen Kausalzusammenhanges als Symptom verschiedener organischer oder statischer Störungen auftreten. Darüber hinaus wird im Sinne einer ätiologischen Hypothese diskutiert, inwieweit das prämenstruelle Syndrom und die Dysmenorrhö eine physiologische Grundlage in Form zyklischer biochemischer Vergänge haben. Eine Ursache wird meist in der prämenstruellen Wasserretention gesehen, für deren Zustandekommen verschiedene biochemische Zusammenhänge diskutiert werden. Der Umstand, daß beim prämenstruellen Syndrom die Verschreibung von weiblichen Sexualhormonen helfen kann, spricht ebenfalls für eine gewisse hormonale Grundlage, über die aber nichts Näheres bekannt ist. Auch aus dem Umstand, daß die nicht eindeutig durch somatische Störungen verursachte Dysmenorrhö meist nur bei biphasischem Zyklus auftritt, ist auf die Mitbeteiligung unbekannter somatischer Vorgänge zu schließen. Eine Reihe von Beobachtungen spricht also dafür, daß zum Normalbereich gehörende physiologische Vorgänge eine ursächliche Rolle spielen können. Sie können jedoch nicht als hinreichende Grundlage für die Beschwerden angesehen werden, und es müssen zusätzliche psychische Faktoren eine Rolle spielen.

Die primäre Dysmenorrhö – die Menstruationsblutungen sind von Anfang an schmerzhaft – ist in der Tat nur selten organisch bedingt; aber auch die Mehrzahl der Fälle von sekundärer Dysmenorrhö – Auftreten der Schmerzhaftigkeit erst in späteren Jahren – und von prämenstruellem Syndrom sind im wesentlichen psychisch bedingt.

Die Literatur gibt für prämenstruelles Syndrom und Dysmenorrhö in ätiologischer Hinsicht die unterschiedlichsten Konflikte an. Es werden Auseinandersetzungen um Sexualität, Liebe, Partnerschaft und Ehe angegeben, u.a. sexuelle Verführungen, inzestuöse Bindungen, Schuldgefühle über Masturbation und Selbstbestrafungstendenzen. Der Wunsch nach einem Kind, aber auch Angst vor einer Schwangerschaft sowie starke Bindungen an die eigene Mutter sollen eine ursächliche Rolle spielen. Oft soll es sich um untergründige Trauer darüber handeln, daß auch in diesem Zyklus wieder keine Schwangerschaft eingetreten ist. Die depressive Komponente kommt nach Helene Deutsch (1948) aus dem Gefühl heraus, weder ein Kind noch einen Penis zu haben. In charakterologischer Hinsicht werden eine übertriebene Wehleidigkeit und eine gesteigerte Schmerzempfindlichkeit infolge herabgesetzter Reizschwelle beschrieben. Normalerweise unterschwellige Organempfindungen – z. B. infolge von Uteruskontraktionen oder Ischämie – würden aufgrund der herabgesetzten Reizschwelle zu einem Schmerzerlebnis werden.

Nach unserer Auffassung kommen die prämenstruellen und menstruellen Symptome aber nicht als direkte Folge so unterschiedlicher Konflikte zustande. Es handelt sich vielmehr um eine narzißtische Problematik, und die Symptome sind Korrelat zum Affekt des Protestes. Die diskutierten Symptome stellen eine psychophysische Reaktion, eine Antwort der Frau auf ihre Menstruation und auf ihr weibliches Dasein dar. Dabei können zunächst drei Reaktionsformen unterschieden werden.

1) Hypochondrisch-klagsame Reaktion. Eine in Ehe, Familie und Beruf befriedigte Frau hat genügend Selbstwertgefühl, und sie fühlt sich während der Menstruation meist wohl. Wenn eine Frau aber in den unterschiedlichen Bereichen ihres weiblichen Daseins Frustrationen erlebt, wird auch ihr weibliches Selbstwertgefühl leicht beeinträchtigt werden. Sie kann dann ihre unzufriedenen Gefühle leicht in die Genitalgegend und auf die Genitalfunktionen, die sie ja als Symbol ihrer Weiblichkeit erlebt, projizieren. Das Wesen der hypochondrischen Reaktion liegt ja gerade darin, daß eine Beeinträchtigung des Selbstwertgefühls dadurch kompensiert wird, daß einzelne Körperfunktionen kompensatorisch eine überbewertende Aufmerksamkeitszuwendung erfahren (S. 144). Schon allein die klagsame und oft bizarre und bildreiche Schilderung der Beschwerden weist darauf hin, daß normalen körperlichen Vorgängen der Stellenwert eines Krankheitssymptoms gegeben wird.

2) Rebellion. Oft zeigt das klinische Bild noch deutlicher die Grundverfassung der Rebellion. Diese Frauen hassen die Menstruation als das Symbol ihrer Weiblichkeit. Dabei richtet sich die Rebellion jedoch meist nicht gegen die Weiblichkeit an sich, sondern gegen diejenige Art der Weiblichkeit, die von den soziokulturellen Gegebenheiten vorgezeichnet wird. Die Patientin protestiert dagegen, daß sie nicht diejenige Art von Weiblichkeit erleben darf, die den eigenen Gegebenheiten gerecht wird und als Selbstverwirklichung erlebt werden kann.

3) Depressive Reaktion. Die depressive Komponente der Symptomatik steht nicht selten in einem erkennbaren Zusammenhang mit Zorn und Schuldgefühlen: Zorn über ihre eigene mißliche Lage und Schuldgefühle wegen ihres Benehmens dem Mann und der Familie gegenüber. Eine übertriebene unterstützende Haltung von deren Seite bringt daher mitunter nur eine Verstärkung der Schuldgefühle mit sich.

Die hypochondrische, die rebellische und die depressive Reaktion stellen also unterschiedliche Antworten auf ein narzißtisches Problem dar: auf das Gefühl, als Frau – so wie die soziokulturellen Gegebenheiten nun einmal sind – keine Selbstverwirklichung finden zu können. Nicht die Weiblichkeit an sich wird abgelehnt, sondern die unter den gegebenen soziokulturellen Verhältnissen gegebenen Existenzformen des weiblichen Daseins. Übrigens gehen nicht selten bei ein und derselben Frau diese drei Reaktionsweisen ineinander über. Der konkrete Anstoß für den Affekt des Protests aber wechselt von Fall zu Fall in der Tat so vielgestaltig, wie es den aufgezählten unterschiedlichen ätiologischen Angaben in der Literatur entspricht.

4) Lernprozesse. In der Ätiologie von prämenstruellem Syndrom und Dysmenorrhö können darüber hinaus Lernprozesse eine Rolle spielen. In ihrem Versuch, die eigene Weiblichkeit zu erlernen, identifiziert das junge Mädchen sich mit der Mutter. Wenn die Mutter auf Menarche und Menstruation der Tochter ungünstig reagiert hat oder wenn sie selber starke Menstruationsbeschwerden zeigt, wird die Patientin daher auch zu Menstruationsbeschwerden neigen. Wie das junge Mädchen auf die Menstruationen vorbereitet worden ist und wie die Mutter auf die Menstruation der Tochter und auf die eigenen Menstruationen reagiert, können also entscheidende Faktoren sein.

Körperliche Beschwerden, die bei den ersten Menstruationen aufgetreten sind, können einen Circulus vitiosus in Gang setzen. Indem das junge Mädchen Angst vor den Schmerzen und Beschwerden bei der nächsten Menstruation entwickelt, können schwere und hartnäckige Störungen konditioniert werden, die bisweilen ein ganzes Leben lang anhalten; es sei denn, daß günstige Lebensumstände oder die Hilfe von seiten eines verständnisvollen Arztes bewirken, daß die Frau sich in ihrer emotionalen Haltung der Periode gegenüber umstellen kann.

5) Interpersonale Folgen des Symptoms als Circulus vitiosus. Die prämenstruellen und menstruellen Symptome können eine erhebliche interpersonale Bedeutung bekommen. Denn die Schmerzen und Beschwerden können eine gewichtige Rolle in dem Hin und Her der wechselseitigen Beziehungen einnehmen und Folgen in der Familie und am Arbeitsplatz nach sich ziehen. Darin liegt vielleicht ihre größte klinische und soziale Bedeutung.

Übrigens können diese interpersonalen Folgen des Symptoms wiederum die Symptomatik selber im Sinne eines Circulus vitiosus ätiologisch verstärken. Die Beschwerden können gebraucht werden, um Mitleid und Rücksichtnahme, damit aber auch Einfluß auf die Umgebung und Macht zu gewinnen. Dem Mann und den Kindern kann die Weiblichkeit so als magisch und geheimnisvoll dargestellt werden.

Die Patientin kann wegen ihres eigenen Benehmens der Umgebung gegenüber Schuldgefühle und Zorn entwickeln. Eine übetrieben unterstützende Haltung der Umgebung bringt mitunter auch eine Verstärkung der Schuldgefühle mit sich, insbesondere, wenn die unter Schuldgefühlen leidende Patientin bemerkt, daß sie nun ihrerseits bei ihrer Umgebung Schuldgefühle induziert hat. Die ätiologisch zugrundeliegende Rebellion kann so eine Verstärkung erfahren.

Es wurde schon erwähnt, daß Menstruationsbeschwerden gebraucht werden können, um vor sich selbst und vor anderen von eigenen psychischen Schwierigkeiten abzulenken. So kann die Menstruation auch als Vorwand gebraucht werden, wo ein verborgenes Abhängigkeits- oder Suchtproblem vorliegt.

Nicht wenige Frauen verschleiern genau umgekehrt ihre Menstruationsbeschwerden eher, oft sogar vor dem Arzt. Sie wollen über das, was sie als weibliches Schicksal ansehen, nicht vor anderen klagen. Das Unterdrückte und Verborgene bleibt aber nicht unwirksam und kann die untergründige Rebellion noch verstärken.

Beitrag des Arztes

Die Therapie macht natürlich von den vielen Möglichkeiten der somatischen Medizin Gebrauch. Hormontherapie, Flüssigkeitseinschränkung oder Saluretika greifen bei den somatischen Grundlagen ein. Analgetika, Spasmolytika und Psychopharmaka können indiziert sein. Auch entspannende Übungen und autogenes Training können von Nutzen sein.

Die Therapie ist um so erfolgreicher, wenn in einem begleitenden ärztlichen Gespräch der narzißtische Kern der Störungen bewußt gemacht werden kann. Das darf aber keineswegs unter Überspringen der jeweiligen konkreten Anstöße des Ärgernisses geschehen, wie sie oben aufgezählt worden sind. Wenn die Frau es lernt, sich in Ehe, Familie und Beruf selbst zu behaupten und Befriedigung zu finden, wird die narzißtische Behinderung nicht selten überwunden.

In anderen Fällen hilft es, die aufgezeichneten Identifikationen mit der Mutter, die Lernprozesse und Konditionierungen sowie die abgehandelten Interaktionen aufzugreifen. Wenn durch solch ein psychotherapeutisches Gespräch – in vereinzelten schweren Fällen kann sogar eine volle psychoanalytische Behandlung angezeigt sein – die primäre Fehlentwicklung und die nicht bewältigten Reifungsprobleme nachgeholt werden, kann es zu einer echten Heilung kommen.

Forensischer Aspekt

Die Frage, ob die Frau vor oder während der Menstruation krank sei, hat eine forensische Bedeutung. Bei allen möglichen Vergehen wird mitunter argumentiert, die Frau habe ja ihre Periode gehabt und sei daher exkulpiert. Es sei wiederholt: die Menstruation als solche ist ein physiologischer Vorgang und beeinträchtigt bei einer gesunden Persönlichkeitsstruktur nicht die psychischen und physischen Kräfte der Frau, kann also nicht als Entschuldigung dienen.

Bei einer neurotischen Persönlichkeitsstruktur kann die Menstruation jedoch nicht nur zu einer Mobilisierung vieler Triebe – auch mancher oraler und aggressiver Triebrichtungen – führen, sondern gleichzeitig auch zu einer temporären Schwächung der kontrollierenden Ich-Kräfte. Unter dem doppelten Druck einer erhöhten Triebspannung bei gleichzeitiger Schwächung der kontrollierenden Ich-Kräfte kann es in der Tat zu kriminellen Handlungen kommen. Der etwaige Exkulpationsgrund ist dann aber die psychische Störung, nicht die Menstruation an sich.

4 Die Frau in der Partnerbeziehung

In der bisher dargestellten psychosexuellen Entwicklung geht es darum, wie das Mädchen in der Familiengruppe aufwächst und wie es aus dem Zustand biologisch bedingter Abhängigkeit zu Selbständigkeit, Geschlechtsidentität und biopsychosexueller Reife findet. Die Persönlichkeitsentwicklung ist jedoch mit dem Ende der Adoleszenz nicht abgeschlossen. Vielmehr geht die junge Frau nun in der Auseinandersetzung mit Mann, Kind und Gesellschaft durch weitere Reifungsschritte. Dabei wird sich insbesondere ihre Ich-Identität durch diese Aufgaben und durch die Auseinandersetzung mit immer neuen Menschen und Ideen bis in das hohe Alter hinein fortentwickeln.

Traditionell wurde von der Frau erwartet, daß sie ihre Selbstverwirklichung in Ehe und Mutterschaft fand. Sexualität, Ehe und Mutterschaft fielen zusammen. Heute sind diese Lebensbereiche nicht mehr notwendigerweise miteinander verbunden. Die Stellung der Frau gegenüber der Partnerbeziehung, der Sexualität und dem Kind sollen daher unter getrennten Überschriften abgehandelt werden.

4.1 Probleme der Partnerwahl

Wenn die Entwicklung bis zu diesem Punkt gutgegangen ist, hat die Frau positive Gefühle gegenüber ihrer Weiblichkeit entwickelt. Sie ist dann fähig, ihre Identität in einer realen Partnerbeziehung zu verwirklichen. In den folgenden Abschnitten soll es um die Wechselfälle dieser Partnerbeziehung gehen, insbesondere auch darum, wie diese durch psychosoziale Faktoren beeinträchtigt sein und dann pathogen werden kann.

Während der Ausbildung eines Bildes der eigenen Geschlechtsidentität hat das Mädchen gleichzeitig auch ein für sie typisches Bild des Gegengeschlechts entwikkelt. Dieses Bild ist zunächst ein innerer psychischer Inhalt. Bald aber sucht das Mädchen einen entsprechenden realen Partner, der zu diesem Bild der eigenen Weiblichkeit paßt.

Dabei wird die Partnerwahl durch biologisch-psychologische und auch soziokulturelle Gegebenheiten beeinflußt.

1) Biologische Faktoren:

a) genitale Lust;

b) der Wunsch nach dem Kind mag z. T. zu den biologischen Faktoren gezählt werden, gehört aber überwiegend zu den folgenden psychologischen Faktoren.

2) Psychologische Faktoren:

a) der Wunsch nach Gemeinschaft (dabei kann Angst vor Einsamkeit aber auch zu ungünstiger Partnerbeziehung führen),

b) Bedürfnis nach emotionaler Sicherheit,

c) Loslösung von den Eltern
d) Wunsch nach einem Kind,
e) Erfüllung der Erwartungen der Umwelt.

3) *Sozioökonomische Faktoren:*
a) ökonomische Selbständigkeit
b) soziale Sicherheit.

4.1.1 Konflikte in der Partnerwahl

Die Partnerwahl ist erschwert, wenn die Frau auch im Erwachsenenalter zu sehr *auf das Bild des Vaters fixiert geblieben* ist. Der Mann soll dann entweder genau wie der Vater sein oder aber – zum Zwecke der Abwehr – genau umgekehrt dessen Gegenteil darstellen. In beiden Fällen kann die adäquate Partnerwahl verfehlt werden. Eine ungünstige Partnerwahl kann auch dadurch zustande kommen, daß die Frau das Abbild ihrer eigenen Mutter zu heiraten sucht.

Es kann eine zu große Diskrepanz zwischen ihrem Bild der Männlichkeit und dem real gefundenen Partner bestehen. Oder aber der Mann entzieht sich der Aufgabe, das auf ihn projizierte Bild der Männlichkeit anzunehmen und wenigstens z. T. zu erfüllen. Umgekehrt kann die Frau zu stark an ihrem eigenen Bild der Männlichkeit hängen: Ohne die Individualität ihres Partners zu berücksichtigen, mag sie ihn zwingen wollen, anders zu sein als er ist. Sie mag vom Partner die restlose Erfüllung all ihrer Bedürfnisse erwarten. Andererseits sind Interessenkonflikte mit ihm unvermeidlich, u. a. hinsichtlich Beruf, emanzipatorischer Bedürfnisse und Selbstverwirklichung.

Die Frau mag, nur um der Erwartung ihrer Umgebung zu entsprechen, eine Partnerbeziehung, evtl. sogar eine Ehe eingegangen sein, obgleich sie das eigentlich nicht wollte; z. B. aus Identifikation mit den Erwartungen der Mutter.

4.1.2 Sexualbeziehung vor oder ohne Ehe

Laut traditioneller Auffassung bedeutet Sexualität vor der Ehe für Mann und Frau Unterschiedliches. Beim Mann hat der biologische Drang einen stärkeren Stellenwert, das Verlangen nach Geschlechtsverkehr kann im Vordergrund der Beziehung stehen. Für die Frau kommt es oft mehr auf die emotionale Beziehung an. Diese Aussage wird aber von Vertreterinnen der Frauenbewegung in Frage gestellt. Sie vertreten die Meinung, das sexuelle Erleben des Mannes und der Frau sei völlig identisch.

Kaum etwas wird vom Menschen als so bedrohlich und angstauslösend erlebt, wie die Gefahr, verlassen zu werden. Formen der Partnerbeziehung, welche nicht auf eine dauerhafte Beziehung eingestellt sind, unterscheiden sich daher psychologisch von der Ehe. Ein Zusammenziehen ohne Ehe geschieht oft in der Absicht, sich notfalls leichter wieder trennen zu können. Bisweilen ist aber genau umgekehrt die Trennung vom Partner psychologisch schwerer, wenn eine formale Ehe nicht geschlossen worden ist. Die Hilfen, welche von der Gesellschaft gegeben werden – formale Prozeduren mittels Rechtsanwalt, Gericht usw. – stehen nicht zur Verfügung und müssen dadurch ersetzt werden, daß der Entschluß zur Trennung in einer kurzfristigen Tat vollzogen wird.

Die Befriedigung des Sexualdranges erfordert heute infolge der veränderten Verhältnisse nicht mehr die Ehe. Wenn traditionelle religöse Überlieferung und moralische Forderung den vorehelichen Geschlechtsverkehr verboten haben, so geschah das weitgehend als Schutz und Fürsorge für das Kind: dieses soll in einer vollständigen und intakten Familie aufwachsen. Bei Anwendung der kontrazeptiven Möglichkeiten hat dieses Motiv an Bedeutung verloren. Der Arzt muß von der praktischen Gegebenheit vorehelicher Sexualbeziehungen ausgehen. Er muß sich, wenn er seinen Patientinnen gerecht werden will, von einer persönlichen Bewertung frei halten.

Die voreheliche Sexualbeziehung der reifen Frau hat andere psychosoziale Implikationen als die Sexualität in der Pubertät.

4.2. Ehe

Es stehen heute eine Vielzahl von Ersatzgemeinschaften für die Ehe zur Verfügung, die übrigens alle unterschiedliche psychosoziale Implikationen mit sich bringen. Beide Partner wollen getrennt wohnen und wirtschaften, oder sie ziehen zusammen, wobei beide Male zu unterscheiden ist, ob es sich um die Abmachung einer Dauerbeziehung, einer vorübergehenden Beziehung oder einer Gelegenheitsbeziehung handelt. Wohngemeinschaften oder Kommunen in großen oder in kleinen Gruppen, die monogam oder auch polygam sein können, wobei hinsichtlich Schlafbedingungen, Arbeitsteilung und wirtschaftlichen Bedingungen die unterschiedlichsten Abmachungen gelten können, sind weitere Ersatzgemeinschaften. Trotz all dieser unterschiedlichen sozialen Möglichkeiten streben die meisten Menschen auch heute noch die Ehe an, entweder sofort oder nach einem Experimentieren mit anderen Möglichkeiten. Es muß also ein psychologisches Motiv für die Ehe geben, welches über Sexualität und Aufzucht eines Kindes hinausgeht.

Einerseits wird oft angenommen, daß die vorher aufgezählten Motive für die Partnerwahl gerade in der Ehe besonders gut befriedigt werden können. Das schließt das Bedürfnis eines komplementären und kompensatorischen Verhältnisses zwischen Bild der Weiblichkeit und Bild der Männlichkeit mit ein. Andererseits wird angeführt, daß es lediglich Anpassung an die gesellschaftlichen Gegebenheiten und Gefügigkeit den soziokulturellen Geboten und Vorurteilen gegenüber sei, wenn die Ehe auch weiterhin angestrebt wird. Tatsächlich dürften der Wunsch nach Sicherheit und der Wunsch nach Dauerhaftigkeit eine besondere Rolle spielen.

4.2.1 Psychologische Voraussetzungen für die Ehefähigkeit

Um fähig zu sein, eine Ehe führen zu können, müssen gewisse psychologische Voraussetzungen erfüllt sein. Die Fähigkeit zu lieben, aber auch sich selber lieben lassen zu können. Die Fähigkeit, Lust und Sinnlichkeit zu erleben, diese aber auch spenden zu können. Die Fähigkeit zu geben, aber auch nehmen zu können. Die Fähigkeit zu gelten, aber auch gelten lassen zu können. Die Fähigkeit zum Alleinsein, aber auch zur Gemeinschaft.

Wenn eine Patientin von ihrer gestörten Ehe spricht, schildert sie oft Vorkommnisse, die aus diesen Konfliktbereichen stammen.

4.2.2 Die gewollt kinderlose Ehe

Die gewollt kinderlose Ehe ist eine Lebensform von zunehmender sozialer Bedeutung. Die Fragen, ob eine solche Ehe psychologisch vollständig ist oder ob sie in ihrer Stabilität beeinträchtigt sei, sind unterschiedlich zu beantworten. Die kinderlose Ehe kreist zwar nicht notwendigerweise, aber doch oft um das eigene Ich und den eigenen Vorteil. Das Bedürfnis nach einer das eigene Selbst übersteigenden Zielsetzung kommt dann leicht zu kurz. Die kinderlose Ehe kann aber dennoch die adäquate Lösung für die persönlichen Konflikte eines Paares darstellen, wenn der Mann und die Frau sich z. B. der Aufgabe der Elternschaft nicht gewachsen fühlen; wenn einer von beiden oder beide nur in einer wechselseitigen Symbiose leben können und zu einer das Kind einbeziehenden Dreierbeziehung nicht fähig sind; wenn das Umgehen des Ausgeliefertseins an die Natur für die betreffende Frau von besonderer Wichtigkeit ist.

4.2.3 Störungen der Ehe

Eine neurotische Verzahnung der Eheleute kann einerseits zu einer funktionierenden Ergänzung führen. Andererseits können daraus aber auch Eheschwierigkeiten resultieren. Der eine mag z. B. dominant und aggressiv, der andere passiv und unterwürfig sein. Beide Ehepartner können aber auch um die Dominanz rivalisieren. Der eine Ehepartner mag sich in emotionaler Hinsicht abkapseln müssen, der andere aber mag ein übertriebenes Ausmaß an emotionaler Nähe und Zuwendung brauchen.

Eine nicht geglückte Loslösung von den Eltern kann die Beziehung zum Mann erschweren. Eine hinreichende Loslösung von der Mutter wird der Frau manchmal erst möglich, wenn sie selber Mutter wird, bisweilen aber noch nicht einmal dann. Dieser Aufgabe der Loslösung von den Eltern steht manch eine Frau ambivalent gegenüber.

Störungen können auch aus einer ungleichen Entwicklung der Eheleute resultieren. Zu Beginn der Ehe standen beide vielleicht in ihrer psychischen und sozialen Entwicklung auf gleicher Ebene; nun aber mag der eine dem anderen nicht mehr genügen.

Probleme können auftreten, wenn beide zunächst gleichartige Ambitionen und Hoffnungen in beruflicher Hinsicht hatten, die Frau aber durch die eintretenden Schwangerschaften in ihren beruflichen Zielen behindert worden ist. Je weniger der Ehemann über das Ressentiment seiner Frau weiß und seinen eigenen Wegen nachgeht, um so mehr kann es zu einer separaten Entwicklung beider Eheleute kommen. Eine ähnliche Situation kann hervorgerufen werden, wenn die berufstätige Frau ihre eigenen Wege geht.

Störungen der Ehe resultieren ebenfalls daraus, daß die Beziehung zwischen den Geschlechtern fast unausweichlich auch durch Schuld und Aggression gekennzeichnet ist. Wenn die Betroffenen das nicht akzeptieren und ertragen können, kommt es um so eher zu Eheschwierigkeiten.

4.2.4 Ärztliches Verhalten bei Eheschwierigkeiten

Das Eingehen auf Eheschwierigkeiten mag nicht als eine Aufgabe des Gynäkologen erscheinen. Und doch sollte der Gynäkologe aus therapeutischen und prophylaktischen Gründen dazu bereit sein, wenn sich die Patientin offen oder indirekt an ihn wendet. Denn Eheschwierigkeiten führen oft zu einer Beeinträchtigung des lustvollen Erlebens und zu Sexualstörungen. Diese wiederum können in einem weiteren Schritt zu verschiedenen nervösen Störungen, u. a. auch im engeren gynäkologischen Bereich führen.

Bei Eheschwierigkeiten ist oft eine Besprechung mit beiden Ehepartnern gemeinsam nützlich. Der Arzt sollte sich dabei jedoch vorsichtig verhalten. Es kann sonst geschehen, daß die Spannungen in einem solchen Gespräch nur vergrößert werden. Der Arzt sollte sich besonders davor hüten, seine objektive und neutrale Rolle aufzugeben. Auch wenn die Patientin schwere Beschuldigungen gegenüber ihrem Partner ausdrückt, sollte der Arzt sich nicht zu einer beurteilenden Stellungnahme verleiten lassen.

4.3 Psychologie des Geschlechtsverkehrs

Die interpersonale Bedeutung des Geschlechtsverkehrs liegt darin, daß die Lust machtvoll sozial integrierend wirkt. Die medizinische Bedeutung liegt darin, daß die Lustphysiologie einen nachhaltigen Einfluß auf viele körperliche Strukturen und Funktionen und damit auf Gesundheit und Krankheit ausübt.

4.3.1 Interaktionaler Aspekt

Der interpersonale Aspekt zeigt sich darin, daß die Lustphysiologie innig verzahnt ist mit dem Erleben und Verhalten, ja sogar mit den physiologischen Vorgängen des anderen. Das Ingangkommen der Lustphysiologie der Frau hängt davon ab, wie ihr Partner zu ihr steht, ob er den adäquaten interpersonalen Rahmen bietet und umgekehrt. Es hängt auch davon ab, ob seine Lustphysiologie, z. B. in Form einer Erektion, in Gang gekommen ist und umgekehrt. Gerade die Lust macht es deutlich, wie sehr der Mensch selbst in physiologischer Hinsicht ein kommunales Wesen ist; wie sehr die physiologischen Vorgänge des einen die Physiologie und damit die Gesundheit des anderen beeinflussen können. Hier liegt in vielen Fällen der Zugang zu einer erfolgreichen Therapie funktioneller Sexualstörungen.

Von wohltuender psychologischer Bedeutung ist es, daß sich Mann und Frau beim Geschlechtsverkehr auf gleicher Ebene gegenübertreten. Es gibt wohl nur 2 Arten von interpersonaler Beziehung, die frei von jeglichem Interessenkonflikt sind: das Stillen an der Brust und der Sexualverkehr.

Umgekehrt können Geschlechtsverkehr und Lustphysiologie aber auch interpersonal gestört werden. Die Gesamtbeziehung zum Mann geht immer mit zumindest partiellen Interessenkonflikten einher. Diese können den Geschlechtsverkehr beeinträchtigen. Noch stärker beeinträchtigend können die wechselseitigen neurotischen Verzahnungen wirken. Geschlechtsverkehr und Orgasmus sind also in vielfacher Weise, sowohl in psychologischer als auch in physiologischer Hinsicht, als ein interpersonales Geschehen zu betrachten.

4.3.2 Biologischer Aspekt

Der biologische Ablauf des Geschlechtsverkehrs umfaßt Aufbau, Aufrechterhaltung und Lösung der Spannung. Dieser Vorgang geht mit lustvollem sinnlichen Erleben einher. Masters u. Johnson (1967) haben gezeigt, daß es sich dabei bei Mann und Frau um dieselben physiologischen Grundmechanismen handelt; nämlich Nachlassen von Vasokongestion und muskuläre Kontraktionen. Diese prinzipielle Gleichheit bedeutet aber nicht, daß Mann und Frau beim Geschlechtsverkehr ein völlig gleichartiges Erleben hätten.

Der Penis hat eine andere physiologische Funktion und einen anderen zentralnervösen Apparat als die breitflächige, sich öffnende Vulva. Schon allein von den anatomischen Differenzen her kommt es zu unterschiedlicher Aktion und zu unterschiedlichem sensiblen Erleben. Bei der Frau sind mehr anatomische Strukturen involviert, und die Lustphysiologie ist durch ausgedehntere körperliche Vorgänge gekennzeichnet. Es bestehen also nicht nur qualitative, sondern auch quantitative Unterschiede.

Die traditionelle psychoanalytische Lehre unterscheidet zwischen dem von der Klitoris und dem von der Vagina ausgelösten sexuellen Erleben. Der klitoridale Orgasmus war als eine Fixierung auf eine frühere Entwicklungsstufe aufgefaßt worden und wurde im Vergleich zum vaginalen Orgasmus als unreifes Erleben beurteilt. Diese theoretische Auffassung kann heute nicht mehr aufrechterhalten werden. Die Untersuchungen von Masters u. Johnson (1967) haben gezeigt, daß der Orgasmus physiologischerweise überwiegend von der Region der Klitoris ausgelöst wird, daß er aber auch von weiter entfernt liegenden Teilen des Introitus ausgelöst werden kann, um dann mehr oder weniger den ganzen Körper zu erfassen.

Weil diese anderen Strukturen auch funktionsfähig sind, kann die Frau nach Operationen, welche eine Entfernung der Klitoris notwendig machen, einen befriedigenden Geschlechtsverkehr erlernen.

Auch in der normalen Entwicklung handelt es sich bei der Entfaltung von sexuellem Erleben und Orgasmusfähigkeit weitgehend um einen Lernprozeß, also um ein interpersonales Geschehen. Dabei sind das menschliche Verhältnis zu dem konkreten Partner und die Einstellung zur Sexualität von ebenso großer Bedeutung wie biologische Gegebenheiten. Daher kann der Arzt ein junges Mädchen, das über eine noch nicht entfaltete Orgasmusfähigkeit klagt, beruhigen: Befriedigung komme nicht wie ein Reflex; wenn sie sich menschlich mit dem Partner verstehe, werde sich die Funktion weiter entfalten.

Die Hingabefähigkeit der Frau setzt Selbstwertgefühl und Selbstbehauptung voraus. Auch hier zeigt sich, wie der Ablauf der Lustphysiologie von interpersonalen Vorgängen beeinflußt wird. Das zeigt sich u. a. darin, daß Befriedigung und Orgasmus nicht dasselbe sind. Wenn eine Frau z. B. wahrnimmt, daß ihr Mann nicht befriedigt ist, kann sie trotz eines eigenen Orgasmus unbefriedigt bleiben. Bei der Frau besteht übrigens multiple Orgasmusfähigkeit, obgleich für ihre Befriedigung ein einziger Orgasmus genügt. Ein weiterer biologischer Unterschied ist von weitreichender interpersonaler Bedeutung. Die Frau kann sehr viel leichter als der Mann sexuelle Kompetenz vortäuschen.

4.3.3 Das Vorspiel

Das Vorspiel als Vorbereitung für den Geschlechtsverkehr ist ein physiologischer Vorgang, der aber auch in psychologischer Hinsicht notwendig ist. Beim Vorspiel kommen die unterschiedlichsten Bedürfnisse zur Geltung, die nicht unbedingt direkt genitaler Natur sind. Das Vorspiel kann aus verschiedenen Quellen gestört werden; z. B. wenn dabei zwischen den konkreten Bedürfnissen des Mannes und der Frau eine Diskrepanz besteht.

Insbesondere kann die Frau Angst haben, daß eine manuelle Stimulation der Klitoris einem masturbatorischen Verhalten gleichzusetzen ist. Klitoridale Stimulation kann bei manchen Frauen das eben genannte Vorurteil wecken, sexuell nicht hinreichend zu funktionieren, wenn klitoridales Erleben eine so große Rolle spielt.

Ein solches Gefühl der Inadäquatheit kann durch den Partner verstärkt werden, wenn der Mann z. B. darüber enttäuscht ist, daß die Frau zu ihrer Befriedigung nicht einzig seinen Penis, sondern auch manuelle Stimulation braucht. Durch die unerfüllte Erwartung des Mannes, seine „Potenz“ unter Beweis zu stellen, wird die Frau, die ohnehin schon sexuell verunsichert sein mag, noch mehr gestört – ein Circulus vitiosus.

4.4 Psychosoziale Aspekte der Kontrazeption

Die universale Verbreitung der Kontrazeption ermöglicht die Aufnahme einer ausschließlich partnerschaftlichen und sexuellen Beziehung, ohne daß auch schon eine innere Beziehung zu Kind und Mutterschaft aufgenommen werden müßte. Diese Möglichkeit erzwingt aber, daß die heranwachsende Frau sich schon zu Beginn der Partnerbeziehung mit der Frage der Kontrazeption auseinandersetzt.

Darüber hinaus ist die Begrenzung der Kinderzahl in der urban-industriellen Gesellschaft schon allein aus rein sozioökonomischen Gründen eine unausweichliche Notwendigkeit geworden. Keine Frau kann sich heute der Auseinandersetzung mit den psychosozialen Implikationen der Kontrazeption entziehen.

4.4.1 Psychosoziale Ziele der Kontrazeption

Die Empfängnis bringt viele Ängste mit sich, die in der Realität begründet und nicht neurotischer Natur sind. Die Frau erwartet von der Kontrazeption das Erreichen von 4 psychosozialen Zielen:

1) Schutz vor Belastung durch das Kind,
2) Befreiung des sexuellen Erlebens,
3) Förderung ihrer emanzipatorischen Bestrebungen,

4) die Ermöglichung einer ausschließlich partnerschaftlichen und sexuellen Beziehung mit ihrem Mann.

Die diesbezüglichen Ängste können durch Kontrazeption behoben werden. Kontrazeption macht freier, unabhängiger, souveräner, ermöglicht Aktivitäten, tangiert somit die gesamte Befindlichkeit und Lebensplanung. Erst durch Kontrazeption ist in so manche Ehe wieder Friede und Glück eingekehrt und manche weibliche Karriere ermöglicht worden.

4.4.2 Kontrazeption und Persönlichkeitsfaktoren

Auf dem Gebiet der Kontrazeptionstechnologie ist der Fortschritt schneller vorangegangen als die Entwicklung der damit verbundenen menschlichen Werte. Heute gibt es äußerst praktische und effektive Kontrazeptionsmethoden. Dennoch kann ein Versagen der Kontrazeption mit einer Anzahl soziokultureller Faktoren zusammenhängen:

a) Ein großer Teil der sexuell aktiven Bevölkerung ist über die verschiedenen Methoden nur unzureichend informiert;
b) einigen wird der Zugang zu diesen Methoden erschwert;
c) Frauen können eine widersprüchliche Haltung einnehmen und haben sich widersprechende Gefühle, was die Anwendung der Methoden betrifft, da
d) ihre sozialen, kulturellen und religiösen Wertvorstellungen nicht mit dem kontrazeptiven Verhalten übereinstimmen.

In jüngerer Zeit hat eine steigende Zahl Forscher *die sexuellen und kontrazeptiven Praktiken verschiedener Bevölkerungsgruppen* in der westlichen Gesellschaft untersucht (Selby et al. 1980). Allgemein können 3 Hauptparameter zum Studium der kontrazeptiven Praktiken erfolgreich angewandt werden:

a) Alter,
b) sexuelle Verhaltensmuster,
c) die Art der Beziehung der Sexualpartner.

Studien, die Persönlichkeitsfaktoren in Verbindung mit kontrollierter Empfängnis zum Mittelpunkt haben, sind traditionell psychodynamisch orientiert und konzentrieren sich auf die potentielle Rolle *unbewußter Konflikte.* In jüngerer Zeit jedoch haben neuere Studien damit begonnen, *Eigentümlichkeiten in der Persönlichkeit* als mit kontrazeptiven Praktiken im Zusammenhang stehend zu beurteilen.

In der Vergangenheit befürwortete die intrapsychische Konfliktauffassung die Ansicht, daß Frauen *schwanger werden, weil sie dem Gebrauch von Kontrazeptiva psychologischen Widerstand entgegensetzen.* Hauptverfechter dieser Schule, begründet auf der klassischen psychoanalytischen Theorie, war Deutsch (1945). Sie betonte, daß die Problemschwangerschaft auf das Bedürfnis der Frau hinweise, die Konflikte in ihrer frühen Entwicklung zu lösen. Devereux (1965) wies auf Impulse zur Selbstbestrafung als unbewußte Ursache unzulänglicher Kontrazeption hin. Blaine (1967) vermutete eine widersprüchliche sexuelle Identität und das Bedürfnis, sich als Frau zu beweisen, als Ursachen des Versagens der Kontrazeption.

Sandberg u. Jacobs (1971) nahmen an, daß sich die *Ursachen für Fehler oder Ablehnung der Kontrazeption in 14 Kategorien einteilen* lassen, die von Angst vor Risiko, Scham, Verlegenheit und Schuldgefühlen in Verbindung mit Sex, über Masochismus, schwere Depressionen, Konflikten bei der sexuellen Identität bis hin zu interpersonaler Manipulierbarkeit reichen sollen. Abernathy (1974) formulierte *einige Persönlichkeits- und Umweltfaktoren,* die eine Frau geradezu prädestinieren können, ungewollt schwanger zu werden:

a) Die Frau mag ihre eigene Mutter nicht oder behauptet, sie sei ein unzulängliches Rollenbeispiel;
b) die Frau zieht den Vater der Mutter vor; sie versucht bewußt, die Mutter aus der Beziehung mit der Familie auszuschließen;
c) in der Ehe der Eltern bestehen Feindseligkeiten;
d) der Frau gelingt es nicht, mit anderen Frauen ausgewogene und befriedigende Beziehungen einzugehen;
e) sie leidet unter ihrem gering ausgeprägten Selbstwertgefühl und versucht dies durch zum Scheitern verurteilte Ansätze, sich sexuell attraktiv zu fühlen, zu kompensieren.

Die intrapsychisch orientierten Studien führten die wichtige Rolle unbewußter Faktoren und Motivationen menschlichen Verhaltens in bezug auf die Kontrazeption ein. Es darf jedoch nicht unerwähnt bleiben, daß diese Auffassung dazu führen kann, die Frau von ihrem sozialen Kontext zu isolieren. Während diese Richtung für Frauen, die schon gestört oder gefährdet sind, ungewollt schwanger zu werden, hilfreich sein mag, kann sie sich andererseits – vom Standpunkt der Institutionen, die sich mit Familienplanung befassen, aus gesehen – als äußerst unpraktisch erweisen. Es muß auch noch betont werden, daß die meisten dieser Studien im Ton hochmoralistisch und für die Frau erniedrigend sind, da sie die Problemschwangerschaftspatientin als neurotisch und abweichend definieren (Selby et al. 1980).

4.4.3 Konflikthafte Einstellung zur Kontrazeption

Die Einstellung zur Kontrazeption ist oft konflikthafter, als es nach außen hin erscheinen mag. Dabei spielt oft der verborgene Wunsch nach einem Kind eine Rolle. Manch eine Frau würde nur zu gern ein Kind haben, wenn die äußeren Umstände es erlauben würden (S. 73, 78). Weiterhin können aus den Gegebenheiten einer neurotischen Persönlichkeitsstruktur heraus die kontrazeptiven Methoden unrealistisch erlebt werden. Schließlich kann die Einstellung zur Kontrazeption aus der Partnerbeziehung heraus konflikthaft sein. Manche konflikthafte Einstellung kommt daher, daß die beiden Partner über Kinderwunsch und Kontrazeption verschiedener Meinung sind. Manche Frau, die zuvor mit der Pille und einer Reihe anderer kontrazeptiver Methoden Schwierigkeiten hatte, verträgt auf einmal die Pille doch, ohne daß die geringsten Klagen auftreten; denn sie hat jetzt einen Mann, den sie wirklich liebt. Mann und Frau bilden nämlich eine psychische Einheit oder zumindest Verzahnung, die viel subtiler ist, als es dem ersten Blick zugänglich ist. Daher sollte der Partner hinzugezogen werden, wenn in der kontrazeptiven Sprechstunde Schwierigkeiten auftreten.

Aus derartigen Gründen kann es bei allen kontrazeptiven Methoden zu den unterschiedlichsten Ängsten und Befürchtungen kommen. Diese wiederum können zu den sog. Nebenwirkungen, zu Mißverständnissen mit dem Arzt oder zu einer fehlerhaften Anwendung der Methode führen. Die Furcht vor Krebs spielt in der öffentlichen Diskussion um die hormonale Kontrazeption eine große Rolle. Aber auch diese Furcht ist nicht an diese einzige Methode gebunden. Manche Frauen befürchten, daß die Spirale durch mechanische Irritation oder durch das Fremdmaterial, andere, daß das Kondom auf chemischem Wege Krebs verursachen könnte. Karzinophobie ist in solchen Fällen oft ein symbolischer Ausdruck für die Angst, durch ein Kind in den eigenen Lebensäußerungen beeinträchtigt zu werden. Die Furcht, von innen aufgefressen zu werden, kann aber wohl kaum einen besseren bildhaften Ausdruck finden als durch die Angst vor Krebs. Der innere Konflikt wird also in einer bildhaften und symbolischen Weise auf das Mittel bzw. auf die angeblichen Folgeerscheinungen des Mittels verschoben.

Wir sehen hier ein Prinzip von allgemeiner Gültigkeit: *Die Angst vor der Schwangerschaft, vor dem Schwangerschaftsprodukt, wird verschoben,* in diesem Fall auf die *kontrazeptive Methode.* Im bewußten Erleben ist es nicht mehr das Kind, sondern die kontrazeptive Methode, die von innen auffrißt.

Als weiteres, allgemeineres Prinzip ist zu erkennen, daß die *Angst bezüglich Kontrazeption persönlichkeitsspezifisch, nicht methodenspezifisch ist.* So erklärt es sich, daß diejenige Frau, die bei einer bestimmten kontrazeptiven Methode Schwierigkeiten hat, mit größter Wahrscheinlichkeit auch bei der nächsten Methode Schwierigkeiten haben wird. Wenn der Arzt es der Frau ermöglicht, ihre untergründigen Ängste auszusprechen, hilft er ihr oft mehr als durch den Wechsel der Methode.

Der Schwangerschaftskonflikt kann auch auf den Arzt verschoben werden. So kann es in der kontrazeptiven Sprechstunde zu Mißverständnissen mit dem Arzt kommen. Bei der Frage nach Interruptio ist der Schwangerschaftskonflikt fast typischerweise an den Arzt delegiert. Der Arzt trägt den Konflikt aus, ob er eine Indikation ausspricht oder nicht, und die Patientin meint nur allzu leicht, sie habe ja lediglich ausführen lassen, was der Arzt „indiziert".

Auch Depression oder Frigidität bei oraler Kontrazeption sind nicht etwa methodenspezifische Nebenwirkungen. Bei der Sterilisierung z.B. findet sich in bis zu 20% der Fälle eine unterschiedlich abgestufte Beeinträchtigung der sexuellen Erlebnisfähigkeit und in vielen Fällen eine depressive Reaktion. Wir finden Depression und Frigidität hauptsächlich bei den praktisch absolut wirksamen Methoden der Kontrazeption. Depression und Frigidität treten aber nur bei Frauen mit einer typischen Persönlichkeitsstruktur auf. Manche Frauen haben nämlich einen unrealistischen Drang nach immer mehr Kindern. Diese können von der Hoffnung abhängig sein, wenigstens mittels eines bewußt keineswegs gewollten Versagens der antikonzeptionellen Methode schwanger werden zu können. Wenn diese Chance nicht gegeben ist, können sie eine Minderung des Selbstwertgefühls, also eine Depression erleiden, oder der sexuelle Kontakt wird für sie wertlos.

Bei den oralen Kontrazeptiva mag vielleicht eine gewisse hormonelle Prädisposition zur Depression hinzukommen. Eine solche dürfte aber kaum eine hinreichende oder gar eine ausschlaggebende Rolle spielen. Das Auftreten der Depression ist nämlich an die erwähnte typische Persönlichkeitsstruktur und Konflikthaftigkeit gebunden, außerdem führen dieselben oralen Kontrazeptiva viel häufiger genau umgekehrt zu einer Steigerung der sexuellen Erlebnisfähigkeit und des Selbstwertgefühls. Und schließlich bringt das Umsteigen auf andere kontrazeptive Methoden oft nur neue Schwierigkeiten mit sich.

Häufig wird unter oraler Kontrazeption eine Gewichtszunahme beobachtet, die weit über eine gewisse Wassereinlagerung hinausgeht. Bei diesen Frauen kann man dann auch eine übermäßige Steigerung des Appetits feststellen. Eine Gewichtszunahme wird insbesondere bei Frauen beobachtet, die sich aus einer befriedigenden Liebesbeziehung heraus an sich ein Kind wünschen würden, wo aber andere zwingende Gründe gegen ein Kind sprechen. Der Wunsch nach einem Kind wird durch die Kontrazeption frustriert, und es kommt zu Ersatzbefriedigung in Form übermäßigen Essens.

Manche Frauen fühlen sich gedrängt, sich selbst und der Umgebung ihre genitale Intaktheit zu beweisen. Sie wollen unbedingt schwanger werden, wollen aber kein Kind haben. Sie wollen sich wiederholt vergewissern, daß ihre eigene Weiblichkeit in Ordnung ist, exponieren sich daher der Möglichkeit einer Schwangerschaft, wollen dann aber sofort von der Schwangerschaft wieder befreit werden und bitten um eine Interruptio. So erklären sich die scheinbar rätselhaften Fälle, in denen eine Frau trotz vorausgegangener Abbrüche kategorisch kontrazeptive Methoden ablehnt.

Andere Ängste zeigen, inwieweit die Einstellung zur Kontrazeption ein interpersonales Geschehen ist, in das sowohl der Mann als auch die Frau eingehen. Man sollte annehmen, daß die Benutzung kontrazeptiver Mittel i. allg. aus einem gemeinsamen Verständnis der Partner erfolgt. Tatsächlich aber besteht oft ein Mangel an Einmütigkeit. Der Mann mag in einem Machtkampf verlangen, daß die Frau die volle Verantwortung für die Kontrazeption übernimmt und umgekehrt. Manche Frauen verweigern die aktive Anwendung eines kontrazeptiven Mittels als Ausdruck eines gegen den Mann gerichteten Kampfes um Gleichberechtigung. Aus demselben Motiv heraus verlangen andere Frauen die absolute eigene Kontrolle über Kontrazeption. Wiederum andere Frauen können aus einer gehemmten Selbstbehauptung heraus keinerlei Eigenverantwortung übernehmen, auch nicht hinsichtlich Kontrazeption.

Es gibt eine Reihe von Ängsten und Befürchtungen der Pille gegenüber, die für Männer typisch sind. (Auch dies zeigt, wie weitgehend die Einstellung zur Kontrazeption ein interpersonales Geschehen ist.) Nicht selten haben Männer Angst davor, daß die Sexualität der Frau übermächtig werden könne, wenn sie sich nicht mehr durch Konzeptionsangst gebremst fühlt. Diese Männer befürchten, sich als relativ impotent zu erweisen. Bei anderen Männern kann der untergründige Wunsch, die Frau durch weitere Schwangerschaften abhängig zu halten oder sie durch weitere Schwangerschaften strafen zu können, die Quelle von Abneigung gegen orale Kontrazeptiva sein. Bei anderen kontrazeptiven Mitteln – wie etwa Kondom oder Schaumpräparate – kann der Mann eine Beeinträchtigung des eigenen sexuellen Erlebens befürchten.

Permanent wirkende Methoden wie Tubensterilisation oder Vasektomie können zu einer nachhaltigen Veränderung des Körperbildes, v. a. im Sinne einer Verstümmelung, führen. Sie führen nicht selten zu dem Gefühl, keine vollwertige Geschlechtsidentität mehr zu haben.

Diese und viele ähnliche Ängste, Befürchtungen und Schuldgefühle sind weder spezifische Folgen der Methode noch eine Folge der Kontrazeption an sich. Wegen des Vorliegens einer neurotischen Persönlichkeitsstruktur wirkt der Schwangerschaftskonflikt trotz Kontrazeption weiter, und die Frau reagiert auf die Kontrazeption mit irrationalen Ängsten und Befürchtungen.

4.4.4 Orale Kontrazeptiva: biologische Mechanismen und Verhaltensfolgen

Eine wichtige Nebenwirkung oraler Kontrazeptiva ist die *Depression*. Bei bis zu 50% der Frauen unter steroidhaltigen Kontrazeptiva wurde über depressive Symptome berichtet (Kane 1977). Bezeichnende Symptome der durch orale Kontrazeptiva verursachten Depression sind Pessimismus, Unzufriedenheit, Lethargie, Verlust der Libido, Weinkrämpfe, Reizbarkeit und emotionale Labilität. Diese Symptome unterscheiden sich von denen der endogenen oder reaktiven Depression dadurch, daß Störungen im Schlaf- und Eßverhalten weniger häufig auftreten (Herzberg et al. 1970).

Goldzieher et al. (1971) vermuteten, daß diese Nebenwirkungen rein psychologische Phänomena sein könnten, zusammenhängend mit widersprüchlichen Gefühlen in bezug auf das Akzeptieren des Kontrazeptivums. Rupp (1976) berichtete, daß Frauen oft befürchteten, durch orale Kontrazeptiva ihrem Körper zu schaden, ihren Sexualtrieb nicht mehr steuern zu können und ihre künftige Fertilität aufs Spiel zu setzen, was dann wiederum zu depressiven Nebenwirkungen führen könne. Kürzlich durchgeführte Studien, die die biologische Wirkung oraler Kontrazeptiva auf die Gehirnfunktion untersuchten, lieferten neue Erkenntnisse. Es stellte sich heraus, daß eine ganze Anzahl potentiell wichtiger biologischer Mechanismen durch orale Kontrazeptiva beeinflußt wird (Parry u. Rush 1979).

Die Ergebnisse der in jüngster Zeit durchgeführten Untersuchungen lassen vermuten, daß Depressionen durch mindestens 2 biologische Konfigurationen verursacht werden, nämlich durch einen zentralen Norepinephrin- und Serotoninmangel (Maas 1978). Orale Kontrazeptiva beeinflussen den Tryptophanstoffwechsel, eine Vorstufe des Serotonin. Zu der Tatsache, daß orale Kontrazeptiva einen niedrigen Tryptophan- und Serotoninspiegel verursachen, kommt noch folgendes hinzu: Beide Substanzen können die Entstehung einer Depression auch noch dadurch begünstigen, daß sie den Norepinephrinstoffwechsel verändern; dies aufgrund eines niedrigeren Tyrosinspiegels im Plasma, einer beeinträchtigten Norepinephrin- und Dopaminsynthese und auch aufgrund eines veränderten Monoaminooxydase-(MAO)-Spiegels.

Die Langzeiteinnahme oraler Kontrazeptiva kann außerdem noch einen veränderten Vitamin- und Hormonstoffwechsel bewirken. Die Einnahme oraler Kontrazeptiva wird auch noch mit einem niedrigen Vitamin-B_6-Spiegel und einem verminderten Folsäure- und Vitamin-B_{12}-Spiegel in Verbindung gebracht. Gleichzeitig wurde bei Frauen unter oralen Kontrazeptiva eine verminderte LH- und FSH-Ausschüttung festgestellt, während sich die Prolaktinausschüttung erhöhen kann und somit zu den iatrogen depressiven Symptomen beitragen können. Aus diesen Gründen muß der Arzt, der Kontrazeptiva verschreibt, bei Symptomen wie Weinkrämpfen, Pessimismus, Selbstherabwürdigung und Veränderungen in der Libido besonders wachsam sein. Wenn bei der Patientin ein Vitamin-B_6-Mangel festgestellt wird, kann die tägliche Gabe von 25 mg Pyridoxin durch die Korrektur des durcheinander geratenen Tryptophanstoffwechsels zur Verringerung der depressiven Symptome beitragen (Parry u. Rush 1979; Winston 1973).

Es ist wichtig, die Patientin, die mit der Einnahme der Pille beginnen möchte, auf frühere psychiatrische Störungen und Post-partum-Reaktionen hin zu überprüfen, da diese Variablen mit dem erhöhten Risiko der Entwicklung psychologischer und psychiatrischer Komplikationen einhergehen.

Es gibt heute genug Beweise für die Nebenwirkungen oraler Kontrazeptiva in bezug auf Depression. Daher ist es unbedingt erforderlich, daß sich der Arzt der Tatsache bewußt ist, daß orale Kontrazeptiva die ZNS-Funktion und damit die üblichen psychologischen Bewältigungs- und Verteidigungsmechanismen potentiell beeinträchtigen können (Kane 1976).

4.4.5 Nebenwirkungen

Alle kontrazeptiven Methoden können pharmakologische und damit methodenspezifische Nebenwirkungen haben. Darüber hinaus können die angeführten Konflikte und irrationalen Ängste und Befürchtungen zu nervösen Nebenwirkungen führen; dies zeigen etwa Angaben über verändertes Erleben und Befinden, depressive Verstimmungen, körperliche Mißempfindungen, Nervosität, Schlafstörungen, Müdigkeit, Übelkeit, Reizbarkeit, Potenzstörungen usw. Alle diese Symptome stehen mit den diskutierten Ängsten, Befürchtungen und Schuldgefühlen in Zusammenhang.

Noch verbreiteter aber ist die bloße Angst vor etwaigen Nebenwirkungen. Diese Angst vor körperlicher Erkrankung infolge der Einnahme kontrazeptiver Mittel kann sich auf die oben angeführten Symptome, aber auch auf völlig andere Inhalte wie etwa Krebs, Mißgeburten und vielerlei mehr beziehen. Es wird in der Diskussion um die Nebenwirkungen nicht immer genügend beachtet, daß die tatsächlich vorkommenden körperlichen und nervösen Nebenwirkungen viel seltener sind als die bloße Angst davor und daß die Patientin diese Angst vor Nebenwirkungen weitgehend mit dem tatsächlichen Vorhandensein von Nebenwirkungen gleichsetzt. Die Patientin ist aus ihr unbekannten Gründen – wie dargestellt - beunruhigt. Zur Rationalisierung dieser unbewußten Ängste spricht sie dauernd von Nebenwirkungen.

Das scheinbare Versagen einer kontrazeptiven Methode beruht in Wirklichkeit oft auf einer fehlerhaften Anwendung. Die fehlerhafte Anwendung der Methode aber resultiert meist aus neurotischen Konflikten oder Schuldgefühlen. Häufig beruht die fehlerhafte Anwendung auf der Dennochwirksamkeit untergründiger Wünsche nach einem Kind. Dieses Wissen sollte vor Kurzschlüssen in der Begutachtung der Frage einer Interruptio warnen.

Ein Mißlingen der Kontrazeption trifft die Frau aber naturgemäß unvorbereitet und erfordert eine plötzliche Anpassung. Dieser Anpassung ist die Frau i. allg. um so weniger gewachsen, als das Mißlingen der Empfängnisverhütung ja schon eine Folge neurotischer Störung war.

4.4.6 Ärztliches Verhalten

Die anfangs aufgezeichneten günstigen psychosozialen Wirkungen der Kontrazeption treten am ehesten auf, wenn die Frau sich ihres Schwangerschaftskonfliktes und damit auch ihrer eventuellen Tendenzen gegen Kontrazeption hinreichend bewußt bleibt. Denn nur dann ist eine psychische Konfliktlösung, die u. U. Verzicht auf das

Kind mit einschließt, möglich. Der Arzt sollte der Frau also helfen, den Konflikt eher bewußt zu halten, statt ihn zu verleugnen.

In einem so emotionsgeladenen Feld kann der Arzt nicht in ausschließlich naturwissenschaftlich orientierter Sachlichkeit vorgehen. Vielmehr sollte er auf die scheinbare Unvernunft der Patientin eingehen, ihre Gegentendenzen und Ängste, auch einen evtl. untergründig wirksamen Kinderwunsch zu Wort kommen lassen. Er sollte nicht dirigieren, in manchen Fällen den Ehemann mit einbeziehen und etwaige interpersonale Verwicklungen in der Einstellung zur Kontrazeption besprechen. Manchen Schwierigkeiten einschließlich einer Interruptio kann vorgebeugt werden, wenn die Kontrazeption vom Arzt als ein interpersonales Phänomen behandelt wird. Ähnlich kann hinreichende Aufklärung manchen Konflikten und Nebenwirkungen vorbeugen. Hinreichende Aufklärung ist aber schwer, weil der Arzt ja die Phantasien der Patientin nicht ahnen kann und weil die der Aufklärung bedürfenden Mißverständnisse oft ein Derivat innerer Konflikte sind.

Insbesondere das Verlangen nach einem ständigen Wechsel der kontrazeptiven Methode erfordert eine solche Vorgehensweise. Denn Probleme der Akzeptabilität und des angeblichen Versagens der Methode sind oft eine Folge psychischer Zwiespältigkeit.

Mitunter kann die Sexualangst durch die Verschreibung kontrazeptiver Methoden noch vergrößert werden, da die Frau sich dann in verstärktem Ausmaß der Verpflichtung zum Sexualverkehr ausgesetzt fühlen kann.

Der Arzt soll Information über Kontrazeption, evtl. auch Hilfe zur Entscheidung, anbieten. Er muß der Patientin aber weitgehend die Wahl und die Freiheit lassen. In einem besonderen Konflikt befindet der Arzt sich bei der Frage der Sterilisation. Einerseits möchte er die freie Selbstverfügung der Patientin nicht beeinträchtigen, andererseits aber kann er einen sterilisierenden Eingriff wegen der Möglichkeit des Auftretens von psychischen und sexuellen Störungen nicht ohne Indikation durchführen.

Es ist eine Fehlerwartung, daß starken neurotischen Ängsten durch Kontrazeption vorgebeugt werden könne.

4.5 Allgemeine psychosoziale Folgen der Kontrazeption und das Problem der Emanzipation

Eine Reihe von Folgen der Kontrazeption sind überindividueller Natur und weniger abhängig von der jeweiligen Persönlichkeitsstruktur.

Die biologischen Faktoren Menstruation, Empfängnisfähigkeit, Schwangerschaft, Geburt und Mutterschaft bringen eingreifende persönliche Abhängigkeiten mit sich. Orale Kontrazeptiva und Sterilisation bedingen eine weitgehende Überwindung der Abhängigkeit von der weiblichen Physiologie. Sie erlauben es der Frau, sich frei zu fühlen in bezug auf Natur und Schicksal, sie geben ihr Macht über Mann und Konvention. Von Frauenseite wurde betont, die Notwendigkeit zur Kooperation mit dem Mann sei gemindert. Manche meinen, durch diese Unabhängigkeit von der weiblichen Physiologie werde die Frau dem Mann quasi gleich, und damit werde sie endlich gleichberechtigt. Interessanterweise sind die radikalen Meinungen der Feministinnen gerade erst nach der Enttäuschung dieser Utopie aufgetreten.

Weder Identität mit dem Mann noch Machtkampf können der legitime Inhalt des Begriffs Gleichberechtigung sein, sondern nur gleiches Recht auf Selbstverwirklichung.

Die Abhängigkeiten infolge der weiblichen Physiologie mögen von vielen vornehmlich negativ bewertet werden. Sie bringen aber auch eine lebendigere Beziehung zu Körper, Leben und Schicksal mit sich – Züge, die oft als typisch weiblich empfunden werden. Infolge einer Lockerung dieser Beziehung zu Körper und Schicksal fühlen manche Frauen sich unter oraler Kontrazeption oder nach Sterilisation weniger von ihrer Weiblichkeit getragen.

Ähnlich kann die durch Kontrazeption bedingte Minderung von Angst und Konflikt, die ja nicht ausschließlich als negativ zu bewerten sind, zu einer gewissen Monotonisierung des Erlebens beitragen.

Wenn die Frau den Gedanken an weitere Kinder mit Sicherheit aus ihrem Denken und Planen entlassen kann, wird psychische Energie für neue Zielsetzungen frei. Bei sehr vielen geistig regsamen Frauen mag das einen Vorteil darstellen. Bei Frauen aber, die ihre psychische Energie nicht in andere Richtung lenken können oder wollen, kann die Selbstverwirklichung erschwert werden. Es sei daran erinnert, daß man für die Zukunft immer kürzere Arbeitszeiten und immer stärkere Beschränkung der individuellen Entfaltungsmöglichkeiten am Arbeitsplatz erwartet. Die Verwendung der psychischen Energie dürfte also in der Zukunft für viele Menschen zu einem Problem werden.

Es entspricht einem ursprünglichen Bedürfnis des Menschen, Männlichkeit und Weiblichkeit immer und überall nicht nur als unterschiedlich, sondern speziell auch als komplementär und kompensatorisch zu phantasieren. Sonst käme es zu einem psychischen Verflachen. Die Bilder von Männlichkeit und Weiblichkeit sind zentrale psychische Wirkkräfte. Die praktisch absolut sicheren kontrazeptiven Methoden aber tragen zu einer Wandlung des Bildes von Männlichkeit und Weiblichkeit bei. Hier liegt eine Hauptquelle der Angst vor der Pille, die oft in dem Satz ausgedrückt wird: „Ich möchte aber ich selber bleiben."

In der ödipalen Phase sind das Erleben von Sexualität und Fortpflanzung untrennbar verwoben. Das Kind kann sich ja die Verliebtheit in den gegengeschlechtlichen Elternteil fast nur so vorstellen, daß es mit diesem zusammen ein Kind hat.

Die Gegebenheiten unserer Kultur aber machen Kontrazeption zu einer unbedingbaren Aufgabe und erfordern weitgehend eine Trennung zwischen Sexualität und Fortpflanzung. Die völlige Lösung der Sexualität von der Fortpflanzung, wie sie durch die praktisch absolut sicheren Kontrazeptiva gefördert wird, bringt infolge der infantilen Verwobenheit beider Erlebensbereiche psychische Probleme mit sich.

Da die praktisch sehr hohe Wirksamkeit mancher kontrazeptiven Methoden auch für außer- und voreheliche Beziehungen gilt, befürchten manche, daß Ehe, Familie und Jugend durch Unmoral, Sexualisierung und Promiskuität gefährdet werden.

Wer jedoch infolge psychischer Beeinträchtigung zu einer reifen Partnerschaft nicht fähig ist, wird sich mit oder ohne sichere Kontrazeption entsprechend verhalten. Das an sich neutrale Mittel der Kontrazeption sollte nicht anstelle der verursachenden geistigen und emotionalen Verunsicherungen angeprangert werden.

Dem Arzt aber kann nicht die Verantwortung dafür aufgebürdet werden, ob die Patientin mit der Methode angepaßt oder unangepaßt umgeht. Dennoch kann nicht übersehen werden, daß sich nicht wenige adoleszente Mädchen entgegen ihrer eigentlichen Tendenz zur Aufnahme von Sexualverkehr genötigt fühlen. Aber auch hier ist die persönliche Psychopathologie entscheidender als das an sich neutrale Mittel.

Eine der offensichtlichsten psychosozialen Auswirkungen der modernen Kontrazeptiva ist es, daß in der breitesten Öffentlichkeit eine Diskussion bislang unbekannten Ausmaßes über alle Fragen der Sexualität eingesetzt hat. Diejenigen, die Vertrauen in die Vernunft haben, werden davon auf längere Sicht nicht eine pathologische Sexualisierung, sondern einen Abbau von aus ganz anderer Quelle stammender Verwirrung erwarten.

4.6 Störungen der Sexualität

Mann und Frau brauchen einander. Andererseits sind Angst und Hader unausweichlich, und beide Geschlechter bekämpfen sich unentwegt. Dieser ambivalente Rahmen, in dem die Wechselfälle der sexuellen Begegnung stattfinden, ist der Hintergrund für Störungen der Sexualität.

Die Antwort auf die Frage, welche Phänomene als Sexualstörung zu bezeichnen sind, muß von den verschiedenen Blickwinkeln her unterschiedlich lauten. Zunächst sei vom Impuls her definiert.

Der sexuelle Impuls ist eine somatopsychische Funktionseinheit von aus der Triebquelle stammender körperlicher Spannung, die mit Wunsch, Vorstellung, Emotion sowie mit deren physiologischen Begleiterscheinungen einhergeht und in eine die Spannung abführende Handlung einmündet (Abb. 1). Durch Angst und Konflikt kann dieser Impuls in seinen psychischen und somatischen Abläufen gehemmt werden. Ganz entsprechend der Lehre Freuds, der das neurotische Symptom als die Rückkehr des Verdrängten bezeichnet hat, stellen die Symptome der Sexualstörung eine Manifestation dieser gehemmten sexuellen Impulse dar. Abbildung 3 illustriert, daß sich der gehemmte sexuelle Impuls in einer Verminderung, einer Vermehrung oder auch einer Verzerrung des offenkundigen sexuellen Erlebens und Verhaltens äußern kann. Dabei sind die Störungen der körperlichen sexuellen Funktion von den Störungen des sexuellen Verhaltens zu unterscheiden (Abb. 4).

4.6.1 Funktionelle Sexualstörungen und Phänomene reaktiver Hypersexualität

Bei den funktionellen Sexualstörungen – Störungen von Libido, Erregbarkeit, Erektion, Lubrikation, Orgasmus – ist der Ablauf der Lustphysiologie gestört. Abbildung 4 verdeutlicht, daß die funktionellen Sexualstörungen entsprechend der somatopsychischen Funktionseinheit des sexuellen Impulses auch mit psychischen Symptomen einhergehen.

Die Ätiologie der funktionellen Sexualstörungen wird erst hinreichend verständlich, wenn sowohl ein interpersonales als auch intrapsychisches Kräftespiel beachtet werden.

Die Lustphysiologie wird interpersonal ausgelöst und kann interpersonal gestört werden. Da die Lustphysiologie ein interpersonales Geschehen ist (S. 45), handelt es

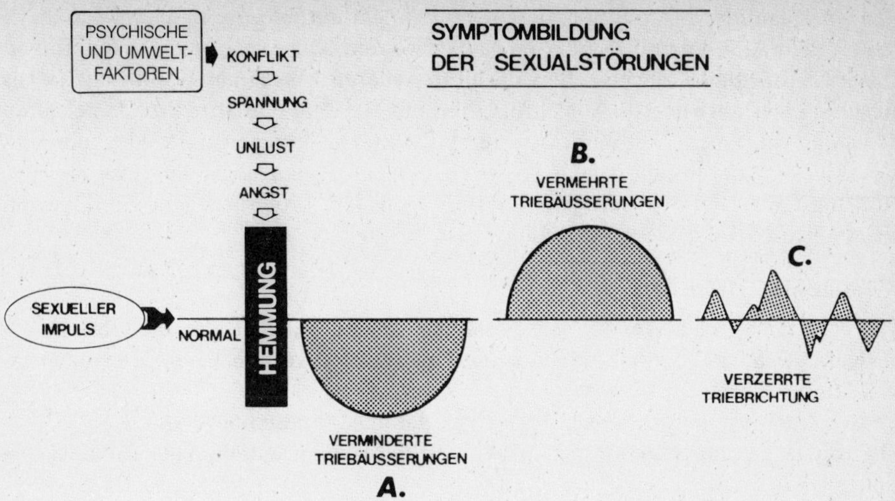

Abb. 3. Symptombildung bei Sexualstörungen. Der gehemmte sexuelle Impuls kann sich in einer Verminderung, einer Vermehrung oder in einer Verzerrung des offenkundigen sexuellen Verhaltens und Erlebens äußern

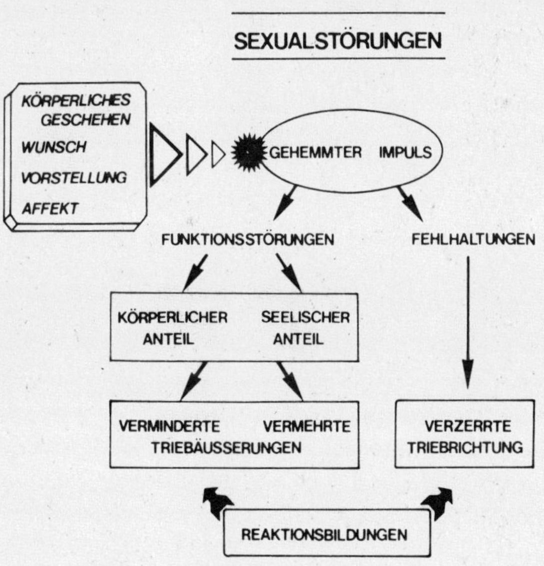

Abb. 4. Einteilung der Sexualstörungen. Störungen der körperlichen sexuellen Funktion und Störungen des sexuellen Verhaltens

sich übrigens bei den funktionellen Sexualstörungen nicht lediglich um ein gestörtes Individuum, sondern um eine gestörte Beziehung, in die sowohl der Mann als auch die Frau eingehen. Eine Trennung zwischen Sexualstörungen des Mannes und der Frau geht an der Natur des Phänomens vorbei und kann somit leicht irreführend werden.

Der Ablauf der Lustphysiologie kann aber nicht nur interpersonal, sondern auch aus eigenen Ängsten und Konflikten gestört werden. Die Symptome der funktionellen Sexualstörungen zeigen schon in ihrem äußeren Erscheinungsbild, daß sie als Resultat eines abgestuften Abwehrkampfes, als Resultat von abwehrenden Kräften dennoch wirksamer Lustphysiologie und Reaktionsbildungen zustande kommen. Der inter- und der intrapersonale Aspekt bilden eine Ergänzungsreihe. Das aus eigenen Ängsten gehemmte Individuum ist für ungünstige partnerbezogene Einflüsse um so anfälliger.

Verminderte Triebäußerungen

Die nach unten schwingende Kurve in Abb. 3 veranschaulicht, daß die Abwehr des sexuellen Erlebens zu unterschiedlichen Phänomenen verminderter Triebäußerungen führen kann.

Bei der *Ahedonie* bedingt die Abwehr, daß es der gesamten Umgebung gegenüber an sexuellem Interesse fehlt, die Welt wird kaum unter sexuellem Gesichtspunkt erlebt.

Bei der *Alibidinie* fehlt es in der konkreten Partnerbeziehung an sexuellem Verlangen. Der Verlust des körperlich empfundenen Verlanges kann von der Patientin dadurch verleugnet werden, daß sie ein noch erhaltendes emotionales oder gar nur willentliches Verlangen überbetont. Primäre Alibidinie beruht meist auf tieferen persönlichen Problemen, während die sekundäre Alibidinie eher interpersonal verursacht und meist leichter therapeutisch zugänglich ist.

Von der Alibidinie zu unterscheiden sind eine Beeinträchtigung der *sexuellen Erregbarkeit* – Beantwortung eines sexuellen Reizen von außen mit eigener sexueller Erregung – und der *sexuellen Erlebnisfähigkeit* während des Geschlechtsverkehrs. Beides kann – aber braucht nicht – mit einer *Anästhesie* der Genitalregion einhergehen. Bei erhaltenem Verlangen kann die sexuelle Erlebnisfähigkeit gehemmt sein, bei erhaltener Erlebnisfähigkeit während des Verkehrs kann dennoch das sexuelle Verlangen gehemmt sein.

Alibidinie kann aber auch mit einer primären *Hypolubrikation* einhergehen. Mangelnde sexuelle Erlebnisfähigkeit während des Geschlechtsverkehrs kann bei erhaltenem Verlangen zu sekundärer trockener Scheide führen.

Bei Vorhandensein oder auch bei Fehlen der aufgezählten Hemmungserscheinungen kann es zu einer *Anorgasmie,* aber auch zu einer Beeinträchtigung der *psychischen Befriedigungsmöglichkeit* trotz körperlichem Orgasmus kommen. Für primäre und sekundäre Anorgasmie gilt Ähnliches wie für primäre und sekundäre Alibidinie.

Wenn der sexuelle Impuls und die Lustphysiologie zwar bis zu einer weitgehenden Erregung fortgeschritten sind, die Lustphysiologie aber nicht durch eine Befriedigung zu Ende geführt werden kann, kann es zu dem Zustand *nicht abgeführter Vasokongestion* kommen. Diese kann zu diffusen und auch schmerzhaften Sensationen im Unterleib führen. Auch kann es zu einer Unterform von *Dyspareunie,* also Schmerzhaftigkeit beim Verkehr, kommen.

Hinter Störungen, die primär rein somatisch erscheinen, können also funktionelle Sexualstörungen verborgen sein, die die Patientin spontan nicht erwähnt. Hierher gehören v. a. auch Phänomene der nicht abgeführten Sexualerregung wie Hypersekretion, vermehrte Durchblutung, sekundäre Superinfektionen, Juckreiz.

Derartige Hemmungen und Ausfallerscheinungen des sexuellen Erlebens können darüber hinaus mit *Reaktionsbildungen* beantwortet werden. Die Frau kann z. B. im Sinne einer *Sexualphobie* Scham, Ekel und Aversion erleben, auf mannigfaltige Weise der sexuellen Situation ausweichen oder sich beim Geschlechtsverkehr abwehrend verhalten. Spätes Zubettgehen, Streiten mit dem Mann, Zusammenkneifen der Oberschenkel sind typische Verhaltensweisen.

Beim *Vaginismus* oder Scheidenkrampf wird das Eindringen des Penis dagegen durch die reflektorische Kontraktion der Muskulatur des Beckenbodens abgewehrt. Schon die Berührung des Scheideneinganges mit dem Finger oder Versuch einer gynäkologischen Untersuchung können reflektorisch zu einem mehr oder weniger vollständigen Verschluß der Scheide führen. Der Versuch des Einführens oder das Einführen des Penis sind schmerzhaft. Es liegt also eine weitere Untergruppe von Dyspareunie vor. Vaginismus ist nicht zu verwechseln mit einer zu starken Ausbildung des Hymen. Beide Zustände stellen durch die Frau bedingte Schwierigkeiten bei der Penetration dar.

Derartige Symptome im Sinne von Reaktionsbildungen sind nicht mehr Korrelat des gehemmten sexuellen Impulses selber, sondern Korrelat der abwehrenden Kräfte. Streng genommen handelt es sich also nicht mehr um funktionelle Sexualstörungen, sondern schon um sexuelle Verhaltensabweichungen. Diese sind aber so eng mit dem Geschlechtsverkehr selber verwoben, daß sie unter klinischen Gesichtspunkten doch in diesen Zusammenhang gehören.

Die funktionellen Sexualstörungen der Frau zeigen also eine viel größere Mannigfaltigkeit als es so groben Diagnosen wie Frigidität, Anorgasmie oder Vaginismus entsprechen würde. Auch beziehen sich derartige Diagnosen nicht etwa auf getrennte nosologische Einheiten. Die unterschiedlichen Symptome der funktionellen Sexualstörungen sind vielmehr als das Resultat eines abgestufen Abwehrkampfes aufzufassen, und sie stellen alle zusammen ein Kontinuum von abgewehrten Impulsmanifestationen dar.

Ätiologie. In die Ätiologie der funktionellen Sexualstörungen gehen sehr unterschiedliche Faktoren ein. Zwar können organische und konstitutionelle Faktoren mitunter eine gewisse prädisponierende Rolle spielen. Andererseits kann trotz grober organischer Abweichungen volle sexuelle Erlebnisfähigkeit bestehen. Bei der Mehrzahl der Fälle von funktionellen Sexualstörungen liegen keine organischen Abweichungen vor.

Prädisponierend wirkt eine nicht geglückte *prägenitale Entwicklung,* wie sie bereits in den Abschnitten über psychosexuelle Entwicklung beschrieben worden ist. Das führt zu inneren Konflikten, Angst, Scham und Schuldgefühlen. Unfähigkeit zur Selbstbehauptung und ein Mangel an Selbstwertgefühl schließen z. B. eine sexuelle Hingabefähigkeit aus. Es kann zu Kollisionen zwischen den Bedürfnissen nach genitaler Lust, intimer Freundschaft und Sicherheit kommen. Bei Frigidität liegt oft eine Trennung zwischen den Bedürfnissen nach Intimität und genitaler Lust vor.

Es ist allgemein bekannt, daß bei leichteren und erst recht bei schwereren Depressionen alle möglichen Abstufungen von Impotenz, Frigidität und Anorgasmie auftreten können. Nicht hinreichend erkannt aber wird, wie häufig funktionelle Sexualstörungen Begleiterscheinungen einer larvierten Depression sein können. Die Zahl der Sexualstörungen, zu deren Behandlung u. a. auch Antidepressiva einzusetzen sind, ist also sehr viel größer als die Zahl der offenkundig depressiven Patienten. Wenn der Gynäkologe die Diagnostik und Therapie larvierter Depressionen erlernt, kann er sehr vielen Sexualstörungen gerecht werden.

Prädisponierend können weiterhin *gesellschaftliche Einflüsse* wirken, was lediglich durch 3 Beispiele illustriert werden soll. Schaden tritt z. B. auf, wo die Sexualerziehung mittels Moralisieren und Tabuisieren erfolgt. Dabei wird die notwendige Ich-Kontrolle des Sexualdranges nicht etwa durch eine realitätsorientierte Einsicht in die Folgen des Handelns, sondern durch die blinde Androhung schwerster Strafen angestrebt. Immer deutlicher zeigt die klinische Beobachtung, wie Unsicherheit hinsichtlich der gültigen Werte und Maßstäbe das Auftreten von Sexualstörungen erleichtert. Eine Prädisposition zu Sexualstörungen ist gegeben, wenn die Partnerbeziehung nicht innerhalb desjenigen soziokulturellen Rahmens stattfindet, der für das subjektive Wohlbefinden der Frau notwendig ist.

Direkt ausgelöst werden die funktionellen Sexualstörungen freilich durch *interaktionale Schwierigkeiten* in der konkreten Partnerbeziehung. Diagnostisch und therapeutisch wichtig ist, daß funktionelle Sexualstörungen auf ein gestörtes Liebeserleben hinweisen. Denn die Physiologie der sexuellen Erregung ist weitgehend identisch mit der Physiologie des Liebeserlebens.

Die in der kindlichen Entwicklung angelegten tief unbewußten Motive, Ängste und Konflikte, wie sie in der psychoanalytischen Literatur abgehandelt werden, führen oft zu einer *larvierten Sexualstörung* während des Geschlechtsverkehrs; nämlich zu geheimen Interaktionen und Verhaltensweisen wie etwa diskrete depotenzierende Verhaltensweisen der Frau oder geheime quälende, angsterregende oder entwürdigende Verhaltensweisen des Mannes. Ein Teil dieser Verhaltensweisen ist identisch mit zwanghaftem, hysterischem, depressivem oder sonstigem neurotischen Verhalten. Diese larvierte Sexualstörung im Sinne manifesten, aber verborgenen Verhaltens beim Geschlechtsverkehr erst führt zu einer Behinderung der wechselseitigen Entfaltung der Lustphysiologie und damit zu den Symptomen der funktionellen Sexualstörung. Anders ausgedrückt: die funktionellen Sexualstörungen sind immer auch Kommunikationsstörungen.

Wenn Umweltfaktoren und vom Partner ausgehende interaktionale Faktoren ätiologisch sehr viel ausschlaggebender sind als in der eigenen Person liegende Ängste und Befürchtungen, findet der klinische Ausdruck *Pseudofrigidität* eine eingeschränkte Berechtigung. Die Frau hat die Fähigkeit zum sexuellen Erleben, verschiedene Umstände erlauben ihr aber nicht, sexuelles Verlangen und Erlebnisfähigkeit zu entwickeln. Der Mann kann z. B. so gehemmt und ungeschickt oder so wenig potent sein, daß er es nicht versteht, die an sich weitgehend erlebnisfähige Frau zur Befriedigung zu bringen. Die Frau kann dann mit gereizten Gefühlen, auch mit Ressentiment, Ekel, Angst oder Schuldgefühlen reagieren. Das wiederum kann sich im Verhalten äußern, das dann die Schwierigkeiten des Mannes nur vermehrt. Eine gewisse eigene Behinderung der Frau, die sich z. B. allein schon in ihrer Partnerwahl äußern mag, kommt freilich meist hinzu.

Beitrag des Arztes

Da ätiologisch sowohl intrapsychische als auch interpersonale Faktoren eine Rolle spielen, kann es bei den funktionellen Sexualstörungen keine einheitliche therapeutische Vorgehensweise geben.

Übende Verfahren

Obgleich Störungen in der prägenitalen Entwicklung und persönliche Konflikte oft eine weitgehende ursächliche Rolle spielen, hat die klassische psychoanalytische Behandlung der Symptomträgerin selber in vielen Fällen zu unbefriedigenden Ergebnissen geführt. Diese enttäuschenden Erfahrungen beziehen sich jedoch hauptsächlich auf jene Fälle, in denen die funktionelle Sexualstörung eher eine Monosymptomatik darstellt, wenn die Patientin also ausschließlich wegen der funktionellen Sexualstörungen gekommen war. Wenn die funktionelle Sexualstörung dagegen Begleitsymptomatik einer umfassenden psychoneurotischen oder psychosomatischen Symptomatik ist, wird im Verlaufe einer typischen psychoanalytischen Behandlung in der Regel auch die funktionelle Sexualstörung behoben.

Sehr viel bessere Resultate haben die an Masters u. Johnson (1973) orientierten übenden Verfahren gebracht. Das liegt hauptsächlich daran, daß hier bei den manifesten Interaktionen und den direkten interpersonalen Schwierigkeiten eingegriffen wird. Ein solches verhaltenstherapeutisch orientiertes Verfahren geht mit einem Verzicht auf die Zielsetzung der auf Konfliktlösung ausgerichteten psychotherapeutischen Verfahren einher. Dieser scheinbar prinzipielle Unterschied kann aber durch eine Modifikation des Verfahrens überwunden werden. Wenn das Gespräch nämlich auf die detaillierte Beschreibung des Erlebens und Verhaltens während des Übens am Vortag fokussiert wird, kommt man zu dem eben als larvierte Sexualstörung bezeichneten Verhalten, das einerseits Folge der unbewußten Konflikte und andererseits Ursache der funktionellen Sexualstörung ist. Das übende Verfahren wird also zu einem Verfahren, das gleichzeitig unbewußtes gegenwärtiges Erleben, die dazugehörigen Erinnerungen und Einsicht umfaßt. Der scheinbar prinzipielle Gegensatz zwischen interpersonaler und intrapsychischer Theorie sowie zwischen übenden Verfahren und auf Einsicht beruhenden Verfahren wird zu sich wechselseitig ergänzenden Akzentsetzungen relativiert.

Aufdeckend-beratendes Gespräch

Für viele Fälle funktioneller Sexualstörungen genügt ein weniger aufwendiges Verfahren. Ein bisweilen mehr aufdeckendes, bisweilen mehr informierendes und ratgebendes ärztliches Gespräch ermöglicht es dem Patienten, die notwendige Umorientierung vorzunehmen. Der Partner ist dabei meistens, aber keineswegs immer mit einbezogen. Inhaltlich kann hier nur auf einige häufig wiederkehrende Themen hingewiesen werden.

Die Frau hat eine funktionelle Sexualstörung, weil sie in Wirklichkeit einen anderen liebt. Sie erwartet sexuelle Lust ohne Liebe, das aber gelingt ihr nicht.

Die aufzugreifende Psychopathologie liegt bei funktionellen Sexualstörungen nicht selten mehr bei dem Nichtsymptomträger als beim Symptomträger selber. Wie macht er sie frigide? Wie macht sie ihn impotent?

Die Frau muß sich wohl und sicher fühlen, um sexuell erlebnisfähig zu sein. Dazu müssen für unterschiedliche Frauen unterschiedliche soziokulturelle Voraussetzungen gegeben sein: soziale und gesellschaftliche, weltanschauliche und religiöse Aspekte müssen hinreichend berücksichtigt sein. Die praktische Frage heißt: Aufgrund welcher Gegebenheiten fühlt die Patientin sich nicht wohl? Wie kann sie diese Umstände beeinflussen?

Einem Mangel an Wissen und Aufklärung muß mit Information und Rat begegnet werden. Wenngleich das Nichtwissen Folge der sexuellen Gehemmtheit sein mag, können Rat und Aufklärung mitunter einen Circulus vitiosus durchbrechen.

Bei den symptomatischen Depressionen oder depressiven Verstimmungen kann der gleichzeitigen Verschreibung von Antidepressiva eine entscheidende Bedeutung zukommen. Der Arzt sollte dabei eine optimistische und Lust und Liebe bejahende Haltung ausstrahlen.

Psychoanalytische Behandlung

Andere Fälle sind keiner der dargestellten Vorgehensweisen zugänglich. Wer sich z.B. nicht selbst behaupten kann, kann auch kaum hingabefähig und sexuell erlebnisfähig sein. Wenn eine solche aggressiv-gehemmte Frau es lernt, ein Gefühl der Stärke zu entwickeln statt zu meinen, daß sie ihren Mann bekämpfen und besiegen müsse, braucht sie beim Verkehr nicht mehr auf dem Quivive zu sein, um durch betonte Bewußtheit und Aufmerksamkeitszuwendung die Kontrolle aufrechtzuerhalten. Bei einem derartigen prägenitalen Hintergrund für die funktionelle Sexualstörung ist am ehesten die Behandlung durch den psychoanalytischen Fachmann angezeigt. Wenn die Sexualstörung so aus der gesamten Persönlichkeitsstruktur resultiert, spricht man in der Behandlung von allem anderen mehr als direkt vom sexuellen Erleben.

Hymenektomie

Zwar gibt es Fälle, in denen eine nicht vollzogene Ehe nach Hymenektomie doch vollzogen werden kann. Das gilt für einige Fälle von Potenzschwäche des Mannes, Verkrampfung der Frau oder zu starker anatomischer Ausbildung des Hymen. In psychologischer Hinsicht muß Hymenektomie dennoch als eine potentiell gefährliche Intervention aufgefaßt werden.

Die dem Vaginismus oft zugrundeliegende Verletzungsangst wird durch diesen Eingriff häufig nur noch vergrößert. Das tritt um so eher auf, wenn in einer unachtsamen Weise das Sprachbild vom „Sprengen“ des Hymen gebraucht wird. Der Mann kann auf die Frau böse sein, weil er das Gefühl hat, daß er selber versagt hat. Umgekehrt kann die Frau den Mann dafür verachten. Mitunter erbittet die Frau Hymenektomie aus einer aggressiven Vorwurfshaltung dem Mann gegenüber. Hymenektomie kann beim Mann *paranoide Gefühle* auslösen: nicht *er* war es, der die Frau defloriert hat. Derartige Gefühle treten um so eher auf, wenn in die Indikationsstellung zur Hymenektomie eine Potenzschwäche mit eingeht. Infolge der vielschichtigen symbolischen Bedeutung des Hymen können untergründige Phantasien angeregt werden, und diese können eine nachhaltige Rolle spielen, obgleich die Patientin selber diese vielleicht nicht aussprechen kann. So kann es nach Hymenektomie zu mannigfaltigen Störungen der interpersonalen Beziehungen kommen.

Vorgehen bei Vaginismus

Wenngleich der reflektorische Verschluß der Scheide eine persönliche Reaktion der Frau auf die Gefahr des Einführens des Penis darstellt, so stellt das gesamte Krankheitsbild des Vaginismus dennoch ein interpersonales Geschehen dar. Es handelt sich fast immer um psychisch eher schwächliche Männer, die die Frau nicht mit innerer Kraft und Sicherheit zum Vollzug des Verkehrs führen können und statt dessen angeben, „Rücksicht zu nehmen“. Auch beim Vaginismus sollte der Mann also in die Behandlung mit einbezogen werden. Ein an Masters u. Johnson (1973) orientiertes übendes Verfahren hilft in vielen Fällen.

Beim Vaginismus liegt darüber hinaus das narzißtische Problem einer gestörten Beziehung zum eigenen Körper vor. Der erlebensmäßige Kontakt zum eigenen Körper wird geübt, wenn die Frau den eigenen Finger erforschend in ihr Genitale einführt und die dabei gemachten Beobachtungen und Erfahrungen mit dem Arzt bespricht. Das bringt mehr Erfolg, als wenn der Arzt in der Absicht zu dehnen einen Glasphallus einführt.

Vermehrte Triebäußerungen

Bei einer Behandlung des sexuellen Erlebens brauchen die Hemmungserscheinungen nicht unbedingt im Vordergrund des äußeren Erscheinungsbildes zu stehen. Das manifeste sexuelle Verhalten und Erleben kann genau umgekehrt durch eine scheinbare Zunahme gekennzeichnet sein: die Kurve in Abb. 3 schwingt nach oben.

Steigerung von sexuellem Verlangen und Erregbarkeit

Infolge der Hemmung der sexuellen Erlebnisfähigkeit mag es nie zu einer vollen Befriedigung und damit zu einer Abfuhr der Erregung kommen. Nach einem Geschlechtsverkehr, der nicht befriedigt, kommt es nicht zur Beendigung der Erregung, und die Lustphysiologie wirkt weiter. Körperlich kann sich das in fortbestehenden Sensationen körperlichen Verlangens, auch in schmerzhaften Sensationen, in leichter Erregbarkeit, in Hyperlubrikation, in vermehrter Durchblutung des Genitales, auch in Juckreiz bemerkbar machen. Viele Fälle von Hypersekretion und trotz antibiotischer Behandlung immer wieder rezidivierender Infektionen gehören hierher.

Der Umstand, daß es sich in Wirklichkeit um Manifestationen eines gehemmten, aber nicht zur Ruhe kommenden sexuellen Impulses handelt, weist darauf hin, daß die Zunahme der sexuellen Triebäußerungen nicht etwa als Ausdruck eines starken oder gar verstärkten Triebes aufzufassen ist. Auch die vermehrten Triebäußerungen sind Symptom der Hemmung. Das wird noch deutlicher, wenn die folgenden kontraphobischen Verhaltensweisen und Reaktionsbildungen beschrieben werden, mit denen die Patientin ihre sexuelle Gehemmtheit zu kompensieren sucht.

Erotomanie

Unter dem Einfluß der nicht abgeführten Sexualerregung kann die Patientin ihre Aufmerksamkeit um so mehr sexuellen Dingen zuwenden und in einer ständigen sexuellen Appetenzstimmung sein. Ständiges Reden über sexuelle Dinge, Sexualisierung der Sprache in fast jeder Gesprächssituation sowie Prahlereien über sexuelle Tüchtigkeit werden Erotomanie genannt. Gerade sexuell unsichere Leute prahlen in einer kontraphobischen Weise mit ihren Abenteuern. Hier besteht natürlich ein Unterschied zwischen dem Adoleszenten und dem Erwachsenen. Beim sexuell noch unsicheren Adoleszenten handelt es sich um einen phasenhaften Entwicklungsschritt. Auch im Gespräch mit dem Arzt kann solch ein sexuelles Erleben vortäuschenden Verhaltens sichtbar werden. Die Patientin mag damit dem Arzt ihre wirkliche Not und die Ätiologie ihrer Beschwerden signalisieren.

Nymphomanie, Promiskuität, Gruppensex, Partnertausch

Bei Nymphomanie, Promiskuität, Gruppensex, Partnertausch, aber auch bei Zwangsonanie, Gebrauch von Pornographie und bei Prostitution handelt es sich um hypersexuelles Verhalten, aber um unvollständiges sexuelles Erleben. Der oder die sexuell Gehemmte kann der nicht erreichbaren Befriedigung dadurch nachjagen, daß immer häufigerer und immer intensiverer Geschlechtsverkehr gesucht wird.

Bei der Nymphomanie drängt ein scheinbar exzessiver Sexualtrieb zur unaufschiebbaren Befriedigung, oft mehrfach täglich. Nymphomanes Verhalten muß differentialdiagnostisch die Frage nach Hypomanie, Manie oder Schizophrenie aufwerfen. Beim Psychotischen, der ja durch einen Bruch mit der Realität gekennzeichnet ist, sind der interpersonale Bezug und der emotionale Anteil der Sexualität schwer beeinträchtigt. Hier nimmt die Nymphomane den Partner so wenig wahr, daß es sich um ein fast autoerotisches Verhalten handelt.

Hinter der Promiskuität steht die Hoffnung, bei dem ständigen Wechsel der Partner endlich auf denjenigen zu stoßen, der Zufriedenheit geben kann. Übrigens hat die Promiskuität für Mann und Frau unterschiedliche psychosoziale Implikationen. Die promiskuöse Frau ist z. B. oft gar nicht auf sexuelle Befriedigung aus, sie will lediglich dazugehören, akzeptiert werden, und sie ist gewillt, dafür zu bezahlen.

Gruppensex und Partnertausch sollen die Intensität der sexuellen Stimulation steigern. Sie sind aber auch Ausdruck aggressiver Tendenzen, die den Sexualpartner zu einem unpersönlichen Mittel reduzieren und sich gegen die von der Gesellschaft akzeptierten Werte richten. Gruppensex und Orgien stellen ähnlich wie Rauschgift eine Flucht vor der Einsamkeit und ein Aufgeben der Individualität dar. Orgien führen zu einem fast vollständigen Aufgeben und zum Verlust von Ich-Funktionen. Beim Partnertausch können latente homosexuelle Phantasien eine Rolle spielen: man mißt sich mit dem gleichgeschlechtlichen Anderen. Partnertausch erlaubt es fernerhin, sich einerseits in sexueller Hinsicht für liberal zu halten, gleichzeitig aber auch an der Vorstellung der traditionellen heterosexuellen Zweierbeziehung festzuhalten.

Die Phänomene scheinbarer Hypersexualität brauchen sich nicht in aktivem Verhalten zu äußern. Sie können sich auch in übertriebenen oder unrealistischen Erwartungen äußern. Die Frau erwartet z. B. überwältigt zu werden, wenn es dann tatsächlich zum Verkehr kommt, ist sie aber enttäuscht.

Pornographie

Pornographie wird verwendet, um durch visuelle Stimuli sexuelle Erregung zu erreichen. Wo die Libido schwach ist, kann Pornographie helfen, doch zu einer Erregung zu kommen. Dabei wurde sie bislang mehr von Männern als von Frauen gebraucht. Heute sieht man eine Tendenzwende. Wenn eine in der sexuellen Erlebnisfähigkeit gehemmte Frau ihren Mann Pornofilme kaufen läßt, stellt das mitunter den ersten Ansatz zur Überwindung der Schwierigkeiten dar. Umgekehrt kann die gehemmte Frau, wenn der Mann ihr Pornofilme mitbringt, mit so viel Ekel reagieren, daß die

Störung noch schlimmer wird. Die individuelle Reaktion auf Pornographie hängt also stark von der jeweiligen Persönlichkeitsstruktur einschließlich der typischen Abwehrmechanismen ab.

In der Entwicklung Jugendlicher dürfte Pornographie jedoch nur selten die schlechten Folgen haben, die oft befürchtet werden.

Prostitution

Auch Prostitution ist meist nur unter der Voraussetzung einer beeinträchtigten sexuellen Erlebnisfähigkeit möglich. Der Hintergrund für den Eintritt in die Prostitution sind nicht selten zerstörte Familienbeziehungen, sozioökonomisch eingeengte Verhältnisse, beschränkte Ausbildung, Mangel an Identifikationen und Zielsetzungen im Leben. Auch Vergewaltigungen und Schwangerschaft können eine Rolle spielen.

Freilich kommt häufig psychische Krankheit hinzu. Unter den Prostituierten finden sich viele Charakterneurosen, Debile, Pseudodebile, offenkundige oder versteckte Schizophrene, nicht selten sog. ausgebrannte Defektschizophrene. Durch die Erkrankung sind Emotionalität und interpersonale Bezüge so ausgeblendet, daß Prostitution überhaupt erst möglich wird. Die psychiatrisch kranke Prostituierte ist aber oft in einer besonderen Notlage. Dabei ist sie, da sie den Nervenarzt typischerweise meidet, meist ganz auf den Gynäkologen angewiesen.

Tiefenpsychologisch ist die Prostituierte oft von einem Haß auf die Männer motiviert, der sich mit oraler Gier und Habsucht zu dem Verlangen vereint, die Männer zu schädigen und auszunutzen. Andere Prostituierte sind umgekehrt hilflose Opfer ihrer sie ausbeutenden Eltern oder nächsten Angehörigen.

Es gibt die gewöhnliche Prostituierte, die gegen die Gesellschaft rebelliert und aus ihr austritt. Diejenige Prostituierte, die unter einem Zuhälter außerhalb des Bordells arbeitet, ist dabei besonders schutzlos. Es gibt aber auch die sog. Mittelklassenprostituierte, die einige Stunden lang aus ihrem bürgerlichen Heim herausgeht, um der Prostitution nachzugehen. Außerhalb der Erwerbstätigkeit verhält sie sich in ihrer Familie wie jede andere bürgerliche Frau. Diese Aufspaltung wird im wesentlichen durch den psychischen Abwehrmechanismus der Isolierung hergestellt. Motiv ist meistens, daß man sich in finanzieller Hinsicht mehr leisten will als sonst möglich wäre.

Ätiologie

Derartige Phänomene von Hypersexualität sind freilich nicht nur als Manifestation des gehemmten und nicht zur Ruhe kommenden sexuellen Impulses oder als Reaktionsbildung auf das Erlebnis der Hemmung zurückzuführen. Zum Teil handelt es sich vielmehr um Ersatzbefriedigung für Frustrationen aus anderer Quelle und damit vom Motiv her um Pseudosexualität. Es sei an die Zwangsonanie von Kindern erinnert, die als Ersatz für elterliche Liebe und Zuwendung dienen soll (S. 21). Oft soll hypersexuelles Verhalten Einsamkeit übertönen. In anderen Fällen soll es zur Bestätigung des eigenen Selbst dienen; z. B. bei enttäuschtem Ehrgeiz in Beruf oder Studium.

Andere ätiologische Faktoren sind Mangel an Triebkontrolle infolge mangelnder Ich-Stärke, Defekte in der Ausbildung des Über-Ich, Schwierigkeiten, eine Partnerbeziehung zu entwickeln – der Partner kann nur als ein Mittel zu eigenen Zwecken und nicht als personaler Partner mit eigenen Rechten und Gefühlen erlebt werden –, Haß auf das andere Geschlecht. Hypersexuelle Getriebenheit findet sich bei Hypomanie, Manie und gelegentlich auch bei Schizophrenie. Sexuelle Überstimulierung kann schließlich auch bei hirnorganischen Störungen vorkommen, etwa bei beginnender Hirnarteriensklerose, bei Verletzungen des Stirnhirns oder bei Temporallappenepilepsie.

4.6.2 Sexuelle Verhaltensabweichungen

Der gehemmte sexuelle Impuls kann sich also in einer Vermehrung oder Verminderung, aber auch in einer Verzerrung des offenkundigen sexuellen Verhaltens und Erlebens äußern (Abb. 3). Hier stellt sich die Frage nach Norm und Perversion.

Der sog. Mundverkehr in Form des Cunnilingus (Lecken der weiblichen Geschlechtsteile) und Fellatio (Einführen des männlichen Gliedes in den Mund der Frau) galten in der Vergangenheit schlechthin als Perversion. Andere aber sprachen von der sog. „französischen Liebe". Schon dieses Beispiel zeigt, daß das, was in der Sexualität als normal gilt, in starkem Ausmaß von soziokulturellen Faktoren abhängig ist. Volk, Zeitalter, Standeszugehörigkeit, Religion, Weltanschauung und politische Maxime spielen eine Rolle. Indem unterschiedliche Gruppen der Gesellschaft unterschiedliche Auffassungen haben und indem jedes Individuum mehreren Gruppierungen gleichzeitig angehört, können widersprüchliche Rollenerwartungen und multiple Identifikationen zu Verwirrung und Konflikt führen.

So wird mitunter die Meinung vertreten, es sei repressiv, sexuelle Befriedigung irgendeiner Art als pathologisch zu bezeichnen. Dennoch gibt es Individuen, die ihr sexuelles Verhalten als eine abnorme Art der sexuellen Befriedigung, oft auch als Ich-fremd erleben und die deshalb den Arzt um Rat und Hilfe bitten. Nicht der Arzt, sondern das leidende Individuum bestimmt, was als abwegiges Sexualverhalten gelten soll.

Unter pädagogischem Gesichtspunkt gilt die bewertende Definition, daß dasjenige Sexualverhalten als Fehlverhalten zu bezeichnen ist, das dem Individuum selber oder dem anderen schadet. Diese Definition ist für den Arzt insofern wichtig, als er aktiv an der Sexualerziehung teilnehmen sollte.

Die Psychiatrie spricht auch heute noch von sexuellen Verhaltensabweichungen oder Perversionen, wenn der Patient nur durch das abweichende Verhalten, nicht aber durch genitale Vereinigung sexuelle Befriedigung finden kann. Wenn die Frau es z.B. schätzt, beim Geschlechtsverkehr gequält zu werden, liegt noch keine Perversion vor; wohl aber, wenn sie *nur* durch Quälen zur sexuellen Befriedigung kommen kann. Entsprechendes gilt für orale oder anale Praktiken, die mal zum Sexualspiel dazugehören mögen, mal aber den Stellenwert einer Perversion haben können.

Bei den funktionellen Sexualstörungen handelt es sich um eine Störung der Lustphysiologie während des Geschlechtsverkehrs, wobei die Intensität der Triebmanifestationen verändert ist. Bei den sexuellen Verhaltensabweichungen liegt dagegen eine veränderte Triebrichtung vor, also eine Störung der Qualität des Triebes: entweder wird ein anderes Triebobjekt als der gegengeschlechtliche Partner oder ein anderes Triebziel als die genitale Vereinigung angestrebt. Bei Sadismus und Masochismus geht es um das Triebziel Quälen und Gequältwerden; beim Voyeurismus und beim Exhibitionismus um Sehen und Gesehenwerden. Abweichungen hinsichtlich des Triebobjektes liegen vor bei Homosexualität, Befriedigung an geschlechtsunreifen Kindern, an Leichen, mittels eines leblosen Fetischs. Sexueller Umgang mit Tieren gilt beim Mann als grob, bei der Frau nur als mäßig anstößig. So kommen auch hier soziokulturelle Bewertungen mit ins Spiel.

Die sexuellen Verhaltensstörungen beruhen auf prägenitalen sexuellen Impulsen und Phantasien. In der normalen Entwicklung werden diese in die Gesamtpersönlichkeit integriert, und sie finden z. B. im sexuellen Vorspiel eine gewisse Befriedigung. Bei den Psychoneurosen geht die innerpsychische Auseinandersetzung mit denselben prägenitalen Impulsen und Phantasien in die Symptomatik ein. In der sexuellen Verhaltensabweichung aber werden diese ausagiert. Der Perverse kann sein Verhalten innerlich ablehnen und kann es dennoch nicht lassen. Denn sein Verhalten gibt ihm nicht nur das Mindestmaß der ihm möglichen Lust, sondern es gibt ihm außerdem Sicherheit vor noch größerer Angst – z. B. vor der Kastrationsangst –, und es ermöglicht ihm wenigstens ein Mindestmaß an Objektbeziehung.

Sadomasochismus

Bei einem sadomasochistisch verzahnten Paar kann es sich um lustbringendes wechselseitiges Quälen und Gequältwerden beim Geschlechtsverkehr handeln, aber auch um lustbringendes wechselseitiges Zufügen von Leid und Demütigung in allen anderen Bereichen. Die sadomasochistische Lust erklärt nicht selten, warum Ehen, die dem Außenstehenden nur leidvoll erscheinen, für die Betreffenden selber doch subjektiv befriedigend sind. Obgleich Therapie hier schwer ist, sollte der Gynäkologe doch das Vorliegen solcher Problematik erkennen können, einerseits um diesen Frauen in der ärztlichen Führung gerecht werden zu können, andererseits aber auch, um fehlerhafte Interventionen zu vermeiden.

Exhibitionismus

Ein öffentliches Zurschaustellen des Genitales, um sexuelle Befriedigung zu erlangen, findet sich fast nur beim Mann. Der weibliche Exhibitionismus erfolgt aus einem verminderten Selbstwertgefühl, soll das Gefühl der Sicherheit vermitteln und zielt weniger auf sexuelle Erregung und Befriedigung ab. Darum zeigt die Frau auch nicht ihre Genitalien, sondern ihren schönen Körper, die schöne Kleidung, die Frisur. Genitales Erleben wird hier eingesetzt, um eine narzißtische Problematik zu „heilen“.

Weibliche Homosexualität

Homosexualität ist das auf das eigene Geschlecht gerichtete geschlechtliche Empfinden. Dabei kann es sich um manifeste oder latente Homosexualität handeln. Bei letzterer sind Erleben und Empfinden des Individuums von homosexuellen Phantasien, vielleicht auch Wünschen beeinflußt, ohne daß diese immer gleichzeitig auch der bewußten Reflexion zugänglich sein müssen. Es ist schon erwähnt worden (S. 16), daß homoerotische Tendenzen eine wichtige gesellschaftliche Funktion ausüben, indem sie den Zusammenhalt vieler Gruppierungen und Vereinigungen erst ermöglichen. Weibliche und männliche Homosexualität unterscheiden sich in vielen Zügen.

Von ärztlichem Interesse ist lediglich diejenige Homosexualität, die vom Individuum selber innerlich nicht akzeptiert werden kann und als belastend erlebt wird. Schon das trifft für weibliche Homosexualität seltener zu. Denn unser Kulturkreis nimmt an der weiblichen Homosexualität wesentlich weniger Anstoß, ja manche Formen von Intimität unter Frauen gelten als selbstverständlich. Niemand nimmt Anstoß, wenn Frauen zusammen wohnen und ein gemeinsames Schlafzimmer teilen, wenn sie sich umarmen, küssen, eingehakt gehen. Homoerotisch und homosexuell strukturierte Frauen unterhalten meist länger anhaltende und stabile Beziehungen. Sie sind meist nicht so einsam wie homosexuelle Männer, und das Phänomen der homosexuellen Promiskuität ist weniger ausgeprägt. Sie haben meist eine stabilere Persönlichkeit. Der Mann dagegen muß seine homosexuellen Tendenzen angstvoll vor der Entdeckung verbergen. Seine Persönlichkeit ist im Durchschnitt weniger stabil, er wechselt häufiger den Partner, und er bittet eher um ärztliche Hilfe. Ein weiterer Unterschied ist, daß Frauen weniger als Männer zu exklusiver Homosexualität neigen.

Sowohl der Knabe als auch das Mädchen lernen es, auf dem Arm und am Körper sowohl der Mutter als auch des Vaters körperliche Lust zu spüren (S. 15). So geht die normale Entwicklung von einer bisexuellen Objektwahl von einem zweigeschlechtlichen Fühlen aus. Die Frage lautet daher weniger, wie es zu einer homosexuellen Objektwahl kommen kann, sondern wie das Individuum trotz dieser ursprünglich bisexuellen Ausrichtung normalerweise heterosexuell wird. Erziehung, Tabuisierung und Identifikationen führen dazu, daß in der weiteren Entwicklung die homosexuelle Komponente weitgehend zurücktritt, beim Mann mehr als bei der Frau. Die Heterosexualität kommt also u. a. dadurch zustande, daß soziokulturell bedingt die lustvolle Beziehung zum Eigengeschlecht mehr und mehr zurückgedrängt wird. Die Homosexualität kommt dadurch zustande, daß die lustvolle Beziehung zum Gegengeschlecht aus Angst vermieden wird.

Es gibt keine einheitliche Ursache dafür, daß in manchen Fällen die homosexuelle Komponente mehr oder weniger weitgehend erhalten bleiben kann. Zwar hat die Homosexualität oft mit dem jeweiligen Bild der Eltern zu tun, dabei gibt es aber keine einheitliche kindliche Familienkonfiguration.

Infolge Verwöhnung oder Frustrierung kann das Kind in der Lustgewinnung auf den gleichgeschlechtlichen Elternteil fixiert bleiben. Das trifft insbesondere für einen großen Teil der weiblichen Homosexualität zu: Diese Frauen können die Mutter bzw. Mutternachfolgefiguren nicht aufgeben, sie bleiben zeitlebens auf den oralen Erlebensbereich fixiert. Entsprechend sind die homosexuellen Phantasien dieser Frauen weniger auf das Genitale gerichtet, vielmehr geht es um die Phantasie, behütet, umarmt, umklammert, umsorgt zu werden.

In der Adoleszenz kommt es typischerweise zu Streit und Kampf zwischen Mutter und Tochter. In der damit verbundenen zeitweiligen Entfremdung wehrt sich das Mädchen gegen die Versuchung des Verhaftetbleibens in der mütterlichen Geborgenheit und damit auch gegen die Versuchung einer homosexuellen Entwicklung. Der Arzt kann diesem unausweichlichen Kampf zwischen Mutter und Tochter die Bitterkeit nehmen, wenn er Verständnis für dessen Notwendigkeit weckt.

Eine andere Form der weiblichen Homosexualität ist auf die Beziehung zum Mann zurückzuführen. Dieser wird angstvoll oder haßerfüllt vermieden und durch die genitale Beziehung zur Frau ersetzt. Die unterschiedlichsten Vorerfahrungen können dafür verantwortlich sein. Die Beziehung zum Mann kann durch eine inzestuöse Vaterbindung belastet sein, der Mann kann eine Potenzschwäche haben oder aber er kann die Frau kränken. Frauen, die z. B. ihrer Persönlichkeit wegen keine Aussicht auf einen Mann oder die Ehe sehen, können in aggressiver Weise die Homosexualität ideologisieren und propagieren.

Bei einer weiteren Gruppe von Frauen wurzelt die Homosexualität entweder in einer männlich orientierten Geschlechtsidentität oder in dem Wunsch, selber männlich zu sein. Das tritt um so eher auf, wenn das Milieu im Elternhaus durch eine antisexuelle Haltung gekennzeichnet war, wenn z. B. jegliches Spielen mit Knaben tabuisiert, ein zärtlicher Austausch mit anderen Mädchen aber durchaus akzeptiert wurde.

Auch soziokulturelle Gegebenheiten können eine homosexuelle Orientierung der Frau fördern. Das kann z. B. für revolutionäre Zielsetzungen in einigen Frauengruppen gelten.

Bei den bisher genannten Gruppen von Homosexualität wäre der Mann zwar real zugänglich gewesen, nur aus inneren Ängsten und Befürchtungen heraus stand er nicht zur Verfügung. In der Armee, im Gefängnis, auf See ist das andere Geschlecht – in diesem Fall die Frau – real nicht zugänglich. Wenn es hier zu homosexueller Befriedigung kommt, wird entsprechend obiger Definition nicht von einer Perversion gesprochen. In ähnlicher Weise können die Verhältnisse in der urban-industriellen Gesellschaft für manche Frauen eine reale Isolation mit sich bringen. Zum Beispiel können die beruflichen Bedingungen, u. a. der berufliche und soziale Status es erschweren, einen männlichen Partner zu finden.

Besondere Probleme stellen sich für gleichgeschlechtliche Zwillinge. Der eine übernimmt oft die aktivere und als männlich erlebte, der andere die als weiblich erlebte passivere Rolle. Zu einer homosexuellen Orientierung trägt ferner bei, daß die Umgebung sich oft nicht an den einzelnen Zwilling, sondern an beide gemeinsam wendet. Der Zwilling wird so leicht als ein Teil des eigenen Selbst erlebt. Wenn die Beziehung zum Zwilling später einem Partner zuliebe aufgegeben werden soll, bedeutet das gleichzeitig die Aufgabe eines Stückes des Selbst.

Der Arzt sieht meist nur solche Homosexuelle, die in ihrem Lebensschicksal gescheitert sind. Die ärztliche Erfahrung kann kaum zu der Frage Stellung nehmen, ob und inwieweit es auch Fälle von gelungener Homosexualität gibt. Eines der psychischen Probleme ist die Kinderlosigkeit homosexueller Verbindungen. Beim Verlust des homosexuellen Partners kann es je nach Persönlichkeitsstruktur zu paranoiden Aufregungszuständen oder zu depressiven Bildern kommen. Die Gefahr, allein zu bleiben, nimmt mit zunehmendem Alter und bei zunehmendem Nachlassen der körperlichen Attraktivität zu. So kann die Homosexuelle, die in der Jugendzeit keinen Leidensdruck zu erkennen gab und ihre Außenseiterposition vielleicht durch Rechtfertigungsideologien zu bewältigen suchte, im Alter in eine erhöhte Suizidgefahr geraten.

Der Gynäkologe kann zur Entängstigung seiner jungen Patientin und ihrer Familie beitragen, wenn er gegebenenfalls darauf hinweist, daß homosexuelle Verführung allein praktisch nie zu manifester Homosexualität führt und daß pubertäre und frühadoleszente homosexuelle Versuche meist eine Episode bleiben.

4.6.3 Gestörte Geschlechtsidentität

Die bisher dargestellten Formen abweichenden Sexualverhaltens zielen auf Lust ab. Andere Formen gestörten Sexualverhaltens richten sich in erster Linie auf die Kompensation einer gestörten Geschlechtsidentität und höchstens zusätzlich auf genitale Lust.

Unter Geschlechtsidentität ist das Bild derjenigen geschlechtsgebundenen Eigenschaften und Rollen zu verstehen, die das Individuum dem eigenen Gefühl nach als mit sich selbst übereinstimmend erlebt. Das Erleben einer Geschlechtsidentität manifestiert sich daher vornehmlich in der Partnerbeziehung. In psychologischer Hinsicht können Störungen jedoch schon während der Reifezeit vorhanden sein. Das mehr oder weniger vage Empfinden einer Unstimmigkeit in dem Bild der eigenen Geschlechtlichkeit kann die unterschiedlichsten Formen annehmen. Gestört sein können dabei das Gefühl für aber auch das Wissen um die eigene Geschlechtsidentität. Der Inhalt der Geschlechtsidentität kann unklar und zu wenig definiert sein. Es kann z.B. eine Disharmonie zwischen den beiden Entwicklungslinien von Sexualität und Fortpflanzung vorliegen, die soziale Funktion der Elternschaft kann mit eingeschlossen sein oder auch nicht. Die Geschlechtsidentität kann doppelsinnig sein, oder sie kann sich in unterschiedlichen Situationen wandeln. Die speziellen Züge der Geschlechtsidentität können untereinander widersprüchlich sein. Die erlebte Geschlechtsidentität kann unrealistisch sein und z.B. mit dem gegebenen biologischen oder sozialen Geschlecht nicht übereinstimmen. Sie kann sich mit den gültigen Werten der jeweiligen Gesellschaft decken oder auch nicht.

Störungen der Geschlechtsidentität treten in der klinischen Erfahrung immer mehr hervor und scheinen in der gegenwärtig jungen Generation sowohl beim männlichen als auch beim weiblichen Geschlecht zugenommen zu haben. Das zeigt sich schon allein in der oft unsicheren Diskussion über Emanzipation und Rollenstereotypien oder in Ideologien über eine psychosoziale Identität von Mann und Frau und Unisex; aber auch in klinischen Phänomenen wie Homosexualität, Transvestismus und Transsexualität. Daß Störungen der Geschlechtsidentität und Rollenkonflikte nicht auf das weibliche Geschlecht beschränkt sind, zeigt sich in der Zunahme von Homosexualität und Impotenz bei jungen Männern.

Homosexualität

Es wird oft nicht hinreichend berücksichtigt, daß ein Teil der Homosexualität Ausdruck einer gestörten Geschlechtsidentität ist und nur zusätzlich auf Lust ausgerichtet ist. Nicht wenige spüren einen Widerstand dagegen, Mann oder Frau sein zu sollen und sich mit entsprechenden Rollen konfrontiert zu fühlen. Sie weichen mitunter in die Homosexualität aus.

Transvestismus

Transvestismus – die triebhafte Sucht, die Kleidung des anderen Geschlechts zu tragen – wird meist unter den Perversionen aufgezählt. Gerade hier aber handelt es sich sehr viel mehr um den Drang, eine veränderte Geschlechtsidentität auszudrücken, und kaum um den Versuch, genitale Lust zu erreichen. Auch auf diesem Gebiet gelten für die Frau weniger gesellschaftliche Restriktionen als für den Mann. Davon zu unterscheiden ist der Verkleidungsfetischismus des Mannes, wobei die weibliche Kleidung zum Erreichen eines Orgasmus dient.

Transsexualität

Unter Transsexualität wird die unerschütterliche Überzeugung verstanden, trotz aller biologischen Gegebenheiten in Wirklichkeit zum anderen Geschlecht zu gehören. Solche Frauen nehmen oft in Sprechweise, Ausdrucksverhalten, Kleidung das Gehabe und Aussehen des männlichen Geschlechts an. Ihr ganzes Streben zielt darauf ab, die soziale Stellung eines Mannes zu erlangen, und sie fordern insbesondere Namensänderung sowie angeblich geschlechtsumwandelnde hormonale und chirurgische Maßnahmen.

Psychologisch handelt es sich um ein uneinheitliches Zustandsbild. Manche erachten sich selber sehr wohl als reale Frau, geben aber an, sich wie ein Mann zu fühlen. Andere sagen, sie seien in Wirklichkeit ein Mann, der scheinbar weibliche Körper sei lediglich ein Irrtum der Natur. Manche streben vornehmlich die soziale Stellung als Mann an, für andere sind biologische und sexuelle Aspekte von Bedeutung. Manche verspüren den Drang, eine Frau sexuell zu penetrieren, andere äußern lediglich Abscheu davor, selber penetriert zu werden. Manche erhoffen sich nach der angestrebten geschlechtsangleichenden Maßnahme eine Beziehung zu einer Frau, andere zu einem Mann. Hinsichtlich all dieser Möglichkeiten kann eine Diskrepanz zwischen bewußten und unbewußten Tendenzen vorliegen. Ein Teil dieser Individuen leidet an einer wahnhaften Psychose, wobei der Bruch mit der Realität typischerweise auf die Beziehung zum eigenen Körper beschränkt bleibt und eine zumindest weitgehende soziale Kompensation nicht ausschließt. Hinter dem Wort Transsexualität verbirgt sich also für den Arzt zunächst einmal die Aufgabe einer genauen Phänomenanalyse.

Die Entscheidung, wann und inwieweit der Arzt geschlechtsangleichende Maßnahmen durchführen soll, ist eine oft schwere psychiatrische Aufgabe. In manchen Fällen kann der Lebensweg der Patientin durch solche Maßnahmen eher günstig, in anderen Fällen aber sehr ungünstig beeinflußt werden. Die ungünstigen Verläufe können zu psychischer und sozialer Desintegration, in manchen Fällen zu offenkundiger Psychose führen. Schlechte soziale Anpassung stellt eher eine Kontraindikation dar.

Von geschlechtsangleichenden Maßnahmen sind nur dann hinreichende Resultate zu erwarten, wenn der Wechsel in das andere Geschlecht ausgiebig vorbereitet worden ist. Die ärztliche Führung sollte 1 Jahr vor den angleichenden Maßnahmen einsetzen. Unter dieser ärztlichen Beobachtung sollte die Patientin 1 Jahr lang probeweise in der angestrebten sozialen Rolle leben, bevor die endgültige Entscheidung gefällt wird. Wichtig ist eine ärztliche Aufklärung, die utopischen Erwartungen hinsichtlich der operativen Möglichkeiten und der erhofften psychosozialen Folgen vorbeugt. Diese Aufgabe ist schwer, da die Patientin trotz entgegengesetzter Beteuerungen meist an utopischen Erwartungen festhält. Ebenso wichtig ist die psychisch orientierte Nachbehandlung. Kausale Psychotherapie ist zwar nicht möglich, eine psychosozial orientierte ärztliche Führung aber um so notwendiger.

5 Die Frau in der Beziehung zum Kind

Während Kindheit und Jugend hat die Frau eine psychosoziale Ich- und Geschlechtsidentität entwickelt, die schließlich zur Partnerbeziehung führt. Nach der Verwirklichung der Partnerbeziehung bringt die Konfrontation mit Schwangerschaft und Kind einen weiteren Reifungsschritt der weiblichen Identität mit sich. Während früher die Aufgaben und Probleme der Partnerbeziehung alsbald auch die Aufgaben und Probleme von Schwangerschaft und Mutterschaft nach sich zogen, bringt die allgemeine Verbreitung der Kontrazeption heute ein zeitliches Auseinanderklaffen dieser beiden Entwicklungsschritte mit sich.

5.1 Schwangerschaft und Fortentwicklung der Geschlechtsidentität

Neben dem mensuellen Zyklus bringen auch Schwangerschaft, Gebären und Mutterschaft psychologische Unterschiede zum Mann mit sich. Denn die Frau muß auf diese biologischen Gegebenheiten reagieren und sie in ihrer Geschlechtsidentität berücksichtigen.

Schwangerschaft bringt neue Möglichkeiten, aber auch Beschränkungen und Beeinträchtigungen mit sich. So gehen auch dieser neue Reifungsschritt und die damit verbundenen Aufgaben unausweichlich mit Konflikthaftigkeit einher. Wenn diese Aufgaben und Konflikte nicht adäquat gelöst werden, kann es wiederum zu unterschiedlichen psychischen und psychosomatischen Störungen kommen. Eine ungleichgewichtige Persönlichkeitsentwicklung liegt vor, wenn eine Frau psychologisch entweder nur in der Partnerbeziehung oder in der mütterlichen Beziehung verharrt.

5.2 Psychologische und soziale Bedeutung der Schwangerschaft

In *sozialer Hinsicht* hat die Frau vor dem ersten Kind meist einen Beruf ausgeübt, sie war die Partnerin ihres Mannes und der Eltern Tochter. Mit der ersten Schwangerschaft aber übernimmt sie in einem erweiterten Ausmaß Rechte und Pflichten, selbständige Verantwortung und Autorität. Sie erhält in den eigenen Augen und in den Augen der Umgebung einen neuen Status.

Auch in *psychologischer Hinsicht* stellt die Schwangerschaft eine Bereicherung dar. Das erste Kind bringt i. allg. so viel Erfüllung und Befriedigung, insbesondere so viel Selbstwertgefühl, daß es meist gerne hingenommen wird. Die werdende Mutter ahnt aber auch die unausweichlichen Beschränkungen und Beeinträchtigungen.

Die psychologische Situation werdender Mütter ist nicht einheitlich. Eheliche, voreheliche, außereheliche Schwangerschaften bringen eine unterschiedliche Problematik mit sich. Während bei der ersten Schwangerschaft der Zuwachs an neuen Möglichkeiten überwiegen mag, bringt die zunehmende Kinderzahl mehr Lasten und Einschränkungen mit sich. Die Schwangerschaft eines Teenagers, einer jungen verheirateten Frau und einer Frau kurz vor der Menopause haben ganz unterschiedliche soziopsychologische Implikationen.

Der Konflikt zwischen Kind und Beruf ist oft von entscheidender Bedeutung. Dabei gibt es typische gruppenspezifische Unterschiede. Frauen in gehobeneren Berufen z. B. wollen und können oft den Wunsch nach einem Kind und beruflicher Karriere weitgehend miteinander vereinen. Frauen aus unteren sozialen Schichten sehen dagegen oft in der gleichzeitigen Berufsarbeit ein notwendiges Übel.

Die soziopsychologischen Probleme der Schwangerschaft sind also z. T. allgemeiner Natur und weitgehend biologisch bedingt, z. T. gruppenspezifisch.

5.3 Schwangerschaft als Konflikt

Die Frau hat heute weitgehend Macht über Konzeption und Kontrazeption. Sie weiß, daß ihre Willenseinstellung fast alles entscheiden kann. Das stellt eine veränderte psychische Situation dar. Die klinische Erfahrung zeigt jedoch, daß der bewußte Wille und die unbewußten Tendenzen oft nicht übereinstimmen. Der scheinbar eindeutige Entschluß: „Ich will kein Kind!" schließt keineswegs das geheime Verlangen nach einem Kind aus. Umgekehrt schließt der scheinbar eindeutige Wunsch nach einem Kind keineswegs die Wirksamkeit von Ängsten und Befürchtungen aus.

Trotz der universalen Verbreitung von Kontrazeption ist also die Einstellung zur Schwangerschaft, schon bevor eine solche überhaupt real eingetreten ist, fast unausweichlich konflikthaft. Denn die Einstellung zu Kind und Kinderlosigkeit ist immer von einem außerordentlich mannigfaltigen Motivationsgefüge bestimmt.

5.3.1 Wunsch nach einem Kind

Eine Vielzahl unterschiedlicher Wünsche und Bedürfnisse kann am besten durch ein Kind befriedigt werden.

Biologisch determinierte Quellen des Wunsches nach dem Kind

Schwangerschaft kann ein besonderes körperliches Wohlbefinden mit sich bringen, nach dem sich viele Frauen sehnen.

Die Frau – aber auch der Mann – hat das Bedürfnis, die Bedürfnisse eines anderen Wesens zu befriedigen. Das gilt insbesondere einem kleinen hilfsbedürftigen Wesen gegenüber. Entsprechendes von einem Signal ausgelösten Instinktverhalten ist bei vielen Tierarten zu beobachten.

Auch sehnt die Frau sich oft nach den intimen psychophysischen Interaktionen mit dem Kleinkind. Es handelt sich um ein intimes körperliches und psychologisches Erleben, das weit über das Stillen hinausgeht und das die Frau gerne haben möchte.

Auf die Umwelt bezogene bewußte Quellen des Wunsches nach einem Kind

Der Wunsch, die eigene Sexualität vor der Umgebung zu rechtfertigen;
der Wunsch, ein glückliches Familienleben zu haben;
der Wunsch, die soziale Norm und die Rollenerwartungen zu erfüllen;
der Wunsch, das Kind der Umgebung, den Eltern, den Schwiegereltern vorzeigen zu können bzw. der Wunsch, deren Wunsch nach einem Kind zu erfüllen;
der Familie, dem Geschäft einen Erben geben zu wollen;
Ausgleich für verstorbene Verwandte;
einen Spielgefährten für das schon vorhandene Kind zu bekommen; zu dem vorhandenen Mädchen soll evtl. ein Junge kommen und umgekehrt.

Unbewußte und mit den Persönlichkeitszügen verbundene Quellen des Wunsches nach einem Kind

Zwar treten die oben geschilderten Motive ins Bewußtsein; sie sind aber oft mit mehr oder weniger unbewußten Motiven verzahnt. Zum Beispiel: Die Frau möchte in der Beziehung zu ihrem Kind die eigene Mutter-Kind-Beziehung in der Phantasie wiederherstellen.

Der Wunsch, sich zu verewigen bzw. über den Tod hinaus nachzuwirken, kann die unterschiedlichsten Formen annehmen. In biologischer Hinsicht kann es um das Weiterleben der eigenen körperlichen Substanz gehen, in soziologischer Hinsicht um das Fortleben der Familie, des Geschlechts, des Namens, in materieller Hinsicht um das Erbe, in ideeller Hinsicht um die Fortführung der eigenen Aufgabe, um das Fortleben des kulturellen Erbes, um den Wunsch nach der Weitergabe der eigenen Persönlichkeit.

Frauen wünschen nicht selten ein Kind, um ihre genitale Intaktheit zu beweisen, Männer, um ihre Potenz unter Beweis zu stellen. In einem weiteren Sinn handelt es sich um den Wunsch der Frau, daß sie selber ihrem Bild der Weiblichkeit und der Partner ihrem Bild der Männlichkeit entspricht.

Der Wunsch nach einem Kind kann aus einer ödipalen Fixierung stammen. Die Frau hat dann z. B. den starken Wunsch, daß ihr Sohn dem eigenen Vater gleiche.

Ein Kind kann gewünscht werden, um das Erleben der eigenen Jugendzeit zu verlängern und um das Bewußtsein des Älterwerdens abzuwehren. Verwandt ist der Wunsch, sich durch ein Kind stärker, ja allmächtig zu fühlen.

Depressiv strukturierte Frauen wünschen sich mitunter ein Kind, um das Leeregefühl auszufüllen, weil sie sonst nämlich nichts mit sich selber anzufangen wissen.

Objektausgerichtete Quellen des Wunsches nach einem Kind

Auf einer psychisch reifen Stufe des Erlebens kommt ein weiteres Motiv hinzu. Es handelt sich um den Wunsch nach einem Kind mit dem Partner, vom Partner und für den Partner. Der Wunsch nach einem Kind resultiert hier aus einer psychischen Erweiterung der Partnerbeziehung. In der gesunden psychischen Entwicklung beinhaltet die Beziehung zum Kind also auch die Beziehung zum Partner.

Im Kontrast dazu kann das mütterliche Erleben so weitgehend nur kindbezogen sein – z. B. bei vielen der oben aufgezählten Motive –, daß der Mann psychisch ausgeschlossen bleibt. Er wird lediglich als Mittel zum Zweck erlebt.

Oft dagegen wird ein Kind gewünscht, um genau umgekehrt die eigene Egozentrizität, den eigenen Narzißmus überwinden zu können. Gerade in dieser Hinsicht wird Kinderlosigkeit mitunter als besonders schmerzhaft erlebt.

Wenn das Kind innerhalb des Erlebens der Partnerbeziehung und aus dem Wunsch nach Überwindung der eigenen Egozentrizität gewünscht wird, wird es gleichzeitig als ein Individuum in eigenen Rechten gewünscht und nicht so sehr als etwas, was man für sich selber haben möchte.

Der Wunsch nach einem Kind stammt also teilweise aus mehr biologisch orientierten Schichten des Erlebens, teilweise aus Ich-bezogenen Motiven, teilweise aber auch aus Motiven, die mehr am Partner *und* am Kind orientiert sind.

5.3.2 Angst vor dem Kind

Die Angst vor einem Kind beruht einerseits auf *realen äußeren Schwierigkeiten.* Diese bringen Einschränkung und Verzicht mit sich und erfordern eine endgültige Abschiednahme von den Freiheiten der Kindheit.

Das Kind beansprucht Geld, Wohnraum, Zeit und Mühe. Die eigenen Möglichkeiten der Eltern werden beeinträchtigt; das Kind ist u. a. auch ein oraler Konkurrent. Die 3fache Rolle als Ehefrau, Mutter und Berufstätige bringt Streß und die Gefahr der Überforderung mit sich. Die Verantwortung für das Kind bringt Abhängigkeiten mit sich. Dadurch ergeben sich Probleme für Gleichberechtigung und Emanzipation. Schwangerschaft und Geburt können bleibende körperliche Veränderungen mit sich bringen. Ja sie können sogar die Gesundheit und das Leben der Mutter gefährden.

Konflikte mit Dritten sind unausweichlich. Ehemann, Eltern, Schwiegereltern, Vermieter und die Gesellschaft haben unterschiedliche Interessen.

In der Schwangerschaft können aber auch neurotische, d. h. irrationale Ängste und Konflikte mobilisiert werden. Dabei handelt es sich z. T. um eine irrationale Verzerrung jener in der Realität begründeten Konflikte, z. T. aber auch um die Nichtbewältigung psychischer Aufgaben.

Infantile Frauen können z. B. befürchten, durch ein Kind die übermäßig enge Beziehung zur eigenen Mutter zu verlieren. Andere Frauen haben Angst, sich in die eigene Nur-Mütterlichkeit zu verlieren.

Der Umgang mit dem kleinen Kind macht es für die Mutter notwendig, sich zeitweilig auf die Bewußtseinslage des Kindes einzuschwingen. Ungleichgewichtig intellektuell eingestellte Frauen können vor dieser zeitweiligen Regression der eigenen Bewußtseinslage Angst haben.

Die Frau gibt dem Kind das Leben, und sie muß später das Kind dem Leben wieder hergeben, es in die eigene Individualität entlassen. Manche Schwangere ahnt, daß sie letzterer Aufgabe nicht gewachsen sein wird.

Zwanghaft strukturierte Frauen können Angst haben, ob sie dem Kind gerecht werden können. Diese Angst kann insbesondere im Wochenbett zu schweren Störungen führen.

Bei schwerer Störung des Selbstwertgefühls und des Körperbildes findet sich mitunter die Angst, „das Kind könnte so wenig anziehend werden, wie ich selber es bin."

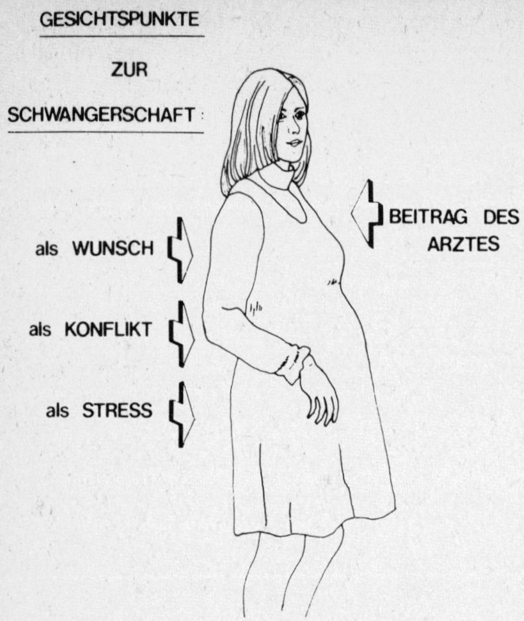

Abb. 5. Gesichtspunkte zur Schwangerschaft

Von den vielen neurotischen Quellen der Angst vor einem Kind sei auch noch die Angst vor der eigenen Aggressivität dem Kind gegenüber genannt. Hinter der bewußten Angst, daß dem Kind etwas geschehen könne, und hinter der übertriebenen Angst vor Mißbildungen stehen nur allzu oft unbewußte Todeswünsche dem Kind gegenüber.

Es gibt also eine kaum übersehbare Anzahl neurotischer Konflikte in bezug auf Schwangerschaft und Geburt. Nicht selten wirken diese übrigens zurück auf die Einstellung zu den erwähnten realen Schwierigkeiten. Denn die äußeren Schwierigkeiten, die die Frau z. B. bei der Bitte um Interruptio vortragen mag, werden nicht selten nur deshalb als eine Notsituation erlebt, weil die Frau von derartigen unbewußten neurotischen Konflikten gequält ist.

Dieses außerordentlich mannigfaltige Motivationsgefüge von vielerlei Wünschen und Ängsten bedingt es also, daß sowohl Schwangerschaft als auch Verzicht auf Schwangerschaft fast unausweichlich konflikthaft erlebt werden. Überhöht wird diese Konflikthaftigkeit dadurch, daß man vom Willen her wählen und entscheiden kann. Die Entscheidung, die unter einem Gesichtspunkt richtig war, kann aber unter einem anderen Gesichtspunkt falsch sein.

Der Arzt kann daher seinen Aufgaben am ehesten gerecht werden, wenn er die Schwangerschaft als Wunsch, aber auch als Konflikt und Streß versteht (Abb. 5).

5.3.3 Schwangerschaft als Streß

Trotz allen Wunsches nach einem Kind ist die Schwangerschaft aus mannigfaltigen biopsychosozialen Gegebenheiten heraus eine Belastung, also ein Streß, der vom

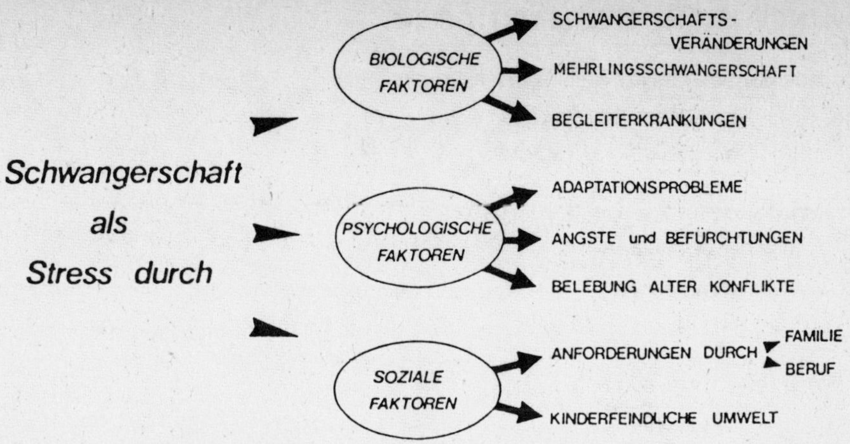

Abb. 6. Schwangerschaft als Streß

Organismus psychische und physische Bewältigung sowie Anpassungsleistungen erfordert (Abb. 6).

Zunächst stellen schon allein die körperlichen Veränderungen mit zunehmender Schwangerschaft einen Streß dar, insbesondere bei Mehrlings-Schwangerschaft und bei Vorhandensein von Begleiterkrankungen. Soziale Faktoren tragen zu diesem Streß bei. Die Frau muß sich mit einer oft kinderfeindlichen Umwelt auseinandersetzen. Sie muß neben ihrer Schwangerschaft auch den Anforderungen von Familie und Beruf genügen. Schließlich tragen auch psychische Faktoren zum Streß bei. Die Schwangere muß sich mit den erwähnten Ängsten und Befürchtungen und mit der eventuellen Belebung neurotischer Konflikte und Probleme auseinandersetzen.

Dieser Streß macht die Schwangerschaft zu einer normalen Krise im Leben der Frau. Wenn die psychischen und physischen Anpassungsleistungen der Frau, die den Organismus schützen sollen, nicht hinreichend sind oder versagen, wird die Schwangerschaft zur Überforderung. Es setzen psychische und physische Notfallreaktionen ein, die klinisch als psychische oder somatische Störungen imponieren.

5.4 Schwangerschaftskonfliktlösung

Die normale Schwangerschaftskonfliktlösung (Abb. 7) besteht darin, daß die Frau zu einer Antwort, zu einer Entscheidung kommt. Sie entscheidet sich für oder gegen ein Kind; oder aber sie führt keine willentliche Entscheidung herbei, ist aber bereit, eine eingetretene Schwangerschaft oder auch Kinderlosigkeit zu akzeptieren. Bei einer gesunden Lösung bleibt die jeweils andere Seite des Konflikts jedoch bewußt; nicht im Sinne eines Zweifelns und Grübelns, wohl aber in einem Gefühl dafür, daß für jede Entscheidung ein Preis in Kauf zu nehmen ist.

Es kann aber auch zu einer Pseudolösung in Form von Symptombildung wie psychogene Infertilität, psychogener habitueller Abort oder Scheinschwangerschaft kommen.

SCHWANGERSCHAFTSKONFLIKTLÖSUNG

(1) DURCH ENTSCHLUSS ZUR SCHWANGERSCHAFT
- a *ADÄQUATER ENTSCHLUSS*
- b *INADÄQUATER ENTSCHLUSS*

(2) DURCH VERZICHT AUF SCHWANGERSCHAFT
- a *KONTRAZEPTION*
- b *STERILISATION*
- c *INTERRUPTIO*

(3) DURCH SYMPTOMBILDUNG
- a *INFERTILITÄT*
- b *HABITUELLER ABORT*
- c *SCHEINSCHWANGERSCHAFT*

Abb. 7. Schwangerschaftskonfliktlösung

5.4.1 Beitrag des Arztes

Der Beitrag des Gynäkologen zur Schwangerschaftskonfliktlösung sollte in den meisten Fällen lediglich darin bestehen, daß er die technischen Möglichkeiten seines Faches zur Verfügung stellt, wie Ovulationsauslösung, Insemination, Kontrazeption, Sterilisation, Interruptio (Abb. 8). Der Arzt stellt also diejenigen äußeren Maßnahmen zur Verfügung, die notwendig sind, damit die Frau ihren Entschluß zu oder ihren Verzicht auf Schwangerschaft verwirklichen kann.

Der Gynäkologe sollte sich dabei der begrenzten Natur seines Beitrages zur Schwangerschaftskonfliktlösung bewußt bleiben. Wenn die äußere Realität infolge der gynäkologischen Maßnahmen geändert wird, ändert sich zwar auch der Konflikt, die Gewichte innerhalb des Konfliktes werden verlagert. Aber die innere Konflikhaftigkeit selber wird nicht aufgehoben. Bei der psychisch gesunden Frau genügen diese Maßnahmen. Sie komt mit dem verbleibenden psychischen Konflikt zurecht, und der Arzt sollte sich nicht weiter einmischen.

Bisweilen bringt die Frau aber eine normale und spontane Schwangerschaftskonfliktlösung nicht zustande. Der Schwangerschaftskonflikt wird dann nur allzu oft auf die gynäkologischen Maßnahmen oder auf den Arzt verschoben. Es kommt zu falscher Anwendung der Methode, zu Komplikationen, nervösen Nebenwirkungen, Mißverständnissen mit dem Arzt. In diesen Fällen kann sich der Arzt nicht mehr damit begnügen, die technischen Möglichkeiten seines Faches zur Verfügung zu stellen. Er muß sich vielmehr der Aufgabe des Umgangs mit den psychischen Konflikten seiner Patientin stellen. Wenn der Arzt aber den Vorstellungen der Patientin und vielleicht auch ihrer scheinbaren Unvernunft eine Daseinsberechtigung zubilligt und sie erst einmal wirklich zu Ende anhört, werden Arzt und Patientin nicht mehr aneinander vorbeireden und gemeinsam eine Lösung finden, die für die Frau unter Berücksichtigung ihrer Konflikte akzeptabel ist.

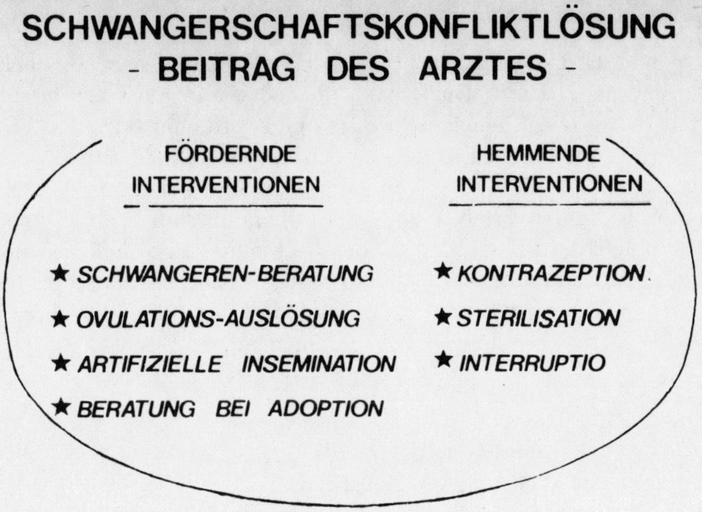

Abb. 8. Beitrag des Arztes zur Schwangerschaftskonfliktlösung

5.4.2 Unterschiedliche Formen psychosozialer Schwangerschaftskonfliktlösung

Die Lösung des Schwangerschaftskonflikts kann mehr oder weniger weitgehend glücken und zu unterschiedlichen psychosozialen Konstellationen führen.

Die gewünschte und geplante Schwangerschaft

Die gewünschte und geplante Schwangerschaft wird heute allgemein propagiert und akzeptiert (Abb. 9). Bei einer gesunden Konfliktlösung bleibt sich die Frau dabei der in der Realität begründeten Interessenkonflikte bewußt, und sie versucht nicht, das Erleben der Konflikthaftigkeit zu verdrängen. Gerade dadurch ist sie in die Lage versetzt, einen Kompromiß zwischen den eigenen Interessen, den Interessen des Kindes und den Interessen der beteiligten Dritten zu finden.

Das gewünschte und trotz der Konflikthaftigkeit akzeptierte Kind ist aber etwas anderes als das absolute Wunschkind. Nach der weitverbreiteten Ideologie des absoluten Wunschkindes kennt das einmütige Ehepaar nichts anderes als den konfliktlosen Wunsch nach dem Kind. In der Fertilitätssprechstunde macht man oft die Beobachtung, daß es mit der Geburt dieses absoluten Wunschkindes plötzlich zu unerwarteten nervösen und familiären Störungen kommt. In den Erziehungsberatungsstellen ist zu beobachten, daß gerade die sog. Wunschkinder nur allzu oft infolge einer ungünstigen Einstellung der Eltern zu gestörten Kindern werden. Diese Beobachtungen zeigen, daß es gerade bei dem absoluten Wunschkind – bei dem ja die eine Seite des Konfliktes unbeachtet bleibt – an einer gesunden Konfliktlösung mangelt.

Die nicht geplante, aber akzeptierte Schwangerschaft

Außer der bewußt geplanten gibt es noch die zwar nicht geplante, aber dennoch nicht unerwünschte Schwangerschaft. Diese kann entweder prinzipiell erwünscht sein, oder sie wird zumindest nachträglich mehr oder weniger freudig akzeptiert.

Hier stehen sich zum Zeitpunkt des Eintritts der Schwangerschaft die verschiedenen psychischen und sozialen Kräfte noch weitgehend unausgeglichen gegenüber. Die Hauptbedenken im bewußten Erleben sind i. allg. ökonomischer Natur. Dabei spielen ambivalente Gefühle der Frau, häufiger aber des Mannes eine Rolle. Im allgemeinen sind ja Frauen eher bereit, sich noch ein weiteres Kind zu wünschen als Männer. Gerade in diesem Fall wird das Kind am ehesten in eigenen Rechten akzeptiert und nicht überwiegend zur Erfüllung eigener Bedürfnisse gewünscht.

Gewollte Mutterschaft ohne Ehe

Hier können die unterschiedlichsten Faktoren eine Rolle spielen:
Negative Einstellung und Protest gegen die Gesellschaft;
untergründige Abhängigkeit und Liebe zu einem verheirateten Mann;
Angst vor dem Altern (die letzte Chance der Unverheirateten, ein Kind zu bekommen);
der Versuch, eine homosexuelle Lebensführung und den Wunsch nach Mutterschaft auf einen Nenner zu bringen.

Bei der unverheirateten Mutter können natürlich besondere Schwierigkeiten auftreten; selbst wenn die ledige Mutterschaft mit Absicht gesucht wird (finanzielle und berufliche Schwierigkeiten, Schwierigkeiten mit der Einstellung der Familie und der Freunde, der Gesellschaft, das Alleinbleiben mit der Verantwortung).

Gewünschte außereheliche Schwangerschaft

Auch hier können die unterschiedlichsten Motive vorliegen:
Entfremdung vom Ehemann; die Frau hat einen anderen Geliebten.
Mitunter hat die Frau 2 unterschiedliche Bilder der Männlichkeit, die sie zu realisieren sucht: der Ehemann soll Sicherheit und „Liebe“ geben, der andere Mann soll körperliche und sexuelle Anziehungskraft ausstrahlen.
Sterilität des Mannes, die Frau möchte aber auf ein Kind nicht verzichten.
Körperliche Erkrankung des Mannes und Angst vor etwaigen Erbkrankheiten seinerseits.

Voreheliche Schwangerschaft

Voreheliche Schwangerschaft kommt in unteren sozialen Schichten häufiger als in der sozialen Oberschicht vor. In den unteren sozialen Schichten sind 2 Gruppen zu unterscheiden:

In der einen Gruppe ist die Schwangerschaft ungewollt, sie kann auch nachträglich nicht akzeptiert werden. Die Frau nimmt dem Kindsvater gegenüber eine vorwurfsvolle Haltung ein, ja sie mag ihn ganz ablehnen. Dennoch fühlt sie sich verpflichtet zu heiraten. Häufig befürchtet sie dabei Unverständnis von seiten der Familie und der Umgebung. Hier ist die Einstellung zum Kind von vornherein beeinträchtigt und kann es auch bleiben.

Im anderen Fall erblickt das junge Mädchen in der eingetretenen Schwangerschaft eher eine Chance, ihren Wunsch nach Ehe und Familie erfüllt zu sehen. Diese Mädchen haben meist keine sonderlich positive Einstellung zum Beruf und sind gern bereit, diesen aufzugeben. Sie müssen aber aus ökonomischen Gründen oft weiter arbeiten. Hier ist die Beziehung zum Kind eher gut. Oft sind diese Frauen aber emotional für die Muterrolle noch nicht reif genug. Das gilt insbesondere für die Schwangerschaft von Adoleszenten.

Eine voreheliche Schwangerschaft von Frauen, die in intellektuelle und gehobene Berufe streben, geht oft mit größeren persönlichen Problemen einher.

Die voreheliche Schwangerschaft junger Mädchen stellt oft einen Fluchtversuch aus einer unglücklichen Familiensituation dar. Es wird Liebe und Geborgenheit gesucht, in der Hoffnung, dem Gefühl der Einsamkeit und Verlassenheit entrinnen zu können. Oft fühlte das junge Mädchen sich durch Drang und Triebdruck überwältigt. Unkenntnis oder religiöse Verbote aber haben die Anwendung von Kontrazeption verhindert.

Unerwünschte eheliche Schwangerschaft

Diese Frauen würden oft an sich noch gerne ein weiteres Kind haben; die Angst davor aber überwiegt. Der damit verbundene Konflikt führt nicht selten zu einer nachlässigen Anwendung der kontrazeptiven Methode.

Der unerfüllte Wunsch nach einem Kind

Der aus den verschiedensten Quellen stammende Wunsch nach dem Kind kann aus vielen Gründen unerfüllt bleiben (Abb. 9). Biologische und psychophysiologische

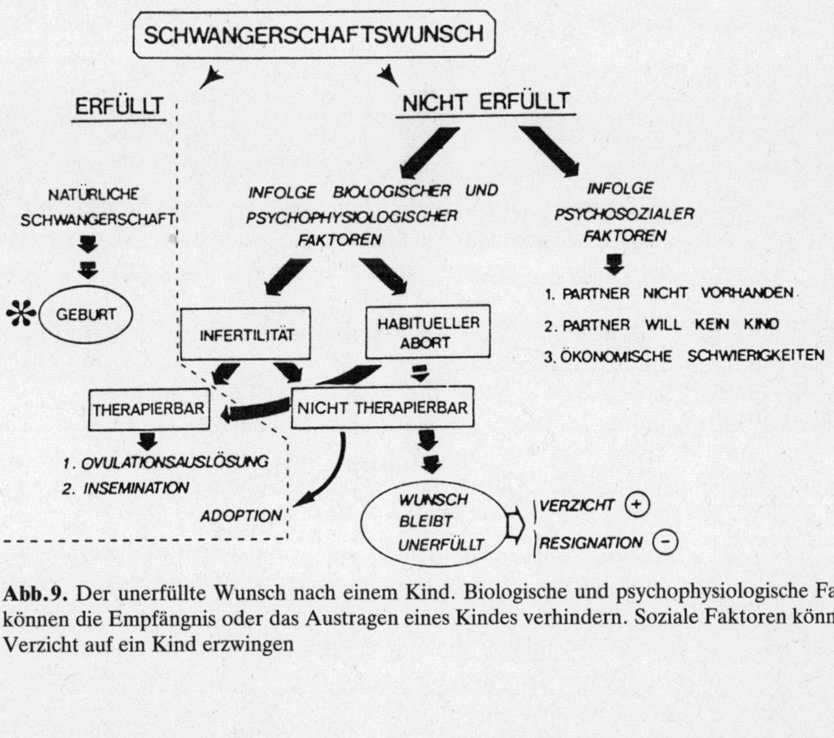

Abb. 9. Der unerfüllte Wunsch nach einem Kind. Biologische und psychophysiologische Faktoren können die Empfängnis oder das Austragen eines Kindes verhindern. Soziale Faktoren können den Verzicht auf ein Kind erzwingen

Faktoren mögen die Empfängnis oder das Austragen eines Kindes verhindern. Aber auch soziale Faktoren können einen unnachgiebigen Zwang ausüben, auf ein Kind zu verzichten. Häufig geschieht es, daß der Mann die Vaterschaft verweigert und dabei sogar Druck ausübt.

Ovulationsauslösung, Insemination, Adoption, bei einigen Frauen auch außereheliche Schwangerschaft können einen Ausweg darstellen. Muß der Wunsch unerfüllt bleiben, bringt die psychisch gesunde Frau eine Schwangerschaftskonfliktlösung in Form eines bewußten Verzichts fertig. Die psychisch unreife oder gestörte Frau aber verharrt in der Resignation mit all ihren pathologischen Folgen.

5.5 Interruptio – Die ungewollte Schwangerschaft

Der Fetus ist in seiner Erbanlage und Physiologie ein individuelles biologisches Wesen. Gleichzeitig bildet er aber auch eine biologische Einheit mit dem Organismus der Mutter. Er ist also weder ein eigenständiges biologisches Wesen, noch einfach ein Teil des Organismus der Mutter. Diese in der Biologie begründete Amibguität spiegelt sich in der konflikthaften Einstellung der Gesellschaft wider.

Die Interruptio hat einen *sozialen Aspekt.* Denn immer sind die Interessen, Rechte und Befindlichkeiten vieler betroffen. So kann es aus unterschiedlichen interpersonalen Konstellationen heraus zur Bitte um Interruptio kommen. Es ist ein Unterschied, ob die Schwangere selbst, der Kindsvater, die Familienangehörigen oder gesellschaftliche Institutionen auf Interruptio drängen. Bei jugendlichen Schwangeren stehen mitunter Amtsvormund, Vertreter der verschiedenen Sozialbehörden oder Lehrer hinter dem Wunsch nach Interruptio. So wird nicht selten innerhalb und außerhalb der Familie Druck auf die Schwangere ausgeübt.

Ein weiterer sozialer Faktor ist in den veränderten Haltungen der Gesellschaft gegeben. Die einen fordern völlige Freiheit für die Frau, andere vertreten veränderte Indikationsstellungen.

5.5.1 Bitte um Interruptio

Gerade bei der Bitte um Interruptio wird oft die Gleichzeitigkeit des Wunsches nach und der Angst vor einem Kind deutlich. Viele Frauen, die um Interruptio bitten, haben z.B. eine Vorgeschichte von Schwierigkeiten mit der Kontrazeption. Sie haben bei den verschiedensten Mitteln Komplikationen und Nebenwirkungen erlebt oder die Kontrazeption bewußt oder unbewußt vernachlässigt, weil ein untergründiger Kinderwunsch wirksam ist.

Manche Frauen erleben es als eine erniedrigende Ungleichheit dem Mann gegenüber, wenn sie sich gezwungen sehen, den Naturvorgang von Schwangerschaft und Geburt geschehen zu lassen. Häufig geht der Wunsch nach Interruptio vom Mann aus. Er sieht in dem Kind eine zu große Belastung.

Die psychologische Situation ist unterschiedlich, je nachdem ob verheiratete oder ledige Frauen um Interruptio bitten, ob sie die Entscheidung allein fällen müssen oder von der Familie, vom Partner Hilfe oder Behinderung erfahren.

Aus Angst vor der Schwangerschaft und gleichzeitig aus Angst vor der Entscheidung zur Bitte um Interruptio verdrängen manche die Realität und tun vor sich selbst so, als seien sie nicht schwanger. Sie bitten daher erst spät bei schon fortgeschrittener Schwangerschaft um eine Interruptio. Adoleszente wünschen mitunter Interruptio, aber verschweigen die Schwangerschaft aus Angst vor den Eltern. Andere zögern in der Hoffnung, daß der Mann sie doch noch heiraten werde. Und wieder andere versuchen zunächst durch ihre Schwangerschaft und die Frage der Interruptio die Umgebung zu manipulieren.

5.5.2 Folgeerscheinungen

Interruptio ist immer ein Versuch der Konfliktlösung. Aber gerade ein Schwangerschaftsabbruch ist oft weit davon entfernt, den psychischen Konflikt zu lösen. Obgleich der Eingriff von der Patientin selbst gewünscht wird, können schwerwiegende psychische und nervöse Folgeerscheinungen auftreten.

Aus prinzipiellen Gründen kann die Statistik keine hinreichende Auskunft über die psychischen Folgeerscheinungen geben. Der Gynäkologe sieht die Frau nur für eine kurze Weile, auch fehlt ihm für eine katamnestische Untersuchung meist das psychiatrische Rüstzeug. Wenn eine Weile nach der Interruptio Schwierigkeiten auftreten, kehrt die Frau selten zu ihm zurück. Der Psychiater aber, der eine bestimmte Anzahl von Störungen nach Interruptio sieht, kann seine Beobachtungen nicht auf die ihm unbekannte Zahl der durchgeführten Abbrüche beziehen. Er kann aber sagen, daß er mehr Störungen sieht als dem Gynäkologen bekannt werden.

Darüber hinaus entziehen sich manche Störungen nach Interruptio einer statistischen Untersuchung, weil sie trotz ihrer Gewichtigkeit nach außen hin wenig in Erscheinung treten. Die Frau hat zwar nicht unbedingt ein konkretes Symptom wie etwa eine Depression. Sie hat aber vielleicht fortan ein Leben lang eine gebrochene Beziehung zu Mann und Ehe. Auch kann eine Beeinträchtigung ihres sexuellen Erlebens und Verhaltens resultieren. Derartige lebensgeschichtliche Folgen entziehen sich einer medizinischen Statistik.

Das Auftreten einer mäßigen depressiven Reaktion nach Interruptio ist als fast normal zu bezeichnen, ihr völliges Ausbleiben kann eher als Zeichen emotionaler Beeinträchtigung aufgefaßt werden. Das etwaige Auftreten von nervösen Nebenwirkungen wird einerseits von der Ich-Stärke der Frau beeinflußt; die meisten psychischen Nebenwirkungen erscheinen ausgerechnet da, wo eine scheinbar stichhaltige psychiatrische Indikation für die Interruptio vorliegt. Individuen nämlich, die so Ich-schwach sind, daß sie eine schwere psychiatrische Symptomatik haben, sind oft auch zu schwach, um ein Interruptio psychisch verkraften zu können. Umgekehrt finden sich am wenigsten nervöse Störungen, wenn allein aufgrund äußerer Fakten eine rein soziale Indikation gestellt wird. Hier handelt es sich ja i. allg. um relativ Ich-starke Individuen, die ihre Interessen durchzusetzen verstehen.

Andererseits treten Schuldgefühle und ungünstige nervöse Folgen um so eher auf, je später die Interruptio durchgeführt wird. Nicht nur in biologischer, sondern auch in psychologischer Hinsicht unterscheidet sich daher eine Interruptio im 1. von einer im 2. Trimenon. Das Auftreten nervöser Folgeerscheinungen bei Interruptio schon im 1. Trimenon wird gefördert, wenn die Frau unter Druck von seiten anderer steht, wenn sie stärker ambivalent ist und das Kind nicht nur ablehnt, sondern auch wünscht, und wenn ein stärkerer Über-Ich-Konflikt besteht.

Mehrere Faktoren während des 2. Trimenons bewirken, daß die Interruptio dann mit höherer Wahrscheinlichkeit ein größeres Trauma wird. Wenn die Frau ihre körperlichen Veränderungen wahrnimmt, den vergrößerten Uterus ertastet, die Kindsbewegungen spürt, wird die Schwangerschaft ein direkteres Erleben: die Vorstellung, schwanger zu sein, wird zur wahrgenommenen Realität. Auch wird die Frucht zunehmend zu einem psychischen Objekt, dem die Frau eigenständige Eigenschaften zuschreibt. Ferner hat die Frau – z. B. bei Interruptio mittels Wehenanregung durch Prostaglandine – bei vollem Bewußtsein ein regelrechtes Geburtserlebnis, das sich über einen Zeitraum von 24–48 h erstrecken kann und an dem sie beim Ausstoßen der Frucht aktiv teilnehmen muß. Auch ist die Möglichkeit, daß die Frau den toten Fetus zu Gesicht bekommt, vergrößert.

Bei der Begutachtung zur Notlagenindikation geht es um die Frage, inwieweit eine äußere Schwierigkeit eine nicht zumutbare Notlage im Sinne des Gesetzes darstellt. In den Begriff einer Notlage gehen sowohl die objektiven äußeren Fakten, als auch die Leistungs- und Belastungsfähigkeit der Frau mit ein. Gerade die Aufgabe der Beurteilung der Leistungs- und Belastungsfähigkeit der Frau begründet es, daß die Begutachtung zur Notlagenindikation eine ärztliche Aufgabe ist.

Um ungünstigen Folgeerscheinungen vorzubeugen, sollte der Frau die Möglichkeit gegeben werden, sowohl vor der Interruptio als auch nachher ihre Gefühle ausdrücken zu können. Keine Interruptio sollte durchgeführt werden, wenn die Frau deutliche Ambivalenz der Gefühlseinstellung oder ein Zaudern hinsichtlich ihres Entschlusses zu erkennen gibt.

5.5.3 Interaktionen mit dem Arzt

Es wird leicht übersehen, daß die Interruptio ein interpersonales Geschehen darstellt, in das auch Persönlichkeit und Erleben des Arztes eingehen. Er muß, wenn er zu seiner Entscheidung kommt, den Konflikt der Patientin und ihrer sozialen Gruppe übernehmen und austragen; denn der Konflikt wird ja an ihn weitergegeben. Dadurch, daß der Arzt die Entfernung des Fetus ausführt und sieht, erlebt er den vollen Umfang der Problematik oft stärker als die Patientin.

Das Verhalten des Arztes wird oft auch von seinen eigenen Gefühlen beeinflußt. Wenn z. B. eine Frau um immer erneute Abbrüche bittet, kann der Arzt auf einmal eine andere Stellung einnehmen und eine Interruptio ablehnen, obgleich objektiv bei der erneuten Bitte alles so wie bei den vorausgegangenen Schwangerschaften ist.

Häufig ist der Arzt einem Druck ausgesetzt: nicht nur von der in Not befindlichen Patientin, sondern auch von den Angehörigen, von Fürsorgeinstanzen und Gesellschaft.

Der Arzt mag sich, wenn er von der Notwendigkeit der Interruptio überzeugt ist, als Retter und Erlöser aus großer Not fühlen. Daher mag er sich verkannt fühlen, wenn die Frau ihn hinterher meidet oder gar kritisiert. Manche Frau hat aber nach einer Interruptio Zorn auf das männliche Geschlecht. Dieser wird nicht selten auf den Arzt, der die erbetene Hilfe gewährt hat, übertragen. Es wird vom Arzt erwartet, daß er bei der Frage nach Interruptio gleichzeitig als Berater und Gutachter auftritt. Hier liegt ein Konflikt; denn beide Rollen sind nur schwer miteinander zu vereinen.

Die Beratung setzt voraus, daß der Arzt auf die Haltung verzichtet, er könne entscheiden, ob es für die betreffende Frau richtig oder falsch sei, eine Interruptio durchführen zu lassen. Es ist seine Aufgabe, bei der Beratung so zu sprechen, daß die Patientin die in ihr wirksamen Tendenzen selbst erkennen kann. Er läßt die

Patientin also ihre Geschichte erzählen, ihr Material entfalten, ihren Standpunkt finden.

Trotz der Bereitschaft, die Patientin ihre eigene Konfliktlösung finden zu lassen, wird der Arzt im Anschluß nicht die Rolle eines kritiklosen Erfüllungsgehilfen akzeptieren. Das gilt sowohl für den Gutachter wie für den Operateur. Niemals zu schaden bleibt das oberste Gesetz seines Handelns. Hier aber liegt für den Arzt ein weiterer Konflikt. Meist ist Schaden entweder auf der einen oder auf der anderen Seite unausweichlich – das ist ja das Wesen einer Konfliktsituation –, und der Arzt kann lediglich einen Kompromiß finden helfen.

5.5.4 Historischer Überblick über die Entwicklung einiger rechtlicher und psychosozialer Fragen zur Interruptio

Ein kurzer historischer Rückblick in die Literatur zeigt, daß die Haltung gegenüber der Interruptio in der westlichen Welt einen Wandel erfahren hat. Die öffentliche Moral hat in der Vergangenheit die die Abtreibung verbietende Gesetzgebung unterstützt. In den meisten Ländern wurde diese Moral inzwischen durch eine starke öffentliche Meinung zugunsten der Abtreibung ersetzt. Und doch ist die Einstellung zur Interruptio konflikthaft geblieben.

Das zeigt sich allein schon am Einfluß der unterschiedlichen Parteien betrachtet, die an dem Prozeß der Entscheidungsfindung beteiligt sind: die schwangere Frau mit ihren Problemen, die eine Interruptio verlangt; der Arzt, der mit diesem Verlangen konfrontiert ist; die Gesetzgebung, die die Bedingungen dafür definiert. Denn unter rechtlichen Gesichtspunkten wurde und wird die Interruptio nicht nur als eine Handlung privater Natur betrachtet, die nur die Eltern etwas angeht. Vielmehr wurden die Rechte des ungeborenen Kindes, die Positionen des medizinischen Berufsstandes und der Gesellschaft in die Gesetzgebung miteinbezogen (David u. Friedman 1973; Hertz 1983).

Bis zum Ende der 30er Jahre gab es keine wissenschaftlichen Untersuchungen der mit einer ungewollten Schwangerschaft zusammenhängenden Fragen. Das änderte sich erst, als Änderungen der Abtreibungsgesetze in verschiedenen skandinavischen Ländern es erstmals ermöglichten, eine größere Gruppe von Frauen zu untersuchen, die Interruptio erbeten und auch erhalten hatten (WHO-Studie 1971).

Diese Untersuchungen spiegeln einen Wandel gegenüber jenen Zeiten wider, in denen das Thema Interruptio nicht berührt oder diskutiert werden durfte und in denen „eine Abtreibung als das furchtbarste Geheimnis in unserer Gesellschaft" angesehen und „in den hintersten Winkel von Furcht und Mythologie verbannt" wurde (Lader 1966). Mit den neuen Untersuchungen aber wurde die Abtreibung plötzlich der Gegenstand wissenschaftlichen, sozialen und auch politischen Interesses. Die Zahl der Veröffentlichungen stieg rapide an, so daß Geyjerstams 1970 erschienene Bibliographie des eingeleiteten Aborts schon 1175 Literaturhinweise enthielt. Viele dieser Arbeiten stammen aus Skandinavien. Ekblad (1955) erforschte die psychologischen Auswirkungen der Interruptio; Hook (1963) untersuchte die psychologische Entwicklung von Frauen, denen eine erbetene Interruptio verweigert worden war; Forssman u. Thuwe (1966) berichteten über die Auswirkungen der Tatsache des Nichtgewolltwordenseins auf Kinder, die aufgrund der Ablehnung einer Interruptio geboren wurden.

Solche Untersuchungen wurden erst möglich, als die Abtreibungsgesetze von vagen Definitionen befreit waren. Nach der Definition der WHO aus dem Jahre

1970 müssen 2 Kategorien des Aborts unterschieden werden: der spontane und der eingeleitete Abort. Der eingeleitete Abort ist eine vorsätzliche Tat, die in der Absicht geschieht, eine Schwangerschaft zu beenden. Diese sehr weitgefaßte Definition schließt denjenigen Abort mit ein, der auf Bitten der Frau durchgeführt wird, ohne daß eine medizinische Indikation vorliegt.

In den Abtreibungsgesetzen verschiedener Länder finden sich die folgenden Indikationen für einen legalen Abbruch: medizinische, eugenische, humanitäre, medizinisch-soziale und soziale Indikation. Bis vor etwa 10 Jahren stand die Berücksichtigung des Lebens und der Gesundheit der zukünftigen Mutter im Vordergrund, und ein Abbruch wurde daher als „therapeutisch" definiert. Im Gegensatz zu den jetzt weitverbreiteten Begriffen einer „sozialen", „sozioökonomischen" oder „humanitären" Indikation wurde von „psychologischer Indikation" gesprochen (Nadelson 1978). Denn es wurde als notwendig erachtet, den Rahmen der Indikationen von der medizinischen und psychologischen auf die soziale Indikation zu erweitern; auch sollte einer Diskriminierung der Armen und Ungebildeten vorgebeugt werden.

Nach Oeter (1982) werden Schwangere, die für ihren Wunsch nach Interruptio finanzielle Schwierigkeiten angeben, von den Ärzten bisweilen falsch verstanden; denn man könne allzu leicht meinen, daß es sich bei den finanziellen Schwierigkeiten lediglich um eine Rationalisierung handele. Auf diese Weise wird das Problem einer ungewollten Schwangerschaft nach Oeter leicht auf eine nur intrapsychische Dimension reduziert, so daß die realen Schwierigkeiten, denen sich die Frau gegenübersieht, unbeachtet bleiben. Es ist in der Tat notwendig, außer den psychologischen Aspekten auch den realen äußeren Bestimmungsfaktoren die ihnen gebührende Beachtung zukommen zu lassen. Geeignete sozioökonomische Maßnahmen zur Verbesserung der Situation von Familien mit Kindern könnten neue alternative Perspektiven in bezug auf die Abtreibung eröffnen.

Es ist von historischem Interesse, daß medizinisch-soziale Indikationen in Island schon im Jahre 1935 eingeführt wurden. Hier werden im Fall einer empfohlenen Interruptio verschiedene Faktoren gleichzeitig beachtet: mehrere vorausgegangene Geburten in rascher Folge; der seit der letzten Geburt vergangene Zeitraum; häusliche Schwierigkeiten infolge Anwesenheit von Kleinkindern im Haushalt; finanzielle Schwierigkeiten; schlechter Gesundheitszustand anderer Familienmitglieder im selben Haushalt etc. Derartige Schwierigkeiten können danach einzeln oder zusammengenommen die Frau zu der Aussage berechtigen, daß ihrem Gefühl nach unter den vorliegenden Umständen eine Schwangerschaft unerwünscht sei. Die Frau kann diesem Gesetz entsprechend die Schwangerschaft auch „auf Wunsch" beenden, ohne irgendwelche besonderen Begründungen angeben zu müssen (WHO-Studie 1970, 1971).

5.5.5 Notlagenindikation nach § 218 und ihre Konsequenzen

In der Bundesrepublik ist die gegenwärtige gesetzliche Situation durch die Revision des § 218 bestimmt. Die Einführung der Notlagenindikation bringt dabei sowohl den Arzt als auch die Öffentlichkeit in Schwierigkeiten (Molinski 1980).

Der Arzt fühlt sich überfordert, weil er nicht zu beurteilen vermag, was der Inhalt der vom Gesetz genannten Notlage sein soll. Er klagt, daß der Begriff der Notlagenindikation nicht hinreichend definiert sei.

Eine weitere Öffentlichkeit ist der Ansicht, wenn die Neufassung des Gesetzes eine Indikation aus „Notlage“ einführe, dann sei damit eine sog. soziale Indikation gemeint. Wer sich in sozialer Schwierigkeit fühlt, habe ein Anrecht auf Schwangerschaftsabbruch; wenn eine Frau aus äußerer Not sagt, sie könne das Kind nicht haben und wünsche daher eine Interruptio, dann sei die vom Gesetz geforderte Indikation gegeben; der Arzt dürfe also eine Interruptio durchführen.

In dieser Meinung sind 2 Annahmen enthalten:

1) Die Notlagenindikation stelle eine soziale Indikation im wörtlichen Sinne des Wortes dar: das Vorliegen sozialer, also äußerer Umstände schaffe allein schon eine hinreichende rechtliche Grundlage für eine Interruptio.

2) Zwar sei die vom Gesetzgeber angestrebte Fristenlösung vom Bundesverfassungsgericht als verfassungswidrig erklärt worden, aber die juristische Möglichkeit der Notlagenindikation erlaube dennoch eine großzügige Indikationsstellung, die weitgehend den Wunsch der Schwangeren zum Maßstab nehmen könne. Manche Schwangere und ihre Bezugspersonen sind dann enttäuscht, wenn sie erfahren, daß die gesetzlichen Bestimmungen zur Notlagenindikation keineswegs den Anspruch auf Schwangerschaftsabbruch nach Wunsch beinhalten.

Notlage versus soziale Indikation

Zunächst einmal fällt auf, daß der Gesetzgeber im Gegensatz zu obiger Meinung den Begriff „soziale Indikation“ nicht kennt. Der Gesetzestext spricht vielmehr

- von einer „Notlage“, die
- „so schwer wiegt“, daß die Fortsetzung der Schwangerschaft
- nicht „verlangt“ werden kann.

Schließlich spielt der Begriff „zumutbar“ eine Rolle.

In 4 Wendungen wird also zum Ausdruck gebracht, daß es nicht um einen äußeren, z.B. einen sozialen Tatbestand an sich geht. Nicht die äußere Schwierigkeit als solche stellt die Indikation dar, sondern die Not, d.h. die Einwirkung der äußeren Gegebenheiten auf die Frau und die resultierenden psychischen Folgen.

Es kommt also auf den Grad der Hilflosigkeit gegenüber den äußeren Schwierigkeiten an, d. h. auf den Grad der Ich-Schwäche und deren Folgen. Das Ausmaß der psychischen Behinderung – also Krankheit – ist entscheidend dafür, ob eine äußere Schwierigkeit zur persönlichen Notlage führt.

Ganz in Übereinstimmung mit dieser Aussage fordert das Gesetz darüber hinaus noch ausdrücklich, daß die Feststellung der Notlage an „ärztliche Erkenntnis“ gebunden sein müsse. Damit wird gesagt, daß es auf einen ärztlichen, also auf einen medizinisch relevanten Gesichtspunkt ankommt.

Es spielt also keine Rolle, ob die Patientin schon viele Kinder, viel Arbeit und wenig Geld hat. Vielmehr zählt die Leistungs- und Belastungsfähigkeit der Frau, ob sie mit den äußeren Schwierigkeiten fertig werden kann oder nicht. Es kommt auf den Grad ihrer eventuellen Hilflosigkeit und Ich-Schwäche an.

Die Notlagenindikation stellt also nicht eine soziale Indikation im wörtlichen Sinn dar, sondern vielmehr eine psychiatrische, eine medizinisch-psychologische Indikation.

Interessanterweise gilt eine entsprechende Aussage sogar für die sog. eugenische Indikation. Denn das Gesetz sagt nicht etwa, eine kranke Frucht dürfe abgetrieben werden. Das Gesetz sagt vielmehr, eine Abtreibung sei nicht strafbar, wenn der Mutter das Austragen der Frucht nicht zumutbar sei. Das entscheidende Kriterium ist also wiederum nicht etwa der Gesundheitszustand des Kindes, sondern die Belastungsfähigkeit der Mutter.

Psychosoziale Konflikte bei der Bitte um Interruptio

In der klinischen Beobachtung taucht immer wieder eine Reihe typischer Situationen auf, die die psychosoziale Situation der um Interruptio bittenden Frau erkennen lassen (Molinski 1980).

Es ist zu betonen, daß eine große Anzahl von Frauen lediglich unter Druck, ja unter Zwang um Interruptio bittet. Das, was als eine neue Freiheit für die Frauen erscheinen mag, ist in nur allzu vielen Fällen in Wirklichkeit ein hohes Maß an Unfreiheit. Man denke an die Ich-schwachen Frauen oder an die Frauen mit einer depressiv getönten Versagenshaltung, an die Frauen, die von ihren Eltern, Lehrern, Fürsorgebeamten, Ehemännern, unverheirateten Freunden usw. abhängig sind. Viele dieser Schwangeren wollen ihr Kind in Wirklichkeit gerne haben, man läßt sie aber nicht, und sie fügen sich. Denn kaum etwas ist so unerträglich, wie allein gelassen zu werden und dann allein zu sein. Das Ausüben von Druck und Zwang ist durch das Vorhandensein des neuen Gesetzes um so leichter geworden. Es muß darauf verzichtet werden, an dieser Stelle die vielen konkreten Fälle zu schildern, die zu beobachten sind. Betont sei aber: es ist erschreckend zu sehen, in welchem Ausmaß die psychosoziale Situation vieler Frauen durch Unfreiheit, Druck und Zwang gekennzeichnet ist. Man denke hier nur an die anfänglichen Ausführungen über die vielen Motive, aus denen heraus so häufig ein Kind gewünscht wird. Wo man meint, von Freiheit und Emanzipation sprechen zu müssen, ist nur allzu oft in Wirklichkeit Unfreiheit verborgen. Dazu gehört u. a. auch die Tabuisierung von Kontrazeption.

An zweiter Stelle wäre die große Anzahl von Frauen mit verborgener psychischer Krankheit zu erwähnen. Oft werden nämlich zwar ausschließlich soziale Schwierigkeiten angeführt; der psychiatrische Fachmann aber erkennt das Vorliegen schwerer psychischer Störungen, aufgrund derer die Schwangere nicht in der Lage ist, mit ihrer Lebenssituation fertig zu werden. Es kommt in Reaktion auf die Schwangerschaft zu Dekompensation und offenkundiger psychischer Erkrankung.

Die äußere Schwierigkeit hat hier lediglich den Stellenwert einer auslösenden Situation für den Notstand, die psychische Störung ist die eigentliche Ursache.

Es hat einen Grund, warum die Schwangere oft ihre sozialen Schwierigkeiten in den Vordergrund schiebt, statt ihre Hilflosigkeit zu schildern. Patientin und Familie sind bisweilen nicht in der Lage, psychische Phänomene, selbst solche, unter denen sie schwer leiden, in Worten auszudrücken oder gar begrifflich zu fassen. In anderen Fällen möchten sie aus Gründen der Selbstachtung die psychische Behinderung wegreden. Im Sinne einer Rationalisierung werden lediglich äußere Schwierigkeiten erlebt und angeführt.

In den eben angeführten Fällen ist die Schwangere aus einer psychischen Störung heraus äußeren Schwierigkeiten nicht gewachsen. In anderen Fällen baut die Schwangere aufgrund der psychischen Störung die äußeren Schwierigkeiten selber erst auf. Die Notlage ist die Folge der psychischen Störung. Manche äußere Situation wird erst durch die Wirksamkeit geheimer innerer Konflikte zu einer wirklichen

Schwierigkeit aufgebaut. Wenn nicht bestimmte neurotische Haltungen bestehen würden, würden dieselben Umstände kein entscheidendes Gewicht haben.

In beiden Gruppen zeigt also die Erfahrung, daß viele sog. Notlagensituationen richtiger als psychiatrische Indikation formuliert werden müßten. Ob derartige Fälle nun unter dem Terminus psychiatrische Indikation oder Notlagenindikation subsumiert werden, hängt nicht so sehr von dem tatsächlichen Sachverhalt selbst ab, sondern von den Begriffen und Denkmöglichkeiten, die dem Untersucher zur Verfügung stehen. Dem Allgemeinarzt und dem Gynäkologen, der den Eingriff durchführen soll, ist eine psychische Grundlage für die Indikation oft eher erahnbar als begrifflich faßbar. Insofern stellt der Begriff der Notlagenindikation in nicht wenigen Fällen einen Ausweg dar, wenn der Arzt das Vorhandensein einer Indikation erkennt, diese aber nicht klar formulieren kann.

Als Sonderfall dieser psychiatrischen Indikationen, die aber oft eher als soziale Indikation formuliert werden, sei an diejenigen Frauen erinnert, die sich durch ihren eigenen Perfektionismus überfordert fühlen. Es ist eine zahlenmäßig große Gruppe.

Für den Gutachter ist besonders wichtig, einen etwa vorhandenen Ambivalenzkonflikt zu erkennen. Wenn eine Frau heimlich die Pille wegläßt, dann aber um Interruptio bittet, hat sie augenscheinlich 2 entgegengesetzte Wünsche gleichzeitig: den Wunsch nach einem Kind und den Wunsch, von der Schwangerschaft wieder befreit zu werden. Gerade in einem solchen Fall sollte der Gutachter verstärkt darauf achten, ob die Frau nicht unter Druck und Erpressung um Interruptio bittet.

5.6 Fertilitätssprechstunde

Von Sterilität wird gesprochen, wenn trotz regelmäßigen Geschlechtsverkehrs ohne Kontrazeption nach einem Jahr keine Schwangerschaft eingetreten ist. Primäre Sterilität liegt vor, wenn nie eine Schwangerschaft bestanden hat, sekundäre, wenn die Frau mindestens einmal schwanger war. Infertilität wird diagnostiziert, wenn eine Schwangerschaft nicht bis zu einem lebensfähigen Kind ausgetragen werden kann.

Sterilität kann auf einer Reihe organischer Faktoren beruhen. Abweichungen in der Spermatogenese, zervikale, uterine, tubare, endokrine und immunologische Faktoren können eine Rolle spielen.

Aber auch wenn beide Partner organisch gesund sind, kann die Ehe kinderlos bleiben. Über Ätiologie und Pathogenese der psychogenen Infertilität stehen bis heute keine befriedigenden Vorstellungen zur Verfügung. In ätiologischer Hinsicht heißt es, die Frauen stammten aus einem Familienmilieu mit wenig emotionaler Zufriedenheit und Sicherheit; sie hätten eine konflikthafte Einstellung zur Mütterlichkeit und zur eigenen Sexualität; Haß auf die Mutter und eigene Aggressivität spielten eine führende Rolle. In pathogenetischer Hinsicht werden v.a. Tubenspasmen, zervikale Faktoren und zentralnervöse Vorgänge, die zum Ausbleiben der Ovulation führen, diskutiert. Die Untergruppen der psychogenen Sterilität sowie ihr zahlenmäßiges Vorkommen sind noch nicht klar erarbeitet.

Psychosomatische Symptome kommen aber nicht durch den statischen Besitz bestimmter Charakterzüge oder einer bestimmten Vorgeschichte zustande. Wir verstehen die Pathogenese eines psychosomatischen Symptoms nur, wenn wir die konkreten psychophysiologischen Wirkkräfte, also die gehemmten Antriebe, Affekte,

Motivationen kennen. Persönlichkeitsstruktur und Vorgeschichte erklären lediglich, wie die das Symptom bewirkenden Kräfte zustande kommen.

Den Schlüssel zum Verständnis gibt die Beobachtung, daß sich derselbe Mann und dieselbe Frau innerhalb einer anderen Beziehung als fertil erweisen können. Man sollte eher von einer infertilen Partnerbeziehung und weniger von einer isolierten Pathophysiologie oder Psychopathologie des einen oder des anderen Partners sprechen.

Nicht selten kommt es zur Konzeption, wenn in wenigen Gesprächen ein Problem aufgedeckt worden ist, das die Eheleute tiefer getrennt hatte, als sie es selber wußten. Das mangelnde innere Einvernehmen und der mangelnde Kontakt führen zu einem fremdelnden oder auch zu einem mehr phobischen Erleben und Verhalten beim Geschlechtsverkehr, zu einer larvierten Sexualstörung. Dieser Komplex der subtilen und larvierten Sexualstörungen, der geheimen Verhaltensweisen, die immer auf das Sexualverhalten des Partners zurückwirken, entzieht sich einer gewöhnlichen Anamneseerhebung. Klinische Beobachtung und Therapieerfolge zeigen jedoch, daß sie bei manchen infertilen Ehen eine ursächliche Rolle spielen.

Es gibt keinen statistischen Beweis dafür, daß es gehäuft zur Konzeption kommt, wenn durch Adoption ein Kind in die infertile Ehe eingeführt worden ist. Und doch gibt es immer wieder entsprechende Einzelfallberichte. Mit dem Eintreten des Kindes in die Ehe muß sich das gesamte Interaktionsmuster der Partner ändern, und das mag bisweilen eine larvierte Sexualstörung korrigieren. Das sexuelle Verhalten der Eheleute hat sich normalisiert und damit auch die begleitende Reproduktionsphysiologie.

Mit einer weiteren sehr häufigen Beobachtung ist die Verbindung zum Schwangerschaftskonflikt wiederhergestellt. Wenn der Wunsch nach einem Kind besonders nachhaltig vorgetragen wird, wie es in der Fertilitätssprechstunde ja immer wieder zu beobachten ist, bleibt die andere Seite des Schwangerschaftskonfliktes meist unbewußt. Das laute Verlangen nach einem Kind geht dann nicht selten mit der untergründigen Angst davor einher. In einer solchen Situation entwickelt das Ehepaar mitunter eine larvierte Sexualstörung: geheime Verhaltensweisen, die den Mann depotenzieren oder ihn in das Managerdasein treiben, so daß es kaum zum Verkehr kommt; oder der Mann entwickelt subtile Verhaltensweisen, die das Sexualverhalten der Frau beeinträchtigen und einschränken. Es handelt sich um Geheimnisse, die das Ehepaar sogar vor sich selbst verbirgt. Die Partner gestehen sich die Angst vor einem Kind nicht ein und durchschauen nicht die eigene larvierte Sexualstörung, und dennoch bestimmen beide Faktoren ihr Leben.

5.6.1 Psychologie des infertilen Ehepaares

Kinderlosigkeit kann eine nachhaltige Beeinträchtigung des Glücks der Frau, des Mannes und auch der interpersonalen Beziehung des betreffenden Paares darstellen. Das Erleben und Verhalten eines infertilen Ehepaares kann durch jahrelange Frustration gekennzeichnet sein. Die Ehe ist in vielen Fällen psychisch gestört. Häufig wird der „schuldige“ Partner gesucht. Es werden gegenseitige Vorwürfe gemacht, um das Gefühl der Unfähigkeit durch Projektion auf den anderen zu mindern. Der psychisch unreifere Partner hat oft das Gefühl psychischer oder physischer Minderwertigkeit. Dieses Gefühl wird von dem gesünder erscheinenden Partner nicht selten verstärkt.

Ein infertiles Ehepaar kann auch andere Zielsetzungen finden und so zur Selbstverwirklichung kommen. Wenn das Ehepaar also angibt, zur eigenen Selbstverwirklichung sei unbedingt ein Kind notwendig, sollte der Arzt die Haltung des Ehepaares zunächst in Frage stellen und zu erfahren suchen, warum das so sei.

Frauen in einer infertilen Ehe haben nicht selten offenkundig oder mehr hintergründig das Verlangen nach einer sexuellen Beziehung mit anderen Männern. Dieser Wunsch wird übrigens nicht selten auf den behandelnden Arzt gerichtet.

Die Sexualbeziehung innerhalb der Ehe kann an psychischem und sinnlichem Gehalt verlieren. Denn das Ehepaar denkt mitunter bei jedem Verkehr nur daran, ob jetzt das ersehnte Kind gezeugt wird.

In vielen Fällen von psychogener Infertilität ist die Beziehung zwischen den Eheleuten durch eine Unaufrichtigkeit charakterisiert, die zwar nicht offenkundig ist, den Partnern aber dennoch nicht völlig verborgen bleibt. Nicht jedes Ehepaar, das laut nach einem Kind verlangt, will auch wirklich ein Kind haben. Ganz im Gegenteil kann ja die Infertilität durch die erwähnte larvierte Sexualstörung im Dienste der Abwehr gegen ein Kind zustande kommen.

5.6.2 Psychologische Aspekte der Ovulationsauslösung

Die anovulatorische Frau ist nicht selten durch psychophysische Unreife gekennzeichnet. Wenn eine solche Frau sich durch das ovulationsauslösende Mittel auf einmal doch mit der Fähigkeit zur Reproduktion konfrontiert sieht, muß sie sich mit ihrer Geschlechtsidentität plötzlich auf einer veränderten Grundlage auseinandersetzen. So kann die Einnahme von Ovulationsauslösern zu einer psychischen Krise führen.

5.6.3 Psychologische Aspekte der Insemination

Die *homologe* Insemination gilt in ethischer, juristischer und moralischer Hinsicht als relativ unproblematisch. Aus psychiatrischer Sicht muß sie aber in einer Anzahl von Fällen als problematisch angesehen werden; denn sie ist ja nur sinnvoll, wo der Samen des Mannes in Ordnung ist, es aber dennoch nicht zu einer Empfängnis kommen kann. Von gewissen organischen Störungen abgesehen sind diese Verhältnisse hauptsächlich bei Impotenz, Vaginismus oder anderen Sexualstörungen gegeben. Viel häufiger, als es durch eine gewöhnliche Anamnesenerhebung aufgedeckt werden kann, handelt es sich dabei um larvierte Sexualstörungen. Wenn aber eine offene oder versteckte Sexualstörung die Grundlage für die Bitte um homologe Insemination darstellt, würde der Arzt durch seine Maßnahme eine Schutzfunktion durchbrechen. Der drängend vorgetragene Kinderwunsch kann diesen Sachverhalt verschleiern.

Die *heterologe* Insemination, die in ethischer und juristischer Hinsicht viel öfter in Frage gestellt wird, ist in psychiatrischer Hinsicht weniger problematisch. Denn sie wird ja meist nur bei organisch bedingter Infertilität erwogen.

Eine absolute oder relative Kontraindikation zur Insemination liegt vor bei offenkundiger oder larvierter Sexualstörung und bei erheblicher psychiatrischer Störung bei einem oder beiden Partnern. In manchen Fällen liegt zwar keine absolute Kontraindikation vor; der Arzt muß aber dennoch abwägen, ob er sich zur Durchführung einer Insemination bereitfinden kann. Dabei hängt die Frage nach der Indikation nicht nur von der zugrundeliegenden Diagnose, sondern auch von der Motivation des Kinderwunsches ab.

Die Bitte um Insemination wird mitunter aus mehr oder weniger neurotischen Motiven ausgesprochen (die Mutter erhofft sich Heilung von ihren neurotischen Symptomen, sie will ihre depressive Leere ausfüllen; Verlangen nach Erben; Kinder als Besitz der Eltern; Kinder zum Kitten einer Ehe). In allen solchen Fällen wird nicht das Kind an sich akzeptiert und als ein Wesen mit eigenen Rechten hingenommen.

Ein wesentliches psychologisches Problem bei Insemination ist, daß zwischen Ehefrau und Ehemann der Arzt als dritte Person eintritt. Er gibt der so enttäuschten Frau endlich die Befriedigung, die der Ehemann nicht geben konnte. Da kann es nur allzuleicht eintreten, daß sie sich in ihrer Phantasie mehr an den Arzt bindet, als es offenkundig wird.

Insbesondere Frauen mit hysterischen Charakterzügen, die ja die Tendenz haben, in eine Phantasiewelt zu entfliehen, können intime Phantasien dem unbekannten Spender gegenüber entwickeln. Auch das kann die Beziehung zum Ehemann beeinträchtigen. Ehemänner mit paranoiden Charakterzügen können wahnhafte oder wahnähnliche Gedankengänge gegenüber dem Arzt, der die Insemination durchgeführt hat, oder gegenüber dem unbekannten Spender entwickeln.

5.6.4 Verhalten des Arztes in der Fertilitätssprechstunde

Ausgangspunkt für die Fertilitätssprechstunde ist oft ein untergründiger Mangel an Einverständnis zwischen Mann und Frau, der freilich meist durch ein scheinbares Einverständnis vertuscht ist. Vollständige Einigkeit zwischen Mann und Frau ist in der Fertilitätssprechstunde seltener, als nach außen hin demonstriert wird. Abbildung 10 illustriert, mit welchen unterschiedlichen emotionalen Konstellationen sich der Arzt zu Beginn der Behandlung konfrontiert sehen kann: sowohl mit einem Einverständnis zwischen Mann und Frau als auch mit einem offensichtlichen oder verdeckten Mangel an Einverständnis.

Bald nach Beginn der Behandlung hat der Arzt die Aufgabe, die manifeste emotionale und interpersonale Konstellation aufzugreifen. Ein Ansprechen des kausal zugrundeliegenden Konfliktes sollte er dagegen vermeiden. Idealerweise sollte dies vom Gynäkologen selbst durchgeführt werden. Oft ist aber die Hilfe, zumindest die konsiliarische Stellungnahme des Psychiaters notwendig. Manchmal wird das Ehepaar dem Psychiater erst vorgestellt, wenn über lange Zeit eine organische Therapie erfolglos geblieben ist. Die Patienten fühlen sich dann oft gekränkt, wenn sie zur psychosomatischen Untersuchung überwiesen werden. Darum ist es anzuraten, daß der Nervenarzt im Zweifelsfall schon gleich zu Anfang hinzugezogen wird.

Der ärztliche Umgang mit den verborgenen oder offenkundigen emotionalen Schwierigkeiten kann einen Einfluß auf Erfolg oder Mißerfolg der Fertilitätsbehand-

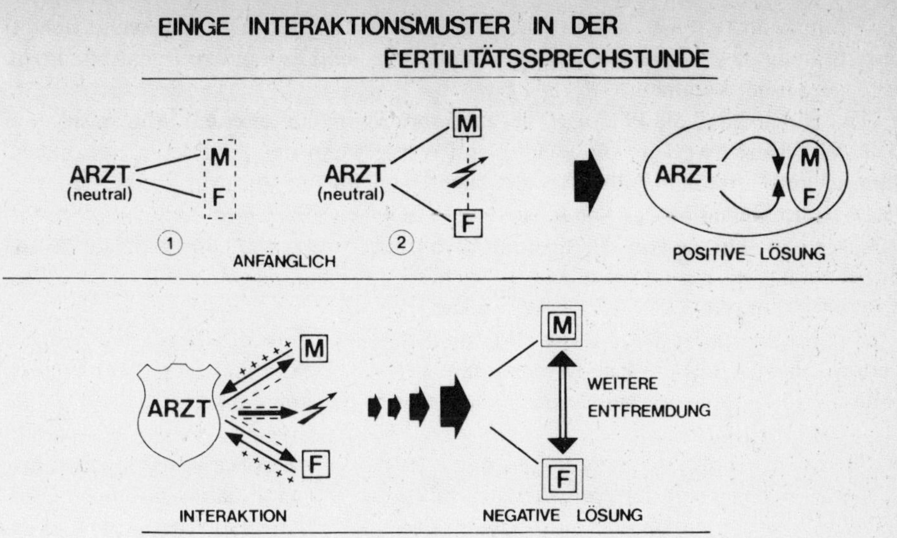

Abb. 10. Verhalten des Arztes in der Fertilitätssprechstunde. Zu Beginn der Fertilitätsbehandlung kann der Arzt sowohl einem Einverständnis als auch einem offensichtlichen oder verdeckten Mangel an Einverständnis zwischen dem Mann und der Frau gegenüberstehen

lung haben. Der Arzt versucht, zu einer Neutralisierung der unterschiedlichen Wünsche, ja manchmal der feindlichen Einstellungen und Konkurrenzgefühle beizutragen. Das darf natürlich nicht in offener Konfrontation und mittels vorschneller Interpretationen geschehen, auch dann nicht, wenn der Arzt überzeugt ist, damit inhaltlich recht zu haben. Es sollte nicht vergessen werden, wie schwer es für ein Individuum sein kann, sich in Frage stellen zu lassen. Wenn der Arzt beiden Ehepartnern gegenüber neutral bleibt, können diese sich untereinander auseinandersetzen, ohne daß der Arzt eine störende Rolle spielt. Das wirkt verbindend und ist die beste Voraussetzung für eine *positive Lösung* der Aufgabe der Fertilitätsbehandlung (Abb. 10, oberer Teil).

Falls der Arzt aber eine zu starke emotionale Bindung zu einem der Ehepartner hat (bzw. selbst eine zu enge emotionale Bindung des einen oder des anderen zu ihm zuläßt), wenn er also die nötige Distanz und Neutralität nicht zu erhalten imstande ist, kann die unausweichliche Auseinandersetzung zwischen den Eheleuten eher zu deren weiterer Entfremdung führen: ein *negativer Ausgang* der Behandlung (Abb. 10, unterer Teil). Mitunter zeigt ein Ehepaar in der Fertilitätssprechstunde schwankende Einstellungen und möchte, daß der Arzt zu- oder abrät. Der Arzt aber weiß um die Verwicklungen des Schwangerschaftskonfliktes und wird sich daher einer eigenen Stellungnahme enthalten. Statt dessen wird er eine den Konflikt aufdeckende Gesprächsführung wählen. Hier verhält er sich also anders als in der Handhabung eines eventuellen untergründigen Konfliktes zwischen den Eheleuten.

Einige weitere ärztliche Verhaltensweisen können zu negativen Folgen führen. Allzu genaue ärztliche Vorschriften über Geschlechtsverkehr zum Zeitpunkt des Konzeptionsoptimums können die sexuelle Erlebnisfähigkeit und die Beziehung zwischen den Partnern beeinträchtigen, insbesondere bei zwanghaften Persönlichkeiten. Beim Mann kann es zu Potenzschwierigkeiten kommen. Das Paar wehrt sich oft untergründig gegen eine solche Reglementierung, und es kann zu Irritationen dem Arzt gegenüber kommen.

Die Gefahr, daß die Phantasie der an ihrem Mann enttäuschten Frau zu sehr um den Arzt kreist, wird um so leichter auftreten, wenn der Arzt seine persönliche Freude und Befriedigung über das glückliche Ereignis zum Ausdruck bringt, wenn er das weitere Gedeihen des Kindes und des ehelichen Glücks mit liebevollem Interesse verfolgt. Dieser von der dritten Person ausgehenden Gefahr wird am besten durch ein nüchternes und sachliches, gleichzeitig verständnisvolles und distanziertes Verhalten von seiten des Arztes vorgebeugt.

Im Bewußtsein seiner Macht und Möglichkeiten kann der Arzt Omnipotenzgefühle entwickeln. Die Ehepartner können das sehr wohl mehr oder weniger unreflektiert erfassen, und wiederum kann es zu Mißverständnissen und Irritationen kommen.

Wenn die Fertilitätsbehandlung nicht zu der gewünschten Schwangerschaft führt, steht das Ehepaar vor der Aufgabe, sich mit dieser neuen Situation auseinanderzusetzen. Hilfestellung bei dieser Anpassungsarbeit kann ebenfalls zum Aufgabengebiet der Fertilitätssprechstunde gehören. Der Arzt hilft dem Ehepaar, eine neue Identität zu finden; entweder indem permanente Kinderlosigkeit in einen veränderten Lebensplan eingebaut wird oder indem das Paar sich zur Adoption entschließt und die Rolle einer „sozialen Elternschaft" akzeptiert.

5.6.5 Adoption

Der Arzt ist mit dem Problem einer Adoption hauptsächlich unter 2 Umständen konfrontiert: wenn eine Frau um Interruptio bittet und beim Versagen einer Fertilitätsbehandlung. In beiden Fällen wehren sich die Patienten oft gegen eine Adoption.

Trotz der Bitte um Interruptio spielt oft ein gleichzeitiger untergründiger Kinderwunsch eine Rolle. Darum wehrt die Frau sich dagegen, das Kind zur Adoption freizugeben. Wenn das Kind schon lebt, dann will die Mutter es auch für sich selber haben, statt es abgeben zu müssen. In der Praxis stellt die Adoption daher nur selten eine Alternative zur Interruptio dar.

Das infertile Ehepaar lehnt den Gedanken an Adoption häufig ab, weil das Verlangen, die eigene biologische Substanz zu verewigen, eine Rolle spielt. Der Arzt kann hier dem Ehepaar gegenüber betonen, daß es nicht nur biologische, sondern auch soziale Elternschaft gibt. Freilich darf der Arzt diesen Rat nicht wahllos geben. Denn die tiefer Gestörten können ja gerade keine uneigennützige Elternschaft verwirklichen.

Wenn der Entschluß zur Adoption gefaßt ist, muß sich das Ehepaar auf das Kind vorbereiten. Es sind Umstellungen und Anpassungen notwendig, die ähnlich einer Schwangerschaft einen längeren Zeitraum in Anspruch nehmen.

Die zukünftigen Eltern müssen lernen, nicht ausschließlich an ihre eigenen egoistischen Interessen zu denken, sondern das Kind auch in eigenen Rechten zu akzeptieren und leben zu lassen. Die Eltern müssen sich auf die Verantwortung vorbereiten und auch darauf, daß ein Kind u.a. auch Schwierigkeiten und Enttäuschungen mit sich bringen wird. Manches Paar erlebt eine Adoption als Kränkung und will sie daher vor der Umgebung verschleiern. Das Ehepaar muß sich schon rechtzeitig darauf vorbereiten, daß das Kind eines Tages über die Adoption aufgeklärt werden muß. Es muß lernen, daß diese Aufklärung in einzelnen Schritten erfolgen kann und soll. Magische Erwartungen des Ehepaares über den Eintritt einer Schwangerschaft als Folge der Adoption sollten nicht unterstützt werden.

Eine Adoption ist psychologisch unvollständig geblieben, wenn sich nicht beide Eltern mit diesen Problemen auseinandergesetzt haben.

5.7 Schwangerschaft

5.7.1 Normale psychische Veränderungen in der Schwangerschaft

In dem Abschnitt „Schwangerschaft als Konflikt" (5.3) wurde beschrieben, daß der Gedanke an eine evtl. eintretende Schwangerschaft konflikthaft erlebt wird und mit vielen Wünschen und Ängsten einhergeht. Wenn es aber wirklich zu einer Schwangerschaft kommt, ist eine veränderte Realität eingetreten. So stellen das Erleben der antizipierten und der real eingetretenen Schwangerschaft unterschiedliche Themen dar.

Die zyklischen Veränderungen der weiblichen Physiologie betreffen nur den eigenen Körper und beinhalten keine Objektbeziehung. Indem die Frau mit diesen zyklischen Veränderungen ihrer Physiologie mitschwingt, ist sie auf die eigene körperliche Weiblichkeit ausgerichtet. In Erwartung von Partnerschaft und späterer Schwangerschaft fühlt sie sich verbunden mit Natur und Schicksal. Es ist eine jungfräuliche und eher narzißtische Ausrichtung. Schwangerschaft dagegen betrifft nicht nur die eigene Körperlichkeit. Schwangerschaft beinhaltet von vornherein auch immer Fremdes. Denn ein Teil des Mannes ist mit in den Körper hineingenommen. So ist die Psychologie der Schwangerschaft v.a. dadurch gekennzeichnet, daß die Frau nicht mehr allein steht, sondern sich mit den Aufgaben und Möglichkeiten der Dreierbeziehung konfrontiert sieht.

In *biologischer* Hinsicht treten umfangreiche körperliche Veränderungen auf. Die Genitalorgane werden aufgelockert, besser durchblutet, umstrukturiert, die veränderte hormonale Lage beeinflußt jede Zelle des Körpers, Wasser wird eingelagert, der Leib wird dick, die Brüste verändern sich. Alle diese Veränderungen führen zu reichhaltigen körperlichen Gefühlen und zu einer veränderten Wahrnehmung des Körpers. Dabei gibt die Schwangerschaft in biologischer Hinsicht vielen Frauen ein besonderes Wohlbefinden.

Andererseits stellt Schwangerschaft auch einen körperlichen Streß dar. Schon bestehende körperliche Erkrankungen können eine Verschlechterung, mitunter aber auch eine Besserung erfahren. Die Frau ist darauf vorbereitet, daß nach der Entbindung die Form der Brüste verändert bleiben kann oder daß die Bauchdecken schlaffer und durch Striae gekennzeichnet sein können.

Mit der Schwangerschaft treten auch einschneidende Veränderungen in der *Umwelt* der Frau auf. Ihre soziologische Stellung ändert sich, ihre zwischenmenschlichen Beziehungen ändern sich, mit dem Kind tritt ein neues Objekt in ihr Leben ein.

Mit der Schwangerschaft werden der soziale und oft auch der ökonomische Status verändert, freilich unterschiedlich in verschiedenen sozialen Gruppen (Arbeitsrecht, Erbschaftsangelegenheiten, Rücksichtnahmen). Zu den Unweltveränderungen gehört auch, daß Ehemann und andere Personen sich auf die Schwangere verändert beziehen, bei diesen also psychische Veränderungen auftreten. (Die Schwangere wird i. allg. von Ehemann, Eltern, Schwiegereltern, Arbeitgeber, Vermieter besonders geehrt, oder sie wird ganz im Gegenteil angefeindet. Während der Mann sie z. B. bei der Eheschließung vornehmlich unter dem Vorzeichen einer Geliebten erlebt haben mag, belebt sie in ihm jetzt eine Auseinandersetzung mit dem Bereich der Mütterlichkeit; ggf. einschließlich seiner eigenen hierher gehörenden Konflikte und Ängste.)

Die Einstellungen von Gesellschaft, Familie und auch die Religion üben einen Einfluß auf die Schwangere aus. Es werden für sie bestimmte Rollenerwartungen und Regeln festgelegt, Bewertungen spielen eine Rolle. Dabei können wechselseitig sich widersprechende Einflüsse wirksam werden. Das macht sich z. B. hinsichtlich der gesetzlichen Regelungen zum Schwangerschaftsabbruch bemerkbar. Auch die neue Fassung des Gesetzes drückt eine positive Einstellung der Gesellschaft zur Schwangerschaft aus und stellt Schwangerschaftsabbruch unter Strafe. Die Frau kann sich nun aber durch das Naturgeschehen der Schwangerschaft als Individuum überwältigt fühlen, den Naturvorgang geschehen lassen zu müssen mag sie als Erniedrigung, v. a. als erniedrigende Ungleichheit dem Mann gegenüber erleben. In der gegenwärtigen kulturellen Situation findet solch ein Aspekt innerhalb des Schwangerschaftskonfliktes eine besondere Betonung; die Frau fühlt sich zur Emanzipation aufgerufen, und sie beruft sich auf die Notstandsindikation desselben Gesetzes. In vergleichbaren Situationen fühlen sich viele Frauen einer Unklarheit ausgesetzt, ob die Gesellschaft den Abbruch duldet oder nicht. Dieser Konflikt allein erweist sich schon oft als pathogen.

Die Frau reagiert auf diese biologischen und sozialen Einflüsse, und es kommt im Verlauf der Schwangerschaft zu normalen *psychischen* Veränderungen. Diese stellen also einen fortschreitenden dynamischen Prozeß der Auseinandersetzung mit einer sich wandelnden Realität dar und unterscheiden sich daher in früher, mittlerer und später Schwangerschaft.

5.7.2 Erstes Trimenon

Es wird die Meinung vertreten, zu Beginn der Schwangerschaft habe die Frau noch kein emotional relevantes Bewußtsein dafür, daß neues Leben da ist; der Embryo sei noch kein *Objekt innerer Beziehung;* frühzeitige Interruptio sei daher psychologisch ohne größere Bedeutung.

Entsprechend wird ja auch die intrauterine Spirale – unabhängig von der Frage der wirklich zugrundeliegenden Wirkmechanismen – nicht als ein Abortivum, sondern als ein Kontrazeptivum erlebt.

Tatsächlich aber spüren viele Frauen die frühesten körperlichen Schwangerschaftsveränderungen schon bevor die Periode ausbleibt oder eine ärztliche Diagnose möglich wäre. Sofort muß die Frau innerlich Stellung nehmen: will sie schwanger sein, oder will sie es nicht? Der schon beschriebene Schwangerschaftskonflikt wird aktiviert. Damit wird die Frucht schon ganz früh zu einem psychischen Objekt, das freilich noch nicht mit persönlichen Eigenschaften ausgestattet ist. Überwiegt die Angst vor dem Kind und erwägt die Frau eine Interruptio, so stellt das erst recht die Aufnahme einer Beziehung zur Frucht dar und macht sie zu einem psychischen Objekt.

Die erste Reaktion auf Schwangerschaft ist häufig eine Befindlichkeit, die *Nausea* genannt wird. Bei einer großen Untergruppe liegt eine Befindlichkeit vor, dic schlecht in Worte zu fassen ist, am ehesten als Schwindelgefühl bezeichnet wird und die frei von Übelkeit und Brechreiz ist. Zwar neigen viele zu der Meinung, Nausea und Schwangerschaftserbrechen seien nur unterschiedliche Abstufungen einer dem Wesen nach gleichen Reaktion. Aber lange nicht alle Fälle von Schwindelgefühl gehen mit Hypersalivation, Übelkeit oder Brechreiz einher. Und lange nicht alle Fälle von Schwangerschaftserbrechen fangen mit Nausea an.

Beim ersten Gedanken an die Schwangerschaft ist die Frau oft zunächst verwirrt und fürchtet sich. Sie kann erfüllt sein von der Vorstellung, daß sie nun die Kette der Generationen fortführt. So entwickelt sie leicht ein Gefühl für Ewigkeit und Nichtigkeit, ein Erleben der eigenen Ohnmacht einer übermächtigen Natur gegenüber, Zweifel, ob ihr Wunsch nach einem Kind jetzt in Erfüllung gehen wird oder nicht. Solch ein von Zweifel durchsetztes schwindelerregendes Erleben geht in der Mehrzahl der Fälle damit einher, daß die Frau ihre Schwangerschaft einfach akzeptiert und mehr oder weniger als eine Selbstverständlichkeit hinnimmt.

Im Gegensatz dazu neigt die hingabegestörte Frau und die Frau, die in ihrem Bezug zu Natur und Schicksal Schwierigkeiten hat, zu einer betonteren Ausprägung eines Gefühls der Unausweichlichkeit. Das ist häufig der psychologische Hintergrund für eine Nausea ohne Übelkeit, also für Schwindelgefühle im Sinne eines Mikrosymptoms. Daß das schwindelerregende Ehrfurchtserleben zur Nausea führen kann, dürfte durch die Stoffwechselumstellungen erleichtert sein.

Alsbald kommt es zu einer Auseinandersetzung mit den neuen mütterlichen Aufgaben. Es kommt zu einer Belebung des Erlebensbereiches der Mütterlichkeit, d.h. es konstelliert sich ein inneres *Bild der Mütterlichkeit*. Dieses bezieht sich einerseits auf die Schwangere selber. Die Gedanken verweilen beim Nestbau, bei der Verschönerung des Kinderzimmers, beim Einkauf des Zubehörs. Es wachsen das Bedürfnis nach fürsorglicher Zärtlichkeit für das Kind und das Bedürfnis, eine nährende und pflegerische Funktion auszuüben.

Die Belebung des Bildes der Mütterlichkeit bedingt andererseits eine Auseinandersetzung mit der eigenen Mutter. Aus dem Gefühl der Hilfsbedürftigkeit heraus wird ein Verlangen nach der spendenden und versorgenden Mutter angeregt. Dabei schwebt der Frau oft mehr eine auf andere Personen gerichtete Mutterimago als die reale Mutter vor. In konkreten Fällen kann es sogar sein, daß die reale Mutter eher als Belastung erlebt wird und die Schwangere das Bedürfnis hat, daß diese gerade nicht dabei ist. Die Belebung des Wunsches nach Mutter und Mütterlichkeit kann pathologische Formen annehmen und zu erheblichen interpersonalen Verwicklungen in der Realität führen.

Indem sich mit dem Auftreten der Mutterimago auch das Bild der eigenen Weiblichkeit ändert, ändern sich häufig das sexuelle Erleben und die Beziehung zum Mann. Das *sexuelle Verlangen* kann in der Schwangerschaft zunächst zunehmen. Die Konzeptionsfurcht fällt weg, die körperlichen Schwangerschaftsveränderungen können eine genitale Reizung bewirken, der Eintritt der Schwangerschaft mag Schuldgefühle reduzieren.

Andererseits kommt es im weiteren Verlauf der Schwangerschaft zu dem noch zu schildernden psychischen Rückzug und damit häufig zu einer Abnahme des sexuellen Erlebens. Darüber hinaus legen verbreitete Vorurteile es der Schwangeren nahe, sich sexuell zurückzuziehen. Es ist aber nicht etwa so, daß das Streben nach sexueller Lust in der Schwangerschaft notwendigerweise – etwa physiologisch bedingt – abnehmen müßte.

Es genügt nicht zu fragen, ob das Streben nach sexueller Lust und die Koitusfrequenz größer oder kleiner werden. Denn vor allem verändert sich die Sexualität in der Schwangerschaft qualitativ, weil sich nämlich die Beziehung zum Mann inhaltlich verändert. Der Mann erscheint in anderem Licht, weil der Leib und das Schicksal jetzt zutiefst mit dem Vater ihres Kindes verbunden sind. Dadurch erfahren Beziehung zum Mann und das sexuelle Erleben nicht selten eine Vertiefung.

Wenn im Verlaufe der Schwangerschaft die Hilfs- und Anlehnungsbedürftigkeit größer werden, erlebt die Schwangere den Mann andererseits in zunehmendem Ausmaß auch als Versorger und Beschützer. Um aber einen guten Versorger und Beschützer zu haben, muß ihr Verhältnis zu ihm intim und persönlich sein. Sie will auch jetzt noch Sexualität; oft aber weniger aus einem Verlangen nach genitaler Lust, schon gar nicht mehr aus dem Wunsch zu empfangen, sondern um ihrem Mann nahe zu sein und um die Befriedigung zu haben, ihn zufriedenzustellen.

Bei manchen Frauen, die ihre ganze Befriedigung in der Mütterlichkeit finden, kann mit der Erfüllung des Wunsches nach Schwangerschaft alles sexuelle Interesse erlöschen, und es kommt zu ausgeprägter Frigidität und Anorgasmie. Sexualität ist für diese Frauen ohne Wert, wenn der Wunsch nach einem Kind erfüllt ist. Ein Teil dieser Frauen war zuvor im Dienste der Hoffnung auf ein Kind durchaus sexuell erlebnisfähig. Andere hatten auch zuvor schon eine gewisse Behinderung der sexuellen Erlebnisfähigkeit, die sie aber in der Hoffnung auf ein Kind überspielt hatten. Mit Eintritt der Schwangerschaft aber mag sie dann nur noch aus einem Pflichtgefühl heraus zur Sexualität motiviert sein. Ein Teil dieser Frauen schiebt die Sexualstörung auf die Pille, sobald sie diese nach der Entbindung nehmen.

Ein Teilaspekt der Mütterlichkeit ist es, daß die Frau die oralen Bedürfnisse des Kindes mitempfindet. Wenn das Gefühl aber bei den oralen Bedürfnissen des Kindes ist, werden zwangsläufig *eigene orale Impulse und Bedürfnisse mobilisiert.* Die gesunde Schwangere meint i. allg., daß sie sich jetzt etwas leisten könne, daß ihr etwas Besonderes zustehe. Lieblingsthema der Diskussion sind diätetische Vorschriften, die mal um die Kontrolle ihres gesteigerten Appetits und mal umgekehrt um das Bedürfnis nach zusätzlichen Vitaminen und Stärkungsmitteln kreisen. In der Identifikation mit dieser Bedürfnislage sagt der Volksmund im Widerspruch zu den realen Gegebenheiten, sie müsse jetzt für zwei essen.

Die Belebung des eigenen oralen Erlebens ist auch eine Reaktion auf mancherlei *Verlustängste.* Da ein Kind Geld, Zeit und Kraft in Anspruch nimmt, wird das, was für die Mutter selbst zur Verfügung steht, beeinträchtigt, und es droht der Verlust von Befriedigungsmöglichkeiten. Das Kind wird – auch, aber nicht ausschließlich – als ein *oraler Konkurrent* erlebt. Die Frau kann Verluste hinsichtlich der eigenen beruflichen Karriere befürchten. Nicht selten kommt es vor, daß eine junge Mutter befürchtet, das Kind könne ihr Verhältnis zum Mann und zum sexuellen Erlebensbereich beeinträchtigen.

Solche Verlustängste sind weitgehend Folge der vielseitigen Möglichkeiten der Frau in der urban-industriellen Gesellschaft. In einer ursprünglicheren Gesellschaftsform, in der die Rolle und die Möglichkeiten der Frau genau festgelegt sind, werden Schwangerschaft und Mutterschaft kaum irgendwelche Beeinträchtigungen der Ansprüche der Frau mit sich bringen. In der urban-industriellen Gesellschaft aber bedingen derartige Verlustängste eine erhöhte Ambivalenz dem Kind gegenüber.

Die beginnende Schwangerschaft bringt also mannigfaltige körperliche, soziale und psychische Veränderungen mit sich; bei der Frau selber und z. T. auch bei ihren Beziehungspersonen. Indem die Frau sich auf ihre neue Aufgabe einstellt, kommt es also zu einer Veränderung der gesamten Ich- und Triebkonstellation. Diese psychischen Veränderungen stellen nicht etwa eine Pathologie, sondern ganz im Gegenteil eine zweckmäßige Anpassungsleistung dar.

Beim Vorliegen einer neurotischen Persönlichkeitsstruktur aber können diese Veränderungen der Ich- und Triebkonstellation dazu führen, daß alte neurotische Konflikte mobilisiert werden und neue entstehen. So kann es zu mancherlei psychogener Symptomatik kommen.

Die psychogene Symptomatik, die der Geburtshelfer in der Schwangerschaft, unter der Geburt oder im Wochenbett zu sehen bekommt, ist so zahlreich und mannigfaltig, daß auf Einzelheiten verzichtet werden muß. Dabei ist hervorzuheben, daß es sich in der Mehrzahl der Fälle nicht um psychosomatische, sondern um psychische Störungen handelt. Eine zwanghaft strukturierte Frau kann z. B. durch den unerwarteten Eintritt einer Schwangerschaft dekompensieren, so daß es zu ängstlich-getriebenen Zuständen kommt, die ihr kaum noch ein geordnetes und planvolles Verhalten erlauben. Die Schwangere wendet sich mit diesen psychischen Störungen jedoch an den Gynäkologen und nicht an den Nervenarzt. Die wichtigsten Symptome sind in der folgenden Übersicht aufgeführt.

Psychische Symptomatik:

mangelnde Anpassung an Mutterschaft und Identitätsprobleme,
Charakterveränderungen (Launen, tyrannisches Wesen),
Impulsneurosen (Schwangerschaftsgelüste, Fettsucht, Stehlen),
Psychoneurosen und Psychosen.

Psychosomatische Symptomatik:

Beeinträchtigung des Allgemeinbefindens und Schwächegefühle,
schmerzhafte Frühschwangerschaft,
Hyperemesis gravidarum und orale funktionelle Organstörungen,
habitueller Abort.

Eine Form der mangelnden Anpassung an Mutterschaft kann darin bestehen, daß die Frau keine Beziehung zum Kind aufnehmen kann. Das Kind findet keine innere Repräsentanz. Geburt und Mutterschaft können aber auch unüberwindliche Abneigung auslösen und als tierisch und unerträglich entwürdigend erlebt werden.

Besonders häufig treten Angstzustände, depressive Verstimmungen und zwangsneurotische Symptome auf. Da diese oft in Form somatischer Korrelate geschildert werden, kann der Gynäkologe leicht eine psychiatrische Symptomatik übersehen. Stimmungsschwankungen können sich in Reizbarkeit, aber auch in Euphorie zeigen. Umgekehrt können die mit der Schwangerschaft einhergehenden Veränderungen aber auch bedingen, daß eine schon vorhandene neurotische Symptomatik nachläßt oder aufhört. Denn viele Frauen fühlen sich – weitgehend in Abhängigkeit von ihrer Schwangerschaft – körperlich und seelisch gesünder als zuvor.

Häufig finden sich eine asthenische Haltung und damit verbunden eine Beeinträchtigung des Allgemeinbefindens. Hier liegt oft eine Problematik des Selbstwertgefühls und der weiblichen Geschlechtsidentität zugrunde. Aus dem Wissen um diese Zusammenhänge heraus kann der Gynäkologe in seinen Bemerkungen wirkungsvolle Unterstützung geben.

Bei *schmerzhafter Frühschwangerschaft* (andauernde Schmerzhaftigkeit im Leib ohne Wehentätigkeit) liegt meist eine larvierte Depression zugrunde. Antidepressive Behandlung bringt prompte Hilfe.

Da ja Essen und orales Erleben bei den normalen psychischen Veränderungen in der Schwangerschaft eine große Rolle spielen, ist es nicht verwunderlich, daß auch die mannigfaltigsten psychischen oder psychosomatischen *oralen Störungen* auftreten können. Alle folgenden Symptome lassen eine Beziehung zum oralen Erleben erkennen: übermäßiger Speichelfluß, zügelloser Appetit, manchmal Heißhunger, übermäßige Gewichtszunahme oder Gelüste nach bestimmten Speisen, genau umgekehrt aber auch Appetit- und Gewichtsverlust oder Aversion gegen bestimmte Speisen, Sodbrennen, anfängliche Nausea mit dem Charakter von Übelkeit, Brechreiz und Ekel, morgendliches Erbrechen, Hyperemesis gravidarum, Stehlen in der Schwangerschaft.

Schon der äußere Aspekt zeigt, daß es sich bei dieser Gruppe von Symptomen, die übrigens oft vergesellschaftet vorkommen, um das Resultat eines Kampfes zwischen Trieb und Triebabwehr handelt. Ein Teil der Symptome, z. B. Appetitverlust, Ekel oder Aversion, resultiert daraus, daß orale Impulse sehr weitgehend abgewehrt werden. Andere Symptome wie etwa Hypersalivation, Schwangerschaftsgelüste oder Stehlen in der Schwangerschaft resultieren daraus, daß ein Teil der oralen Impulse trotz der Verdrängung manifest wird.

Zweifellos prädisponieren die Stoffwechselveränderungen der Schwangerschaft zu einem Teil derartige Funktionsstörungen. Im Extremfall, wie etwa bei der Blasenmole, mögen sie allein eine hinreichende Verursachung für das Erbrechen darstellen. Es gibt aber ganze Völkerschaften und soziale Stände, in denen Hyperemesis gravidarum praktisch unbekannt ist. Umgekehrt kann Hyperemesis bei nur vermuteter, tatsächlich aber nicht bestehender Schwangerschaft auftreten. Wie bei der Nausea stellen prädisponierende somatische Veränderungen i. allg. keine hinreichende Ursache dar. Biologische, psychologische und soziale Faktoren greifen ineinander und wirken zusammen.

Die geschilderte Belebung oraler Impulse führt normalerweise nicht zu Störungen. Auch die geschilderte orale Konkurrenz, der Interessenkonflikt zwischen Mutter und Kind, führt normalerweise nicht zu Störungen. Die gesunde Frau erlebt bewußt, daß die Bedürfnisse des Kindes mit ihren eigenen Bedürfnissen kollidieren müssen. Gerade durch dieses bewußte Wissen darum ist sie in die Lage versetzt, so planen zu können, daß alle Familienmitglieder und gleichzeitig sie selber die nötige und mögliche Befriedigung bekommen. Die gesunde Frau kann einen Ausgleich finden, der sowohl den Interessen des Kindes als auch den eigenen Interessen gerecht wird.

Die Literatur erörtert 3 hauptsächliche Faktoren, die zur Entwicklung von Hyperemesis gravidarum beitragen: Faktoren, die mit der Mutter selber, mit ihrer Haltung dem Kind gegenüber und ihrer Haltung der Umgebung gegenüber zu tun haben. Diese Faktoren können dadurch ausgedrückt werden, daß die Mutter ihre eigene Weiblichkeit zurückweist, daß sie ambivalente Gefühle dem Kind gegenüber entwickelt, oder auch durch ihre Angst, selber zurückgewiesen und verlassen zu werden.

Eine bestimmte Gruppe von oral gehemmten Frauen aber wird mit der oralen Konkurrenz von seiten des Kindes nicht fertig. Eine in ihrer eigenen Appetenz und Genußfähigkeit gehemmte Frau, die außerdem noch durch Opferhaltung, Bescheidenheitshaltung und mangelnde Selbstbehauptung charakterisiert ist, kann mit den erwarteten oralen Ansprüchen des Kindes nicht adäquat fertig werden. In Antizipation der eigenen oralen Frustration kommt es bei der werdenden Mutter zu einer Mobilisierung ihrer gehemmten Appetenz. Je nachdem, ob die so mobilisierten oralen Impulse mehr zur Abfuhr kommen oder mehr abgewehrt werden, kann es zu einem der genannten Symptome aus der Reihe der oralen Funktionsstörungen kommen.

Diese psychischen Faktoren stehen in engem Zusammenhang mit den soziokulturellen Faktoren, die das Auftreten von Hyperemesis gravidarum begünstigen. In vielen ursprünglichen asiatischen und afrikanischen Völkerschaften ist Hyperemesis gravidarum praktisch unbekannt. Rolle und Möglichkeiten der Frau sind hier auch genau festgelegt, so daß ein Kind höchstens eine geringe Beeinträchtigung der oralen Ansprüche der Frau mit sich bringen kann. Sobald dieselbe Familie aber in eine der großen Städte des Landes zieht, tritt Hyperemesis gehäuft auf. Denn in der urban-industriellen Gesellschaft sieht die Frau die Möglichkeiten einer größeren persönlichen Bewegungsfreiheit, und sie ist einem größeren oralen Angebot ausgesetzt; ein Kind beeinträchtigt auf einmal ihre eigenen Befriedigungsmöglichkeiten. Ähnliche Dinge gelten für soziologische Unterschiede. In den reichen Familien des feudalistischen Indiens war Hyperemesis praktisch unbekannt. Auch hier ist die Rolle der Frauen so festgelegt, daß diese ohnehin nur beschränkt eigenständigen Lebenszielen nachgehen können, in deren Verfolgung ihnen vielleicht das Kind Opfer abverlangen würde. Die arme Frau auf der Straße der indischen Großstadt aber hat alle Veranlassung, bei einem neuen Kind um ihre eigene Ernährung besorgt zu sein. Gerade in diesen Schichten aber ist Hyperemesis äußerst verbreitet.

Die bislang so rätselhaft erscheinende epidemiologische Verteilung der Hyperemesis gravidarum findet also durch den psychologischen Befund eine zwanglose Erklärung. Das Auftreten der oralen Funktionsstörungen in der Schwangerschaft kann nur durch das Ineinandergreifen von biologischen, psychologischen und sozialen Faktoren hinreichend erklärt werden. Darüber hinaus gilt ganz allgemein, daß Frauen, die unbewußte Konflikte bezüglich ihrer Schwangerschaft haben, zu einer vermehrten Symptomatik während der Schwangerschaft neigen.

Spontanabort und auch habitueller Abort – mindestens 3 aufeinander folgende Spontanaborte – können durch verschiedene organische Schädigungen ausgelöst werden. Wenngleich klinische Beobachtungen immer wieder zu der Frage führen, ob es nicht auch Fälle von psychogenem Abort gibt, ist diese Frage bislang wissenschaftlich unentschieden. Wohl aber gibt es Fälle von *psychogenem habituellen Abort* mit typischer Persönlichkeitsstruktur, typischer Konflikthaftigkeit und Heilerfolg bei bestimmter psychologischer Führung.

Während die Frau mit dem oralen Symptomenkomplex nicht mit den vom Kind ausgehenden Ansprüchen zurechtkommt, hat die Frau mit psychogenem habituellen Abort ein Problem mit dem gefühlshaften Aspekt der Mütterlichkeit, mit liebevoller Zuwendung und Geborgenheit. Diese Frauen haben in der eigenen Kindheit von ihrer gefühlsarmen Mutter nicht genügend Liebe, Geborgenheit und Mütterlichkeit erfahren, um jetzt selber ein Gefühl der Mütterlichkeit entwickeln und an das Kind weitergeben zu können. Frauen mit habituellem Abort haben in ihrer eigenen Kindheit Zurückweisung erfahren. Daher neigen sie dazu, später ihre eigene Schwangerschaft zurückzuweisen. Auch die Beziehung zu dem i. allg. als schwach erlebten Vater war beeinträchtigt. In Identifikation mit einem untauglichen Vater und einer gefühlskalten Mutter zeigen die Frauen mit habituellem Abort fast immer Störungen des sexuellen Erlebens und eine Unsicherheit in der eigenen weiblichen Rolle. Sie haben auch dem Mann und anderen Bezugspersonen gegenüber Schwierigkeiten, eine positive Gefühlsbeziehung zu geben oder zu akzeptieren.

Es ist nicht klar, auf welchen pathogenetischen Wegen diese Gefühlsbefindlichkeit zum Abort führt. Wenn der Arzt aber trotz der diesbezüglichen Behinderungen und Ängste der Patientin während häufiger Vorsorgeuntersuchungen eine Atmosphäre der freundlichen Fürsorglichkeit schafft, können Frauen mit habituellem Abort in bis zu 80% der Fälle auf einmal doch ein Kind austragen. Clyne (1972) beschreibt die Haltung des Arztes mit „tender loving care". Die Physiologie der Schwangerschaft wird also innerhalb einer interpersonalen Beziehung, die durch Verständnis, Geduld und Interesse gekennzeichnet ist, günstig beeinflußt.

Wie bei der Frau mit Hyperemesis liegt nicht einfach eine Ablehnung der Schwangerschaft vor, sondern eine ambivalente Gefühlseinstellung. Einerseits wünscht sie ihr Kind, schon allein zur Bestätigung der eigenen Weiblichkeit, andererseits fühlt sie sich der Aufgabe aber nicht gewachsen.

Sowohl bei der Hyperemesis gravidarum als auch beim habituellen Abort und anderen Symptomen in der Schwangerschaft sollte nicht etwa aufdeckende Psychotherapie durchgeführt werden. Die Schwangerschaft wird dadurch nur erschwert. Wohl aber geht der Arzt, der die Konflikte der Patientin erkennt, in seinem Verhalten und in seinen Bemerkungen direkt in einer unterstützenden Art und Weise auf diese Konflikte ein.

Ähnliches gilt für die typischen *Besorgnisse,* die in der Schwangerschaft häufig geäußert werden:
Sorge um die richtige Nahrungsaufnahme, Sorge der Frau, sie könne zu fett werden;
Sorge um ihr allgemeines Aussehen;
Sorge, der Mann könnte das sexuelle Interesse an ihr verlieren, ja sie vielleicht verlassen;
Sorge, der Sexualverkehr könne dem Kind schaden und evtl. zum Abort führen;
Sorge, das Kind könne krank oder mißgebildet werden;
Angst vor Schmerz oder gar Verletzung bei der Geburt.

Über die psychologischen Implikationen der sich ausweitenden Möglichkeiten einer *pränatalen Diagnostik* liegen bislang keine Erfahungen vor. Erwähnt sei daher nur der Sonderfall jener Frauen, die irrational und unbeirrbar von dem Gedanken besessen sind, daß ihr Kind geschädigt sein könnte und die darum hartnäckig auf eine pränatale Gendiagnostik drängen, obgleich objektiv keinerlei Risikofaktoren vorliegen. Wenn eine solche Frau unter 35 Jahre alt ist, ist aber eine pränatale Diagnostik nicht unbedenklich. Denn dann ist der eventuelle Schaden durch die Abnahme des Fruchtwassers prozentual größer als die Zahl der statistisch zu erwartenden Fälle mit Genschaden. Entsprechendes gilt auch für die neue Methode der Chorionzottenbiopsie.Darüber hinaus ist von einer Genuntersuchung im Falle irrationaler Ängste auch kein beruhigender therapeutischer Effekt zu erwarten. Neurotische Ängste stammen ja gerade nicht aus der Realität und können darum auch nicht durch eine Konfrontation mit der Realität beruhigt werden. Mit der Angst vor einer Mißbildung übertönt die Frau z. B. nicht selten eigene Impulse und Wünsche, die angsterregende Leibesfrucht zu schädigen. Eine solche Beunruhigung ist aber durch die Konfrontation mit einem negativen Untersuchungsergebnis nicht zu beruhigen.

5.7.3 Zweites Trimenon

Während das 1. Trimenon vornehmlich charakterisiert ist durch eine Ausdehnung der psychischen Bezüge auf neue Objekte, Aufgaben und Aussichten, also durch eine Ausweitung nach außen, geht es fortan um einen scheinbaren Rückzug nach innen, in Wirklichkeit um eine Konzentration der psychischen Kräfte.

Die körperlichen Veränderungen werden deutlicher. Amenorrhö, Pigmentation, Striae, Vergrößerung der Brust und des Abdomens verändern das Körperbild. Die Frau hat die Aufgabe, sich mit ihrem veränderten Körperbild auseinanderzusetzen.

Die Schwangere kann jetzt den wachsenden Uterus über der Symphyse selber ertasten, und sie spürt die Bewegungen des Kindes. So nimmt sie sinnenhaft wahr, daß ihr Kind ein gesondertes Wesen ist. Sie weiß, daß sie ihrem Kind das Leben geben wird, ahnt aber schon die Aufgabe, daß sie eines Tages das Kind dem Leben wieder hergeben muß. Gleichzeitig stattet sie das Kind in ihrer Phantasie zunehmend mit individuellen Zügen aus, d. h., sie nimmt eine persönlichere Beziehung zu ihm auf.

Manche Geburtshelfer wollen diese Anpassung an das Kind fördern und lassen die Frau daher mittels eines Ultraschallgeräts die kindlichen Herztöne hören. Bisweilen demonstriert der Geburtshelfer der Frau auch die kindlichen Herzaktionen und die Kindsbewegungen im Ultraschallbild. Die Schwangere reagiert in der Regel beglückt. Gerade bei ambivalenter Einstellung und wenn die Frau in der Aufnahme einer Beziehung zum Kind zögert, kann das Hören der Herztöne eine Hilfe darstellen. Der Arzt weiß aber, daß gleichzeitig auch Konflikte und Ängste mobilisiert werden können, die er durch ein vorsichtiges Eingehen auf die Patientin helfend beeinflussen kann. Bei Abortus imminens it es ungünstig, wenn die Frau die Herztöne hört. Ultraschalluntersuchung mag dem Dopton vorzuziehen sein. Wenn die Frucht nämlich abstirbt, können der Verlust um so schwerer erlebt und evtl. Schuldgefühle gefördert werden.

Die zunehmende Sinnenhaftigkeit dieser Veränderungen macht es der Schwangeren immer deutlicher, daß sie nicht über sich selber verfügen kann, daß sie einem unausweichlichen Naturgeschehen gegenübersteht. Sie kann dann nur und sie muß sogar warten.

So bereitet die Schwangere sich in zunehmendem Ausmaß innerlich auf die zukünftigen Aufgaben von Entbindung und Mutterschaft vor. Dabei zieht sie sich von manchen äußeren Interessen zurück. Es kommt zu einer Belebung von Phantasie und inneren Bildern, zu einer gewissen verträumten Einengung und Reduktion der Bewußtseinslage. Damit kommt es zu einer veränderten Beziehung zum Mann, zu den Eltern, den schon vorhandenen Kindern. (Oft wird die Beziehung zum Mann distanzierter, wogegen der Mutter gegenüber Abhängigkeitsgefühle mobilisiert werden können.) Die Schwangere wird empfindlicher, sie mag überschießend reagieren, die Affektkontrolle nimmt oft ab. Diese Lockerung von Ich und Bewußtseinslage hängen auch damit zusammen, daß die innere Beziehung zu dem Naturvorgang so stark wird, daß alles andere verblaßt.

In Anbetracht dieser Einengung des seelischen Erlebens ist es richtig, von Rückzug und von einer physiologischen Tendenz zur Introversion zu sprechen. Gleichzeitig aber wird die Frau typischerweise zielstrebiger und kräftiger in allen Dingen, die das Kind und die Vorbereitung auf das Kind betreffen. Wenngleich Ich- und Trieborganisation formal gesehen lockerer werden, so findet in Wirklichkeit eine Konzentrierung der psychischen Kräfte auf die zu vollbringende Leistung hin statt. Die Umstrukturierung von Ich- und Trieborganisation stellt eine Anpassungsleistung dar. Es ist daher eher irreführend, von einer Ich- und Triebregression zu sprechen.

Immerhin gehen diese psychischen Veränderungen doch mit einer gewissen Ich-Schwäche einher. Viele der für das 1. Trimenon erwähnten Symptome erfahren daher nicht selten eine Intensivierung. Das gilt insbesondere für die psychoneurotischen Symptome und für die Angstbereitschaft.

Dabei führt oft das Gefühl, nicht über sich selber verfügen zu können, zu Fehlanpassung und Psychopathologie. Aus offener oder unterdrückter Rebellion heraus kann es zu interpersonalen Schwierigkeiten mit dem Mann und anderen Bezugspersonen kommen. Die erhöhte Empfindlichkeit und Affektlabilität können ein pathologisches Ausmaß annehmen.

Frauen, die im 1. Trimenon keine Schwierigkeiten hatten, können in der Auseinandersetzung mit den aufgezeichneten Aufgaben und Konflikten jetzt auf einmal Ermüdungserscheinungen zeigen. Es kann zur Abnahme von vitalem Antrieb, von Arbeits-, Liebes- und Konzentrationsfähigkeit, zu depressiver Reaktion kommen. Infolge von Erfülltheitsgefühlen kann die Schwangerschaft aber auch genau umgekehrt die Überwindung von Depression mit sich bringen. Da diese Erfülltheitsgefühle im Falle depressiver Frauen leicht mit illusionären Erwartungen verbunden sind, ist die Besserung oft nicht von Dauer.

Ab Ende des 2. Trimenons kann es zu einer EPH-Gestose kommen. Hier besteht selbst in somatischer Hinsicht noch weitgehende Unklarheit über Ätiologie und Pathogenese. Nach der klinischen Erfahrung können jedoch auch psychosoziale Faktoren eine wichtige Rolle spielen. Dabei ist es eine offene Frage, ob psychosoziale Faktoren die Krankheit verursachen oder nur modifizieren und verschlimmern können.

Die Literatur beschreibt so unterschiedliche psychosoziale Faktoren, daß man diesen eine unspezifische Rolle zuschreiben möchte. Es fragt sich, ob nicht der entscheidende Faktor eher in der Persönlichkeitsstruktur liegt. Eicher et al. (1973) erörtern, inwieweit orale Störungen, z. B. übermäßiges Essen bei oraler Gehemmtheit, oder aufgestaute ärgerlich aggressive Befindlichkeiten eine ätiolgische Rolle spielen. Bei schon vorhandener EPH-Gestose können zusätzliche psychosoziale Belastungen zu einem Dauerhypertonus führen. Das ärztliche Gespräch kann hier wirksame Entlastung bringen.

5.7.4 Letztes Trimenon

Im letzten Trimenon stehen körperliche Probleme im Vordergrund. Mit Zunahme der körperlichen Veränderungen gerät die Frau in einen Zustand verstärkter Spannung. Obwohl die Schwangerschaft normalerweise mit umsorgenden Gefühlen für das Kind einhergeht, wird der Zustand gegen Ende, wenn die Frau sich z.B. nicht mehr richtig bücken kann, beschwerlich. Fast alle Frauen neigen nun zu dem ungeduldigen Gedanken: „Jetzt ist es genug, ich habe es satt, ich will das nun raus haben". Derartige ärgerlich und aggressiv getönte Gefühle richten sich jedoch auf den Zustand, nicht auf das Kind.

In Erwartung der Entbindung fühlt die Frau ein vermehrtes Bedürfnis nach Schutz und Geborgenheit. Arbeitsschutzbestimmungen und soziale Rücksichtsnahmen kommen dem entgegen. Häufig entwickelt die Frau vermehrte Abhängigkeitsgefühle. Das kann mitunter bei einem Mann, der es gewohnt ist, sich in einer eher abhängigen Weise an seine Frau anzulehnen, zu Schwierigkeiten führen.

Abdominale Schmerzhaftigkeit in der Spätschwangerschaft (seltener als schmerzhafte Frühschwangerschaft) spricht ebenso wie letztere oft gut auf eine antidepressive Behandlung an.

Das Verlangen nach sexueller Lust nimmt in vielen Fällen ab, und der Geschlechtsverkehr wird unbequemer. Die Hochschwangere möchte aber i. allg. dennoch Koitus haben, schon allein, um sich der Gemeinsamkeit mit dem Mann zu vergewissern. Es gibt keine hinreichende Begründung für die weitverbreitete Überzeugung, daß 6 Wochen vor der Entbindung Enthaltsamkeit zu üben sei. (Keine Infektionsgefahr, wohl aber evtl. Seitenlagerung zu empfehlen.) Der Arzt soll hier entängstigend wirken.

5.8 Die Geburt

Das Erleben der Gebärenden ist von den äußeren Bedingungen in Geburtshilfe und Kreißsaal und damit von soziokulturellen Faktoren abhängig. Die Geburtshilfe richtete sich z.B. ursprünglich an der Geburtsmechanik aus, wurde dann mit der Ausrichtung auf die natürliche Geburt stärker psychologisch und präventiv orientiert und betont heute Monitor und Anästhesiologie. In der Bundesrepublik ist die Hausgeburt eine Seltenheit geworden, während sie in Nachbarländern mit ähnlicher wirtschaftlicher Struktur gepflegt wird. Das Erleben der Gebärenden ist davon mitgeprägt, daß sie von derartigen vorgegebenen Bedingungen abhängig ist, aber keinen Einfluß darauf nehmen kann.

5.8.1 Normale psychische Veränderungen unter der Geburt

Andererseits stellen die normalen psychischen Veränderungen unter der Geburt einen weitgehend autonomen Prozeß dar. Die verstärkte Spannung der letzten

Schwangerschaftswochen kulminiert mit Wehenbeginn im Einsetzen der Eröffnungsperiode. Das Gefühl ist davon beherrscht, daß es jetzt kein Ausweichen mehr gibt. Im Vordergrund steht ein dranghaftes Erleben: die Tätigkeit des Gebärens fängt mit getriebener Erregung und vermehrter Motorik an.

Die normale Psychologie und damit auch Physiologie des Gebärens ist durch die Gleichzeitigkeit von austreibenden und aktiv zurückhaltenden Impulsen gekennzeichnet, die in einem dynamischen Gleichgewicht stehen. Die Frau muß das Geburtsobjekt in schwerer Arbeit und ungeachtet ihrer Schmerzen herauspressen. Der Einsatz von Kraft und Arbeit entgegen einem Widerstand geht mit einem gewissen aggressiven Affekt einher, den man als ärgerlich getönte Arbeitsstimmung bezeichnen kann. Das genaue sprachlich Erfassen des Affekts ist dadurch erschwert, daß das Wort Aggressivität leicht den Beigeschmack von Destruktion hat, während die Affektlage der gesunden Gebärenden ganz im Gegenteil durch eine konstruktive Stimmung gekennzeichnet ist. Ärger unter der Geburt, der in Maßen bleibt, ist also als eine physiologische Erscheinung aufzufassen und fördert den Geburtsverlauf. Sobald die schwere Geburtsarbeit aber beendet ist, hört man nur noch zärtliche und keine ärgerlichen Worte mehr.

Die Tätigkeit des Gebärens erfordert umgekehrt aber auch die Fähigkeit, den Willen des Ich zurücktreten und die Autonomie des Naturvorganges gewähren lassen zu können. Bei aller Arbeitsstimmung muß die Gebärende gleichzeitig auch den Fortschritt der Wehen und der Gebärphysiologie in einer mehr passiven Einstellung geschehen lassen können. Freilich ist eine solche Hingabe in Wirklichkeit eine aktive psychische Leistung und nicht reine Passivität. Die Frau muß die psychologische Leistung vollbringen, aktive und passive Impulse gleichzeitig gewähren zu lassen und in einem ausgewogenen Gleichgewicht halten zu können.

Die Gebärende fühlt sich dem unausweichlichen Naturgeschehen wehr- und hilflos ausgeliefert. So ist die Entbindung durch existentielle Angst, oft durch Todes- und Schicksalsangst gekennzeichnet. Dabei empfindet manche Primipara ein größeres Ausmaß ängstlicher Ungewißheit als eine Multipara, die aus günstiger Vorerfahrung gelernt hat.

Mit fortschreitender Entbindung werden Bewußtseinslage und Wahrnehmung verändert. Manche Dinge werden kaum wahrgenommen, andere Dinge – ob z.B. bestimmte Personen dabei waren oder nicht – werden später kaum erinnert. Wiederum andere Details werden dagegen um so schärfer festgehalten, nicht selten jedoch inhaltlich verzerrt.

Wenn Ich-Identität und Bewußtseinslage zurückgehen und wenn das rationale Denken zurücktritt, wird die Macht der inneren Bilder größer. Das Unbewußte wird bewußtseinsnäher und übernimmt oft die Führung, die Selbstkontrolle wird beeinträchtigt, Individualität, Selbständigkeitsbedürfnisse und kultureller Überbau werden teilweise reduziert. Diese Veränderungen werden häufig als Ich-Regression beschrieben. Ein solcher Begriff ist aber eher irreführend. Denn es ist ja eine zweckdienliche Anpassung, also eine hohe Ich-Leistung, wenn sich die Bewußtseinslage weitgehend auf die Dominanz des Naturvorganges einschwingt.

Unter der Geburt fühlt sich die Frau in Not, und sie ist ja auch wie ein Kind auf Hilfe von außen angewiesen. So hat sie das Bedürfnis nach einer helfenden Mutterfigur, nach Hautkontakt, Zärtlichkeit und Zuwendung. Ebenso hat sie das Bedürfnis nach einer starken und führenden Person. Geburtshelfer und Hebamme müssen diese beiden unterschiedlichen Funktionen sowohl akzeptieren als auch ausüben können. Mitunter müssen sie sich dabei wechselseitig ergänzen, indem der Arzt die eine, die Hebamme die andere Rolle übernimmt. Die Ich-Veränderungen fördern die Lenkbarkeit der Patientin. Häufig wird die Hebamme in Erfüllung dieses vertrauensvollen Wunsches als eine gute Mutterimago erlebt. Die persönliche Vorgeschichte beeinflußt aber die inhaltliche Ausgestaltung der auftauchenden Mutterimago. Frauen, die z.B. durch eine versagende, mächtige oder verwöhnende Mutter unselbständig gemacht worden sind, können die notwendige Aktivität unter der Geburt mitunter nicht aufbringen, und sie haben statt dessen unrealistische Erwartungen an die Umgebung. Hier taucht dann leicht das Bild einer versagenden und bösen Mutter auf, und die Frau hat das ärgerliche Gefühl, nicht zu bekommen, worauf sie einen Anspruch hat. Aus dieser Enttäuschung stammt der entsprechende weit verbreitete Ruf, den Hebammen in Kauf nehmen müssen.

5.8.2 Normales und pathologisches Gebärverhalten

Geburtshilfliche „Diagnosen" wie etwa „fetal distress", verzögerter Geburtsverlauf, Geburtsstillstand, Dystokie, fehlerhafte Einstellung des Kopfes, Fieber unter der Geburt unterscheiden sich in 2facher Hinsicht von dem, was man üblicherweise in der Medizin unter einer Diagnose versteht. Erstens wird nicht das Vorliegen einer bestimmten Krankheit diagnostiziert, sondern es wird festgestellt, daß Umstände eingetreten sind, die einer Indikationsstellung, einer Handlungsanweisung an den Arzt gleichkommen. Wenn man aber das zugrundeliegende pathologische Geschehen diagnostizieren wollte, müßte man zweitens in vielen Fällen nicht eine organische Störung oder eine Störung der Organphysiologie benennen, sondern ein gestörtes Erleben und Verhalten unter der Geburt.

Die Medizin studiert die physiologischen Vorgänge gerne so, als wenn diese ein in sich geschlossenes System innerhalb eines isolierten Organismus darstellten. In Wirklichkeit wird der Ablauf vieler physiologischer Vorgänge aber von Affekten, d.h. von der interpersonalen Situation modifiziert. Eine solche interpersonale Sicht, die uns für die Lustphysiologie und für die funktionellen Sexualstörungen zunehmend geläufiger wird, gilt auch für die Geburt. Die Innervation der austreibenden und zurückhaltenden Muskulatur kann nämlich von Affekten modifiziert werden, und dann kann ein gestörtes Gebärverhalten zu Gebärstörungen führen.

Das *angsterfüllte Gebärverhalten* ist durch unkoordiniertes und lautes Gesamtverhalten, durch Schreien und Strampeln, durch den planlosen und unzweckmäßigen Einsatz der oft verkrampften Muskulatur gekennzeichnet. Die Frau macht alles falsch, sie ist zu einer Kooperation mit Arzt und Hebamme nicht fähig. Sie kann z.B. viel zu früh mitpressen, wenn der Kopf noch lange nicht tief genug steht.

Der Begriff eines Angst-Spannungs-Schmerz-Syndroms hat sich praktisch als nützlich erwiesen. Denn er führte zu den Vorbereitungskursen für Schwangere, die darauf abzielen, durch Befreiung von Angst und Spannung schmerzärmere und weniger pathologische Geburtsverläufe, die sog. natürliche Geburt zu erzielen. Der Begriff des Angst-Spannungs-Schmerz-Syndroms stellt aber eine unzulässige Verallgemeinerung dar und verbirgt, daß andere Formen gestörten Gebärverhaltens nicht das somatische Korrelat von Angst, sondern von andersartigen Impulsen darstellen.

Zwar mögen diese andersartigen Impulse als Reaktion auf untergründige Ängste und Befürchtungen auftreten. Dennoch ist das gestörte Gebärverhalten in diesen Fällen nicht das direkte somatische Korrelat zu Angst, sondern ein Korrelat zu eben jenen anderen Impulsen.

Wir sprechen von *retentivem Gebärverhalten,* wenn die biologisch notwendigen zurückhaltenden Impulse ein pathologisches Ausmaß annehmen. Eine zurückhaltende Kraft kann durch den Einsatz von Beckenboden-, Bauch-, Extremitäten-, Atem- und Rektummuskulatur erzeugt werden. Der Beckenboden wird angespannt, die Oberschenkel zusammengekniffen, der Bauch rausgestreckt, das Gesäß wird mitunter angehoben, so daß die Frau mit Fuß und Waden entgegenstemmen kann. Durch eine bestimmte Atemtechnik kann das Diaphragma in der Inspirationsstellung gehalten werden, so daß die Atmung erschwert ist und eine Sogwirkung resultiert. Es handelt sich um eine relativ bewußtseinsnahe Verhaltensweise, und darum ist der Uterus nicht mit einbezogen.

Retentives Gebärverhalten kann die Folge von Angst vor dem Austreten des Kopfes sein. Es kann sich auch um den Ausdruck von Trotz und Widerspenstigkeit handeln. Ein retentives Gebärverhalten kann auf dem untergründigen Wunsch beruhen, das Kind ganz für sich zu behalten, ohne es mit der Umwelt teilen zu müssen. In retentiven Impulsen kann die Frau sich auch gegen den Zwang auflehnen, der von Natur und Schicksal ausgeht. Gerade solche Aufbegehrungstendenzen gegen die Einschränkungen, die das weibliche Dasein mit sich bringt, können in besonderem Ausmaß das Verhalten unter der Geburt bestimmen.

Das *ärgerliche Gebärverhalten* der aggressiv gehemmten Frau kann zu einer Unterform von Rigidität des Muttermundes führen. Die soeben geschilderte ärgerlich getönte Arbeitsstimmung behindert den Gebärvorgang nicht, sondern fördert ihn eher und geht mit einer weichen Eröffnung des Muttermundes einher. Wenn die Frau aber aus ihrer Persönlichkeitsstruktur heraus im Erleben ärgerlich-aktiver Befindlichkeiten gehemmt ist, ist auch der physiologische Vorgang der Geburt behindert, und es kommt nicht zur weichen Eröffnung des Muttermundes. Das Verhalten unter der Geburt ist dann durch einen Ärger gekennzeichnet, der aber infolge der aggressiven Gehemmtheit nicht richtig bewußt wird und damit auch nicht abgeführt werden kann, sondern als untergründiger und unentfalteter Ärger weiter schwelt. Von den mannigfachen klinischen Manifestationen sei lediglich jenes vorwurfsvolle Leiden erinnert, das mit unwilligem Stöhnen einhergeht. Oft sind diese Frauen unter der Geburt mürrisch und verdrießlich, auch widerspenstig.

Bei dem *perfektionistischen Gebärverhalten* und beim *rational gesteuerten Gebärverhalten* wird die Frau mit den Problemen um Aktivität, Passivität, Hingabe und Reduktion von Willen und Bewußtseinslage nicht fertig. Gerade das perfektionistische Gebärverhalten ist mit seinen verschiedenen Manifestationen von großer praktischer Bedeutung. Seine verschiedenen Manifestationen würden wie das ängstliche, das ärgerliche und das retentive Gebärverhalten eine gesonderte breitere Darstellung erfordern.

Das Gebärverhalten kann durch einen *Mangel an jeglicher Aktivität* gekennzeichnet sein. Unter anderem mangelt es an einem einsatzbereiten Mitarbeiten mit Arzt und Hebamme.

In manchen Fällen von Sturzgeburt fällt auf, daß die Persönlichkeitsstruktur durch einen *Mangel an retentivem Erleben und Eigenwillen* gekennzeichnet ist. Es stellt sich die Frage, ob diese Behinderung in der Persönlichkeitsstruktur die Ursache dafür ist, daß diese Frauen auch unter der Geburt das notwendige retentive Erleben und Verhalten nicht aufbringen können.

Das *kontaktarme und gleichzeitig ratlose Gebärverhalten* ist für manche schizoid strukturierte Frauen typisch.

Schließlich kann die hysterisch strukturierte Frau eine *planlose Aktivität* unter der Geburt zeigen, die keine direktc Manifcstation von Angst ist.

Ein *ungestörtes,* also der Situation angepaßtes und kooperatives *Gebärverhalten* zeigen am ehesten diejenigen Frauen, die ein gewisses Ausmaß von Angst und ärgerlich getönter Arbeitsstimmung bewußt erleben können, die abwechselnd Passivität und Aktivität fertigbringen können, die es akzeptieren können, sich dem Naturgeschehen hinzugeben, und die eine Reduktion von Wille und Bewußtseinslage hinnehmen können. Mitunter gibt es sogar ein ausgesprochen zufriedenes und trotz Angst und Schmerz freudvoll getöntes Gebärverhalten. Dabei handelt es sich nicht etwa um Frauen mit einem überwertig mütterlich gefärbten Bild der eigenen Weiblichkeit, sondern um diejenigen Frauen, deren Bild der eigenen Weiblichkeit auch auf den Partner bezogen ist. So sprechen diese Frauen auch im Kreißsaal nicht nur von Mutterschaft und Kind, sondern auch von ihrem Mann.

5.8.3 Störungen von Organfunktionen unter der Geburt

Bei dem gestörten Gebärverhalten sind die Organfunktionen selbst nicht gestört. Unter dem Einfluß von Affekten und ZNS kommt es lediglich zu einem unkoordinierten Einsatz der quergestreiften Muskulatur von Bauchdecken, Beckenboden, Atmung, Extremitäten, so daß das Zusammenspiel der austreibenden und rückhaltenden Kräfte gestört ist und Indikationen zum ärztlichen Eingreifen resultieren.

Es kann aber auch zu Störungen der Wehentätigkeit oder anderer physiologischer Funktionen kommen: Störungen des Einsetzens der Wehentätigkeit, der zeitlichen oder örtlichen Koordination der Wehentätigkeit, hypotone oder hypertone Wehenstörungen, Aussetzen der Wehentätigkeit, die schon erwähnte Rigidität des Muttermundes, Rigidität des Bindegewebes, Spastizität der Muskulatur und Kontrakturen des Beckenbodens, Retraktionsstörungen, Atonie post partum. Aus derartigen Störungen physiologischer Funktionen können die unterschiedlichsten klinischen Erscheinungen resultieren wie etwa Frühgeburt, Übertragung, Sturzgeburt, protrahierte Eröffnung, primäre und sekundäre Wehenschwäche, korporale oder zervikale Dystokie etc.

Der Komplex der psychogenen Störung bestimmter Organfunktionen ist weitgehend unerforscht, hauptsächlich weil der Geburtshelfer es noch nicht hinreichend gewohnt ist, das körperliche Geschehen mit bestimmten Affekten und Impulsen zu korrelieren. Auch hier hat sich der anfangs so nützliche Begriff eines Angst-Spannungs-Schmerz-Syndroms auf lange Sicht eher als ein Nachteil erwiesen: Indem gestörtes Erleben einerseits und die körperliche Störung andererseits nicht begrifflich unterschieden werden, deckt der Begriff die eigentliche Frage zu. Auch deckt die einheitliche Therapie die Frage zu. Denn wieso sollte der Geburtshelfer mühsam verschiedene psychogene Gebärstörungen unterscheiden, wenn die Therapie allemal lediglich in suggestiv herbeigeführter Entspannung bestehen soll?

Bei gestörtem Gebärverhalten sind die pathologischen Affekte realtiv bewußtseinsnah, und sie wirken über das ZNS. Bei den Funktionsstörungen sind die Konflikte und die störenden Affekte meist bewußtseinsferner, und sie wirken weitgehend über das autonome Nervensystem.

5.9 Das Wochenbett

Das Wochenbett ist zunächst durch Erschöpfung und Ruhe nach dem Streß der Entbindung gekennzeichnet. Die Frau ist befreit von der Last der Schwangerschaft. In sozialer Hinsicht ist sie entlastet von ihren Verpflichtungen dem Mann, dem Haushalt, dem Beruf gegenüber, uns sie ist noch nicht belastet mit den konkreten Aufgaben gegenüber dem Kind. Indem das Wochenbett aber durch umfangreiche anatomische und physiologische Umstrukturierungen und Umstellungen gekennzeichnet ist, stellt es selbst einen erneuten biologischen Streß dar.

Nach den ersten Tagen der Erschöpfung erlebt die Schwangere in der Regel einen doppelten Verlust. Das Kind ist jetzt nicht mehr lediglich im Erleben und in der Phantasie sowie als eine Hoffnung da, sondern vielmehr als äußere Realität und endgültig. Es zeigt von nun an eigenständige Reaktionen und Forderungen, und es konstelliert damit von sich aus Veränderungen in seinem Umfeld. Die schönen Schwangerschaftsphantasien sind jetzt durch die triviale Realität ersetzt. Die Frau hat aber nicht nur eine Phantasie, sie hat auch körperlich etwas verloren: „Im Leib habe ich etwas gehabt, jetzt ist es da leer ... Allein bin ich unvollständig, nur mit dem Kind bin ich vollständig."

Dieser doppelte Verlust macht es verständlich, daß manche Mutter dem Kind gegenüber zunächst eine gewisse emotionale Leere und manchmal auch eine Desillusionierung erlebt; ein Erleben, das nicht selten in den sog. Jammertag eingeht.

Häufig fängt die Schwangerschaft mit einem Schwindelgefühl bzw. einem Gefühl schwindelerregender Feierlichkeit an. Indem der Jammertag meist als grundlos und unfaßbar beschrieben wird und ebenfalls mit einer gewissen feierlichen Stimmung einhergeht, zeigt er eine korrespondierende Befindlichkeit. Die Schwangerschaft fängt häufig mit einem Gefühl von Ehrfurcht und Schwindel an und hört, wenn sie dem Alltag wieder Platz macht, mit einem Jammertag auf. Mitunter hat der Jammertag einen Anflug von leichter Depression nach vollbrachter Leistung, vergleichbar der Befindlichkeit mancher nach einem bestandenen Examen.

Das Erleben eines Verlustes bleibt jedoch eher untergründig, und das Befinden der jungen Mutter ist davon beherrscht, daß sie eine bereichernde intime Zweierbeziehung mit dem Kind aufbaut. Die Mutter findet eigene Befriedigung darin, zärtlich die Bedürfnisse des Kindes zu befriedigen, es zu stillen, zu wärmen, trockenzulegen. Die psychologischen und physiologischen Interaktionen beim Stillen, später auch beim Lächeln, sind Teil der Symbiose. Die symbiotische Interaktion zwischen Mutter und Säugling ist für die gesunde Frau äußerst befriedigend. Sie erlebt dabei, wie sich schon beginnend mit den frühesten wechselseitigen Interaktionen die Psyche des Kindes an ihrer eigenen Psyche schrittweise entwickelt.

Beim Stillen und beim Sicheinschwingen auf das Erleben des Kindes kommt es zu einer temporären Reduktion der Bewußtseinslage der Mutter, eine psychische Aufgabe, die für manche intellektuell ausgerichteten Frauen angstauslösend oder gar unmöglich sein kann.

Zwar erscheint die Mutter-Kind-Beziehung im Wochenbett als eine fast ausschließlich duale Beziehung. In Wirklichkeit aber hängt sie von dem Gesamt der interpersonalen familiären Beziehungen ab. Nur vom Kind her gesehen handelt es sich anfangs um eine Zweierbeziehung. Die Mutter steht trotz aller Konzentration auf das neue Kind in Wirklichkeit von Anfang an in einer Dreierbeziehung, die den Mann mit einschließt.

Die Beziehung zwischen Mann und Frau muß sich unausweichlich mit dem Auftreten einer neuen Person ändern. So kommt es ja auch nach der Schwangerschaft nicht selten zu einer veränderten sexuellen Haltung. In der Einstellung des Mannes kann es eine Rolle spielen, daß er seine Frau jetzt mit dem Kind teilen muß. Sowohl der Vater als auch die Mutter können das Kind innerlich abweisen, weil es entweder männlich oder aber weiblich ist, weil es vielleicht zu früh geboren und schwach ist, weil es Mißbildungen hat oder krank ist oder weil es unter dem Gesichtspunkt der Lebensplanung zu einem günstigen oder ungünstigen Zeitpunkt geboren wurde. Nur allzu oft muß die junge Mutter ihr neugeborenes Kind gegen die Umwelt verteidigen und schützen. Auch kann es ein interpersonales Problem zwischen den Eltern werden, wenn das Kind evtl. in die Kinderklinik verlegt werden muß. Der Mann kann seinem Beruf weiter nachgehen, die Frau meist nicht. Das kann zu erheblichen Ressentiments führen. Derartige frühe intrafamiliäre Interaktionen können das spätere Schicksal des Kindes entscheidend beeinflussen und eine Familie aufbauen oder brechen. Ein gutes ärztliches Gespräch, das oft den Ehemann mit einschließen sollte, kann hier manchen Belastungen und Fehlentwicklungen in der Ehe vorbeugen.

Aber auch das außerfamiliäre soziale Umfeld geht in die sich entwickelnde Mutter-Kind-Beziehung ein. Mental antizipiert die Wöchnerin allerlei Anforderungen, die von Beruf und Gesellschaft ausgehen werden, und sie bereitet sich auf Einengung und Frustration vor. Sie antizipiert Konflikte dem Kind gegenüber. Wird sie z.B. das Kind, dem sie gerade das Leben gegeben hat, dem Leben wieder hergeben und es in die eigene Individualität entlassen können? Auch der Arzt, die Krankenschwester, die Busenschwester gehen in dieses System von Interaktionen mit ihren Haltungen, Meinungen und Persönlichkeiten mit ein. Die Krankengymnastin, die jeden Tag kommt, damit die junge Mutter wieder schön wird, kann eine wichtige Bezugsperson sein.

Entsprechend diesen multiplen Interaktionen ist auch die eventuelle Entwicklung von pathologischer Anpassung nicht nur durch die individuelle Problematik der Frau bestimmt. Das gilt für mangelnden Stillwillen, Stillstörungen, Depressionen im Wochenbett, Todeswünsche dem Kind gegenüber, Kindsmißhandlungen und Kindsmord, Neurosen und Psychosen im Wochenbett. Gerade das Wochenbett ist oft durch besonders heftige emotionale Auseinandersetzungen bei gleichzeitiger Beeinträchtigung der kontrollierenden Ich-Funktionen gekennzeichnet, so daß es häufig zu Psychopathologie kommt.

Es besteht eine Neigung, die Diagnose einer Wochenbettpsychose häufiger als gerechtfertigt der Familie gegenüber auszusprechen und im Krankenblatt festzuhalten. Dadurch kann aber der Patientin in ihren zukünftigen Sozialbezügen Schaden zugefügt werden. Im Wochenbett kommen angstgetönte Zustände von dekompensierter neurotischer Anpassung sowie psychische Versagenszustände infolge von

Erschöpfung sehr viel häufiger vor als echte Psychosen aus dem schizophrenen Formenkreis oder vitale Depressionen psychotischen Ausmaßes. Auch wegen der unterschiedlichen therapeutischen Implikationen dürfen diese Diagnosen nicht verwechselt werden. Wenn aber eine echte Psychose oder psychotische Depression im Wochenbett vorliegt, sollte der Gynäkologe rechtzeitig den Psychiater hinzuziehen, statt sich auf die eigene Verschreibung von Psychopharmaka zu verlassen.

Stillen an der Brust wird ärztlicherseits nicht nur der biochemischen Eigenschaften der Muttermilch wegen, sondern auch aus psychologischen Gründen empfohlen. Die engen psychischen und körperlichen Interaktionen bringen dem Kind und der Mutter Befriedigung und sind für die Entwicklung beider von Bedeutung. Stillen und Koitus sind übrigens die einzigen beiden typischen interpersonalen Situationen, die – falls nicht neurotische Störungen vorliegen – ohne Beimengung von wenigstens partiellem Interessenskonflikt sind.

Der interpersonale Aspekt des Stillens an der Brust sollte aber nicht übertrieben werden. Manche Frauen wehren sich gegen das Stillen, oder sie können nicht stillen. Der Arzt sollte ihre Motive zu verstehen suchen und den Rat zu stillen nicht übertrieben fordernd geben. Denn auch beim Ernähren mit der Flasche kann die Mutter dem Säugling einen ähnlichen körperlichen Kontakt und eine personale Zuwendung geben, falls sie sich dabei nur „brustartig" verhält. Freilich sollte die Mutter im Bedarfsfall belehrt werden, wie sie diese Zuwendung wirklich geben kann. Bei aller Befürwortung des Stillens sollte der Gynäkologe mitunter also auch entängstigend einwirken.

Stillstörungen können auftreten, wenn die Mutter das Kind immer wieder zwischendurch von der Brust oder der Flasche absetzt oder wenn sie sich durch andere Dinge ablenken läßt und z.B. beim Stillen liest; aber auch wenn sie sich stereotyp verhält und das Kind in ein eintönig gefärbtes und schattenloses Zimmer mit gleichbleibendem Licht legt, so daß es an einer Zufuhr von Wahrnehmung und Anregungen mangelt. Nichts aber führt so unweigerlich zu Stillstörungen wie Angst der Mutter. Hier zeigt sich wiederum der interpersonale Charakter psychischer und psychopathologischer Phänomene. Die Angst der Mutter, die nicht selten aus einer gestörten Beziehung zu ihrem Mann oder zum weiteren sozialen Umfeld stammt, wird unweigerlich auf das Kind übertragen, das dann die Brust ablehnt. Die Behebung der Stillstörung erfordert also eine interpersonale Intervention.

Perfektionismus im Wochenbett kann schwerwiegende Ausmaße annehmen. Zwanghaft strukturierte Frauen können sich den überwertig erlebten Anforderungen hinsichtlich Stillen, Abpumpen, Gewichtszunahme des Kindes usw. überfordert fühlen und ständig angstvoll besorgt sein, ob ihre eigene Leistung zuverlässig und einwandfrei genug ist. Das kann zu familiären Störungen, zu Stillstörungen, zu Depressionen, ja zu Suizid führen. Der Gynäkologe, der diese Zusammenhänge kennt, hat hier die Möglichkeit, durch einen sachgerechten Umgang mit der Patientin entlastend wirken zu können.

Wenn Depressionen und andere pathologische Erscheinungen die diagnostische Bezeichnung „post partum" erhalten, so wird damit eher ein zeitlicher und weniger ein nosologischer oder gar kausaler Zusammenhang ausgedrückt. Denn gerade das Wochenbett ist oft durch besonders heftige emotionale Auseinandersetzungen bei gleichzeitiger Beeinträchtigung der kontrollierenden Ich-Funktionen gekennzeichnet, so daß es leicht zum Ausbruch schon vorher bestehender, aber kompensierter psychischer Störungen kommen kann.

5.10 Der Beitrag des Arztes während Schwangerschaft, Geburt und Wochenbett

Die psychologische Führung von seiten des Arztes verfolgt 2 Ziele, nämlich eine psychische Verfassung der Patientin, die erstens die Entfaltung der Gebärphysiologie und zweitens die Entfaltung einer guten Mutter-Kind-Beziehung fördert und nicht hemmt.

Zu Recht bemüht sich die Geburtshilfe in zunehmendem Maße, der medizinisch-psychologischen Bedeutung der frühen Mutter-Kind-Beziehung gerecht zu werden. Denn die psychiatrische Erfahrung hat gezeigt, in welch hohem Ausmaß spätere psychische Gesundheit oder Krankheit von der frühen Mutter-Kind-Beziehung abhängen können.

Die psychoanalytische Literatur beschreibt, wie die kindliche Psyche durch die frühen Objektbeziehungen geprägt wird. Die interpersonale Psychiatrie sieht die Zusammenhänge zwischen Mutter und Kind noch enger. Zwar wird anerkannt, daß dem Menschen die Kapazität angeboren ist, psychische Phänomene zu entwickeln. Die tatsächlich vorhandenen psychischen Phänomene – also die empirisch faßbare Psyche in Form von Erleben und Verhalten – entstehen danach aber erst in der Interaktion mit anderen. Sie seien nur scheinbar privater, in Wirklichkeit aber interpersonaler Natur. Wenn das Erleben und Verhalten sich aber überhaupt nur interpersonal entwickeln, dann kommt den allerersten Interaktionen mit der Mutter die größte prospektive Bedeutung zu.

Der Gynäkologe hat hier Möglichkeiten der Einflußnahme. Denn die erste Beziehungnahme zum Kind findet ja mit Beginn der Schwangerschaft statt. In dieser Zeit aber ist der Gynäkologe nicht selten ein einflußreicher Gesprächspartner. Eine besonders wichtige Möglichkeit der Einflußnahme stellen die psychoprophylaktischen Kurse der Geburtsvorbereitung dar. Das vom Arzt gestaltete interpersonale und emotionale Milieu in Kreißsaal und Wochenbett unterliegt zur Zeit einer erneuten Diskussion. Der Geburtshelfer kann eine sog. natürliche Geburt anstreben; er kann das Bewußtsein durch Anästhesiologie und Narkose mehr oder weniger beeinträchtigen; er kann den Ehemann in den Kreißsaal zulassen oder nicht; er kann einen frühzeitigen innigen körperlichen Kontakt zwischen Mutter und Neugeborenem fördern oder eher behindern. Im Wochenbett ist die Haltung des Geburtshelfers zur Frage von Rooming-in, Stillen an der Brust oder Stillen nach Zeitwahl von Bedeutung.

Die Mutter-Kind-Beziehung wird jedoch von der schrittweisen psychischen Entwicklung während der gesamten Schwangerschaft mehr geprägt als von den Ereignissen im Kreißsaal und im Wochenbett. Den eher unscheinbar anmutenden ärztlichen Gesprächen während der Schwangerenbetreuung und den Vorbereitungskursen kommt also eine noch größere präventive Bedeutung zu.

5.10.1 Schwangerenbetreuung

Die regelmäßige Überwachung der Schwangeren in der Sprechstunde, erst alle 4 Wochen und gegen Ende der Schwangerschaft wöchentlich, gibt hinreichend Gelegenheit, der Frau neben der biologischen Betreuung auch Hilfestellung in der Anpassung an ihre neuen Aufgaben zu geben, die jeweiligen psychologischen und sozialen Aspekte aufzugreifen und so einer gestörten Entwicklung vorzubeugen.

Im Falle konflikthaften Erlebens geht der Arzt auch auf etwaige Ängste, Befürchtungen und Ressentiments ein, wie sie weiter vorn schon beschrieben worden sind, z. B. auf solche Ansprüche von seiten des Kindes, die der Mutter Opfer abverlangen werden, auf Schwierigkeiten der Frau, ein Gefühl der Mütterlichkeit zu entwickeln oder auf ihr Ressentiment dem bevorzugten Mann gegenüber. Gegebenenfalls greift der Gynäkologe störende familiäre Interaktionen und Entwicklungen auf. Wenn derartige Zustände frühzeitig genug erkannt werden, kann durch ein verständnisvolles Gespräch mancher Fehlentwicklung vorgebeugt werden. Es kommt auf Verständnis von seiten des Arztes, auf seine Antwort auf die konkreten Schwierigkeiten, auf Unterstützung von seiten der Familie und auf eine Einsicht der Patientin in die Zusammenhänge an.

Dabei verwendet der Gynäkologe nicht etwa Techniken einer aufdeckenden Psychotherapie, und er vermeidet alles Psychologisieren. Wohl aber sollte der Arzt es der Frau ermöglichen, ihre vielleicht zwiespältige Einstellung zu Schwangerschaft, Kind und Mann auszusprechen und damit ihre Schwangerschaftskonflikte durcharbeiten zu können. Das ist besonders wichtig, um Störungen von Schwangerschaft und Geburt und auch späteren Fehlentwicklungen vorzubeugen.

Schwangerschaft und Geburt sind keine Krankheit, und doch gibt es Frauen, die beides so erleben. Das gilt insbesondere für Frauen von niederem sozioökonomischem Status, wo der sekundäre Krankheitsgewinn eine größere Rolle spielt. Frauen, die die Schwangerschaft als Krankheit erleben, neigen auch dazu, sich unter der Geburt wie eine Kranke zu verhalten. Die atmosphärische Aussage von Schwangerenbetreuung, Kreißsaal und Wochenbett kann hier korrigierend, mitunter aber auch fördernd wirken. Der Arzt sollte sich bewußt sein, daß es auch in der Schwangerenbetreuung sowohl entneurotisierende als auch neurotisierende Arzt-Patienten-Interaktionen gibt.

In der modernen Geburtshilfe findet die sog. Risikoschwangerschaft besondere Aufmerksamkeit. Man sollte sich daran gewöhnen, auch von psychologischer Risikoschwangerschaft zu sprechen: risikohaft in bezug auf die Mutter, den Vater oder das Kind. Die Kriterien sind noch nicht hinreichend erarbeitet. Wenn einer Frau aber z. B. die gewünschte Interruptio abgelehnt worden ist, wenn sie einen Abtreibungsversuch gemacht hat, wenn Mehrlinge zu erwarten sind, wenn besondere familiäre Probleme oder psychische Krankheit vorliegen, braucht die Frau bsondere psychologische Hilfe, um pathogenen Effekten auf die spätere Mutter-Kind-Beziehung vorzubeugen oder um Schuldgefühle aufzuarbeiten.

Zu warnen ist vor psychotherapeutischem Übereifer, der mehr Beunruhigung als Beruhigung mit sich bringen mag. Die Schwangere erwartet vom Arzt nicht die psychische Gesundung von allen möglichen Schwierigkeiten, sondern Hilfe zu einem ruhigen und komplikationslosen Verlauf. In den seltenen Fällen, in denen eine Überweisung zum Fachpsychotherapeuten nötig ist, ist meist eine unterstützende

Psychotherapie angezeigt. Von intensiver, aufdeckender Psychotherapie ist in der Schwangerschaft, von wenigen Ausnahmen abgesehen, abzuraten.

5.10.2 Psychoprophylaktische Geburtsvorbereitung

Auch die Kurse der psychoprophylaktischen Geburtsvorbereitung sind vortrefflich geeignet, um Anpassungsschwierigkeiten und Störungen aufzugreifen. Man sieht diese Kurse gern allzusehr unter dem Aspekt des Erlernens einer bestimmten technischen Vorgehensweise im Kreißsaal, die zudem Angst reduzieren und Entspannung fördern soll. Die Kurse können aber Gebärstörungen um so eher vorbeugen, wenn berücksichtigt wird, daß es hier nicht nur um Angst geht und daß Aussprache wichtiger sein kann als das Erlernen einer Technik. Es sollten also die verschiedenen Formen gestörten Gebärverhaltens infolge der unterschiedlichsten Affekte und Impulse mit berücksichtigt werden. Dazu dürfen die Kurse aber nicht auf Entspannungs- und Atemübungen, Eindrillen einer bestimmten Verhaltensweise unter der Geburt und theoretischen Unterricht beschränkt werden. Vielmehr muß eine besondere Betonung darauf gelegt werden, daß die Teilnehmer sich mit der Leiterin und v. a. auch untereinander über ihre Ängste und Befürchtungen aussprechen können. Die Atmosphäre der Kurse muß so sein, die die Teilnehmer auch Unvernünftiges zu äußern wagen. Dann aber sind diese Kurse das wohl beste Mittel, um zu einer Lösung des Schwangerschaftskonfliktes beizutragen, zumal ja der Ehemann meist mit einbegriffen ist. Auch bei einer mehr pharmakologisch ausgerichteten Geburtshilfe behalten diese Kurse ihre sozialmedizinische und prophylaktische Bedeutung.

5.10.3 Die Atmosphäre im Kreißsaal

Ein normales Gebärverhalten wird gefördert, wenn im Kreißsaal eine warme, wohlwollende zwischenmenschliche Beziehung gefördert wird, statt daß nur eine sterile Sachlichkeit herrscht, in der kaum gesprochen wird. Die Einstellung und das Verhalten von Arzt und Hebamme, die Organisation und selbst die Einrichtung des Kreißsaals sind da von Bedeutung.

Diese zusätzliche Aufgabe kann dem Geburtshelfer schwerfallen. Denn sein Interesse ist ja nicht das Erleben der Frau, sondern „die Entbindung" und das gesunde Kind. Die Aufmerksamkeit der Hebamme aber ist beim Gebärvorgang, beim Kind und zusätzlich beim Arzt. Wiederum wird das Erleben der Frau nur allzu leicht lediglich zusätzlich in Kauf genommen.

Die Entfaltung einer mitmenschlichen und kooperativen interpersonalen Beziehung wird jedoch nicht selten durch das Verhalten, evtl. auch durch das neurotische Verhalten der Patientin selber behindert. Der Gynäkologe, der es gelernt hat, auch unter der Geburt auf das Erleben der Patientin sachgemäß einzugehen, kann da viel helfen.

Eine mitmenschliche emotionale Atmosphäre im Kreißsaal ist auch wegen des Gefühls der Frau, sicht nicht wehren zu können, nötig. Sie ist darüber hinaus für die psychische Weiterentwicklung der Frau und für ihre spätere Geschlechtsidentität von Bedeutung. Die Geburtshilfe experimentiert zur Zeit mit vielen Neuerungen, um eine solche emotionale Atmosphäre zu erleichtern, Anwesenheit des Mannes im

Kreißsaal etwa oder Rooming-in. Die persönliche Haltung und Einstellung des Geburtshelfers dürften jedoch wirkungsvoller sein als die äußeren Maßnahmen an sich. Wenn die Frau kein genügendes Vertrauen in den Arzt, in die Hebamme, in das Krankenhaus haben kann, können moderne Organisationsformen wenig dazu beitragen, geburtshilflichen Komplikationen vorzubeugen und das emotionale Wachstum von Vater, Mutter und Kind zu fördern.

Die Rolle des Vaters wird in der Organisation von Schwangerenbetreuung und Wochenbett nur allzu leicht übersehen. Viele Väter wollen heute aber nicht nur an den Kursen teilnehmen, sondern auch im Kreißsaal mit dabeisein. Ein Motiv dazu ist es, daß sich heute mehr die Tendenz durchsetzt, Schwangerschaft und damit auch Geburt als eine gemeinsame Aufgabe zu erleben. Die Frau kann nicht isoliert für ihr Kind allein Mutter sein. Die Anwesenheit des Mannes wird auch als Unterstützung für die Frau angestrebt, insbesondere, damit sie sich nicht allein fühlt. Und schließlich geht es auch um die emotionale Weiterentwicklung des Mannes und der Vater-Kind-Beziehung.

In manchen Fällen spielen eher fragwürdige Motive eine Rolle, oder aber die Anwesenheit des Mannes kann es für die Frau schwerer machen und zusätzliche Konflikte mit sich bringen. Die Frau mag den Mann mehr aus Pflichtgefühl dabei haben wollen oder auch, weil sie ihn leiden lassen und bestrafen möchte. Umgekehrt kann auch der Mann aus neurotischen Motiven heraus dabeisein wollen, z.B. mag er ihr aus voyeuristischen oder aus Machttendenzen die Möglichkeit zur Zurückgezogenheit vorenthalten. Mitunter beobachtet man im Kreißsaal ungünstige Interaktionen. Der Mann mag die Frau z.B. in ihrer Arbeitseinstellung behindern oder gar belästigen, indem er sich selber und seine Gefühle in den Mittelpunkt rückt oder Sentimentalität oder unangepaßte Zärtlichkeit zeigt. Andererseits kann eine narzißtisch orientierte Frau sich aus dem Mittelpunkt gedrängt fühlen. Die nachträglichen Erinnerungen sind nicht immer so positiv wie das Ehepaar es sich zuvor erhofft hatte. Für manche Männer stellt die Erfahrung im Kreißsaal später eine Belastung ihrer sexuellen Erlebnisfähigkeit dar.

Die Haltung des Geburtshelfers sollte im Sinne einer sozial orientierten Medizin eher fördernd sein. Es ist zu begrüßen, wenn der Ehemann sich mit seiner Rolle als Vater auseinandersetzt. Der Geburtshelfer sollte aber beim Auftreten von Schwierigkeiten auch prompt bereit sein, die Frau zu schützen und die Anwesenheit des Mannes wieder zu beenden.

5.10.4 Psychopharmaka unter der Geburt

Bei der Gebärenden können Psychopharmaka unter 2 Gesichtspunkten eingesetzt werden: zur Beeinflussung eines neurotischen Erlebens und Verhaltens unter der Geburt oder im Rahmen der geburtshilflichen Analgesie und Anästhesie.

Psychoprophylaktische Geburtsvorbereitung und die psychologisch geschickte Führung durch Arzt und Hebamme haben die Aufgabe, einem gestörten Gebärverhalten vorzubeugen. Falls aber dennoch Angst oder auf Angst beruhende Symptome auftreten, sollten ohne Zögern Tranquilizer oder Neuroleptika eingesetzt werden. Denn diese dämpfen Angst und Spannung, und sie nehmen damit auch den auf Angst beruhenden psychoneurotischen oder psychosomatischen Symptomen die Grundlage. Ein adäquater Umgang mit den Ängsten und Befürchtungen der Patientin ist jedoch in manchen Fällen wirksamer als die Verabreichung eines Psychopharmakons.

Tranquilizer und Neuroleptika wirken also hauptsächlich bei angstgetöntem Gebärverhalten, weniger aber bei denjenigen Arten gestörten Gebärverhaltens, die Korrelat zu einem andersartigen Affekt sind.

Eine generelle Verschreibung empfiehlt sich nicht. Denn wenn diese Mittel einer angstfreien Gebärenden gegeben werden, vielleicht aus prophylaktischer Intention, ist keine Verbesserung der ohnehin normal ablaufenden Gebärphysiologie zu erwarten. Wohl aber kann die Mitarbeit der Kreißenden beeinträchtigt werden. Auch kann es eintreten, daß der Geburtshelfer sich zu sehr auf die Wirksamkeit der Psychopharmaka verläßt und die psychologische Führung der Kreißenden vernachlässigt. Ferner kann ein depressiver Effekt auf zentralnervöse Funktionen des Kindes, insbesondere auf die Atemtätigkeit resultieren.

5.10.5 Beitrag des Arztes während des Wochenbettes

Beim Rooming-in dürfte es sich weniger um die Frage handeln, was es für das Kind bedeutet, sondern um die Frage, welchen Effekt das Rooming-in auf Vater, Mutter und Geschwister hat. Es ist weniger ein direkter prägender Einfluß auf das Kind anzunehmen, wohl aber ein günstiger Effekt auf die Entwicklung der väterlichen und mütterlichen Identität und damit der Vater-Kind- und der Mutter-Kind-Beziehung. Auch die Geschwister wollen einen ersten Kontakt mit dem neuen Familienangehörigen aufnehmen. Der relativ freie Zugang der Familienangehörigen ist ein Bedürfnis, für das der Arzt Verständnis haben sollte. Soweit das Rooming-in einen günstigen Einfluß auf die Motivation von Eltern und Geschwistern hat, dürfte es die spätere Entwicklung des Kindes fördern.

Ein Widerstand kann von älteren und alleinstehenden Krankenschwestern ausgehen, für die das Rooming-in evtl. mit der Aufgabe eigener Ersatzbefriedigung einhergehen kann. Denn sie müssen zurücktreten und mitunter ein Stück Besitz am Kind und ein Stück Macht über die Mutter aufgeben.

Eine abgespannte Frau, die sich durch Stillen, Besucher und Krankenhausroutine überfordert fühlt und im Wochenbett das Bedürfnis nach Ruhe hat, sollte nicht zum Rooming-in gedrängt werden. Sie könnte sich durch ein zu intensives Anraten in Wirklichkeit entmündigt fühlen, so daß sie willenlos mit sich geschehen läßt, was das Krankenhaus bestimmt. Ein sozialer Faktor von Kreißsaal und Wochenbett ist ja die Abhängigkeit von dem Schema, das Arzt und Medizin anbieten. Gerade weil das Rooming-in ja auf eine Förderung der Motivation der Mutter abzielt, darf es nicht selber zu einer Überbelastung werden.

Mitunter besteht die Gefahr, daß die so nützlichen und kindgerechten neuen Entwicklungen in Kreißsaal und Wochenbett ideologisiert und in neue Zwangssysteme eingebaut werden. Kreißsaal und Wochenbett sollten ärztlicherseits persönlichkeitsspezifisch und nicht ideologiespezifisch gestaltet werden. Wenn das Kind aus überwertenden Gedanken und Gefühlen heraus behandelt wird, hat es eine große Chance, gestört zu werden.

Im Wochenbett kann eine Reihe speziellerer Probleme mit all ihren interpersonalen Verwicklungen auftreten. Bei Zwillingen, insbesondere unerwarteten Zwillingen oder Mehrlingen können Frau und Mann in ihrer momentanen Situation und in ihrer

Lebensplanung gestört und aus der Fassung gebracht werden. Das gilt insbesondere nach induzierter Ovulation. Das Selbstbild dieser Frauen war ja bislang dadurch gekennzeichnet, daß sie überhaupt keine Kinder haben konnten, und nun finden sie sich von ihrer Gebärfunktion geradezu überwältigt. Der Arzt aber, der doch sonst gerade in der Fertilitätssprechstunde in einer eher omnipotenten Rolle erscheint, mag wegen der Mehrlingsschwangerschaft ein schlechtes Gewissen haben. Das kann seine Fähigkeit, der Frau helfend beizustehen, beeinträchtigen.

Die psychologische Bedeutung einer Totgeburt wird leicht unterschätzt. Alle positiven Erwartungen durch viele Monate hindurch sind enttäuscht; alle negativen Erwartungen und Ängste, die z.T. mit einem schlechten Gewissen einhergehen, haben sich als berechtigt erwiesen. Insbesondere, wenn die Schwangerschaft zunächst unerwünscht war oder wenn Todeswünsche eine Rolle gespielt haben, kann die Frau sich jetzt ungerechtfertigte Selbstvorwürfe machen. Das Erleben einer Totgeburt kann die Einstellung zu späteren Schwangerschaften beeinträchtigen.

Ähnliches kann für Mißbildungen gelten. Mutter und Vater fühlen sich sofort vor die Frage gestellt, wie sie sich auf dieses Kind beziehen und wie sie mit ihm leben sollen. Die Art und Weise, wie der Geburtshelfer das Ehepaar mit der Mißbildung konfrontiert und wie er diese Situation im Wochenbett weiterhin bespricht, kann da einen entscheidenden Einfluß haben. Falsch ist das Ausweichen in Schweigen und vermeidendes Hinauszögern. Falsch ist auch eine brutale und rücksichtslose Aufklärung, ohne der Frau gleichzeitig die notwendige Hilfe zu geben. Neben der momentanen emotionalen Unterstützung hat das ärztliche Gespräch auch eine präventive Aufgabe. Denn einem mißgebildeten Kind wird von der Mutter nicht selten eine überwertige Stellung eingeräumt, die auf Kosten des Ehemannes und der Geschwister geht. Schuldgefühle können dabei eine Rolle spielen. So ruft der Tod eines mißgebildeten Kindes oft heftigere Reaktionen hervor als der Tod eines normal gebildeten Kindes.

Der Geburtshelfer sollte die Wöchnerin von sich aus nach ihrem zukünftigen kontrazeptiven Verhalten fragen. Denn es gibt viele Frauen, die keine hinreichenden Kenntnisse haben und die zu gehemmt sind, das Thema von sich aus anzuschneiden. Später aber fühlen sie sich durch weitere Schwangerschaften überfordert und bitten um Interruptio. Nicht jedoch sollte im Wochenbett über eine eventuelle Sterilisation entschieden werden. Denn das Denken und Fühlen der Frau steht noch zu sehr unter dem Einfluß der Entbindung und der momentanen Situation.

Nach Psychose in der Schwangerschaft oder post partum ist keine eindeutige Prognose möglich. In vielen, aber keineswegs in allen Fällen wiederholt sich die Psychose bei weiteren Schwangerschaften. Das hängt z.T. von der prämorbiden Persönlichkeit ab, z.T. auch davon, inwieweit es der Frau gelungen ist, die Probleme und Konflikte, die in der Psychose eine Rolle gespielt haben, durchzuarbeiten, abzuändern und in ihr Leben zu integrieren. Im Zweifelsfall wird der Arzt sich also prognostisch eher vorsichtig ausdrücken und von weiteren Kindern abraten.

5.10.6 Psychologische Reaktionen der Eltern bei Frühgeburt und unreifem Kind

Die vorzeitige Geburt eines unreifen und lebensschwachen Kindes ist ein belastendes Ereignis, das bei den Eltern natürlich ganz andere Reaktionen auslöst als die

Geburt eines reifen Kindes zum erwarteten Termin. Oft stellt sich zunächst eine Schreckreaktion ein. Diese wird bald von Gefühlen der Enttäuschung und der Angst abgelöst, Angst über den Zustand des Kindes, über sein Gewicht, über seine Überlebenschancen. Häufig kommen auch Gefühle der Kränkung und Schuldgefühle vor. Die Vorstellungen, die die Mutter über das zu erwartende Verhalten des Kindes hat, beruhen meist auf ihrem Wissen über die Bedürfnisse eines reifen Kindes. Da das unreife Kind sich aber ganz anders verhält, ist die Mutter nicht selten unsicher, und sie fühlt sich der Aufgabe nicht gewachsen, wodurch es zu ungünstigen Interaktionen mit dem Kind kommen kann.

Darüber hinaus hat die Frau auch einen schweren Verlust erlitten, denn ihr inneres Bild von dem Kind, ihre hoffnungsvolle Phantasie ist ja nicht in Erfüllung gegangen; statt dessen muß sie sich jetzt plötzlich auf ein ganz anderes Kind einstellen.

Schließlich ist die Mutter eines unreifen Kindes nicht selten von ihrer eigenen weiblichen Fähigkeit enttäuscht, und sie glaubt, daß sie die Erwartungen der Umgebung enttäuscht hat. Die Frau hat hier zuweilen das Gefühl, etwas Unwertes hervorgebracht und damit ihren eigenen Unwert offenbart zu haben. Andere sind von der Vorstellung beherrscht, ihrem Kind etwas angetan zu haben. Schuldgefühle wegen vorausgegangener realer oder erörterter Abtreibung können dabei eine Rolle spielen. So können auf vielfältigen Wegen Gefühle der Scham und des Versagens auftreten, und es kommt nicht selten zu einer Krise in der eigenen weiblichen Geschlechtsidentität (Smith et al. 1969; Kennedy 1970; Bidder et al. 1974).

So steht die junge Mutter vor vielfältigen Aufgaben: Sie muß sich auf die neue Realität einstellen und ihr ursprüngliches Bild aufgeben können; sie muß mit ihren eigenen Reaktionen und Gefühlen fertig werden können; sie steht vor der Aufgabe, das so enttäuschende Kind zu akzeptieren, um ihm eine gute Mutter werden zu können. All das erfordert eine hinreichende Zeit zur Verarbeitung und auch psychische Kraft. Der Arzt kann seiner Patientin dabei helfen, indem er bei der Regelung realer Fragen mitwirkt, auch indem er durch seine Anwesenheit und durch seine Bereitschaft zum begleitenden Gespräch Ermutigung vermittelt und den Umstellungsprozeß fördert. Der verantwortliche Arzt, ob Gynäkologe oder Allgemeinarzt, nimmt sich daher die notwendige Zeit, um auf alle Fragen einzugehen, die Mutter, Vater, Großeltern haben mögen.

5.10.7 Psychologische Reaktionen der Eltern bei geschädigtem Kind

Zu einem nicht geringen Anteil erlebt die Frau ihre menschliche Erfüllung in ihrer Fähigkeit zur kreativen Mutterschaft, und das heißt zunächst einmal zur Geburt eines gesunden Kindes. Wenn sie aber ein geschädigtes Kind zur Welt bringt, erleidet sie nicht nur den Verlust eines gesunden Babys, sondern gleichzeitig auch einen Verlust an Selbstachtung. Das gilt insbesondere, wenn es sich um ihr erstes Kind handelt. Der Kummer über diesen Verlust führt zu Trauer mit Niedergeschlagenheit, Selbstvorwürfen, Verdruß, Rückzug und Isolation. Die Tiefe und die Länge einer solchen Trauerarbeit kann die Beziehung der Mutter zu ihrem Kind nachhaltig beeinflussen (Tisza u. Gumpertz 1962; Solnit u. Stark 1961).

Manche Mütter kommen mit ihrer eigenen Enttäuschung und mit ihren Schuldgefühlen schnell genug zurecht, um ihrer Aufgabe realistisch gegenübertreten zu können. Der Gedanke an die Bedürfnisse des Kindes kann ihnen dabei helfen. Andere Frauen aber können in dem geschädigten Kind fortdauernd einen Beweis für ihre eigene Unzulänglichkeit erleben.

Die Fähigkeit der Mutter, mit dem Kummer über ein geschädigtes Kind fertig werden zu können, hängt von unterschiedlichen Faktoren ab. Einerseits spielt natürlich das Ausmaß der Schädigung eine Rolle. Hierbei kommt es nicht zuletzt darauf an, ob bzw. inwieweit das geschädigte Kind auf die mütterliche Zuwendung antworten kann. Darüber hinaus wird die Fähigkeit der Mutter, mit der Schädigung des Kindes umgehen zu können, von ihrer eigenen Persönlichkeitsstruktur und von ihren persönlichen Lebenserfahrungen mit bestimmt. Schließlich hängt das Vermögen, aber auch die Bereitschaft der Mutter, das geschädigte Kind emotional zu akzeptieren, weitgehend davon ab, wie sich ihr Mann und auch ihre eigenen Eltern in dieser Situation verhalten (Droter 1975).

Es kann kaum überschätzt werden, in welchem Ausmaß der Hausarzt in dieser Situation von Nutzen sein kann.

5.10.8 Reaktionen auf den plötzlichen Kindstod

Nach 9 Monaten des Wartens auf die Geburt, nach den ersten Freuden, Ängsten und nach der Umstellung auf die Elternschaft stirbt das Kind – meist während des Schlafens – plötzlich. Dieser sog. Krippentod stellt für die Eltern ein unerklärliches Ereignis dar, denn das Kind war ja scheinbar völlig gesund. Plötzlich tauchen da Fragen auf, auf die es keine Antwort gibt. Die psychologischen Auswirkungen eines solchen Krippentodes haben dabei bisher weniger Aufmerksamkeit auf sich gezogen als die Ursachen und die Ätiologie dieses Phänomens.

Ätiologie

In den westlichen Industrieländern ist der plötzliche Krippentod eine der häufigsten Todesursachen bei Kleinkindern im Alter von 1 Woche bis zu 1 Jahr. Der praktizierende Arzt findet meist keine Erklärung, und auch die Autopsie führt häufig zu keiner hinreichenden Erklärung. Die medizinische Literatur sieht die folgenden möglichen Ursachen: eine vergrößerte Thymusdrüse, Milchallergie, Ersticken durch Kissen oder Decken, Infektionen oder ein unreifes Herz. Ferner werden diskutiert: verlängerte Apnoe, chronischer Sauerstoffmangel, Enzymabnormitäten, Unreife des Kindes, vorangegangene Erkältungen, Alter der Mutter unter 20 Jahren. In einigen Fällen muß die Frage der Kindsmißhandlung ausgeschlossen werden. Mitunter wird eine Kombination verschiedener derartiger Ursachen angenommen (Weinstein 1978).

Reaktionen der Eltern

Im Falle eines plötzlichen Kindstodes scheint die Verarbeitung von Leid und Schmerz bisweilen schwerer zu fallen als bei anderen Todesfällen. Das liegt nicht nur daran, daß die jungen Eltern vielleicht zum ersten Mal mit dem Tod eines nahen Angehörigen konfrontiert sind.

Besonders beunruhigend wirkt die so häufige Ungewißheit über die zugrundeliegende Todesursache. Die Ratlosigkeit spiegelt sich in Aussagen der Eltern wider, wie sie von Bergmann (1973) berichtet werden. Danach meinen 14% der Eltern, daß ihnen die Todesursache überhaupt nicht mitgeteilt worden sei, 50% glauben, daß diese ihnen nicht angemessen erklärt worden sei, und 83% meinen, dahingehend informiert worden zu sein, daß die auf dem Totenschein ausgewiesene und die wirkliche Todesursache nicht identisch seien.

Darüber hinaus kann plötzlicher Kindstod leicht Schuldgefühle hervorrufen, denn auf den ersten Blick scheint der Gedanke an Vernachlässigung von seiten der Eltern oder gar der Gedanke an Kindsmißhandlung nahezuliegen. Verwandte und Freunde sind nur allzu schnell bereit, sich kritisch über die Art und Weise zu äußern, wie das Kind behandelt worden sei. Wider ihr besseres Wissen fragen sich die Eltern meist selber, ob sie nicht doch durch Vernachlässigung schuldhaft geworden seien. Die Atmosphäre, die aus dem Nichtwissen um die eigentliche Todesursache entsteht, kann leicht die Neigung der Eltern verstärken, ihren Zweifeln zu erliegen und sich selbst oder anderen die Schuld zuzuweisen. Derartige Schuldgefühle können um so eher auftreten, wenn das Ehepaar zu Beginn der Schwangerschaft zunächst eine Interruptio in Erwägung gezogen hatte.

Schließlich kann ein Krippentod bei den Eltern Zweifel hervorrufen, ob bei ihnen selbst nicht vielleicht genetische Defekte vorliegen, die auch zukünftige Kinder gefährden würden. Auch das kann zu Schuldgefühlen beitragen und Gefühle der Selbstunsicherheit beinhalten.

Unter dem Einfluß solcher Schuldgefühle und Verunsicherungen können die Eltern sich bisweilen von den übrigen Familienmitgliedern isolieren. Auch kann es zu einer Entfremdung dem Arzt gegenüber kommen, wenn dieser z.B. noch kurz vor dem Tod des Kindes wegen einer geringfügigen Erkrankung konsultiert worden war.

Therapeutische Fragen

Manch eine Familie kann derartige Schwierigkeiten durch gegenseitige Unterstützung und ohne ärztliche Hilfe überwinden, um aus der Krise mit neuen Einsichten und einer Vertiefung der emotionalen Bindungen hervorzugehen.

Andererseits muß der Arzt bereit sein, notfalls auf die gerade besprochenen Schwierigkeiten einzugehen. Dabei sind ein detailliertes Eingehen auf die Autopsieergebnisse und ein Aufgreifen eventueller Schuldgefühle besonders wichtig. Es sei an die Arbeiten von Crichton et al. (1983) und von Limerick u. Simpson (1983) erinnert. Wenn keine Autopsie durchgeführt wird, können insbesondere die Ängste der Eltern hinsichtlich eventueller eigener genetischer Defekte nicht emotional entkräftet werden.

Der Arzt sollte sich der Tatsache bewußt sein, daß nicht nur die Eltern, sondern evtl. auch die Geschwister ungünstige Reaktionen zeigen können. Das gilt insbesondere dort, wo die Geschwister dem Neugeborenen gegenüber ausgesprochen ambivalent gewesen waren oder ihm gegenüber Todeswünsche entwickelt hatten.

Schließlich muß der Arzt darauf vorbereitet sein, daß nach plötzlichem Krippentod gelegentlich schwerere oder leichtere psychiatrische Symptome auftreten können. Blueglass (1980) beschrieb schwere Angstzustände, pathologische Fürsorglichkeit oder aber Vorwürfe den anderen Kindern gegenüber, Hypochondrie, Kanzerophobie und Suizidversuche. Eine Reihe von Risikofaktoren kann auf die Gefahr des Auftretens solcher psychiatrischen Symptome hinweisen: ungewöhnliche Dauer oder Tiefe des Schmerzes, insbesondere wenn dies das Wohlbefinden anderer Familienmitglieder beeinflußt; vorausgegangene Probleme in der Ehe der Eltern, die nach dem Krippentod eine Wiederbelebung erfahren können; frühere Depressionen bei einem Elternteil. Wenn einige derartige Risikofaktoren zur Beobachtung kommen, sollte eine präventive psychiatrische Behandlung in Erwägung gezogen werden.

6 Die Frau in Familie und Gesellschaft

Die Frau hat nun ihren Partner gefunden und eine Familie gegründet. Als Wöchnerin hat sie meist viel Aufmerksamkeit und Zuwendung von seiten der Umgebung bekommen. Dann aber steht sie auf einmal weitgehend allein da mit der Last und Mühe für das Kind. Wird das Kind ihr Erfüllung oder Enttäuschung bringen? Wird die Liebe mit ihrem Mann Bestand haben oder verblassen? Wird die Berufsarbeit ihr weitere Möglichkeiten oder Einschränkung und Bürde bedeuten? Werden die emotionalen und interpersonalen als auch die gesellschaftlichen Gegebenheiten ihr Liebe, Sicherheit, weibliche Selbstverwirklichung und eine emanzipierte Lebensführung gestatten? Falls die Frau in ihrer Persönlichkeitsentwicklung eine reife Stufe erreicht und damit auch dic veränderte Beziehung zu ihren Eltern fertig gebracht hat, die man vereinfachenderweise Lösung nennt? Wird sie für von außen kommende Schwierigkeiten meist eine adäquate Lösung finden können?

6.1 Elternschaft

Mutterschaft kann nur innerhalb des breiteren Rahmens der Elternschaft verstanden werden.

6.1.1 Sozialer Aspekt der Elternschaft

Mutterschaft ist nicht eine gewissermaßen private Interaktion zwischen Mutter und Kind allein. Denn auch andere melden ein Anrecht auf das Kind an, und mit der Ankunft des Kindes ändern sich die interpersonalen Beziehungen der Frau sowie auch ihre Stellung in der Gesellschaft.

Sowohl die junge Mutter als auch der Vater stehen vor der Aufgabe, eine Dreierbeziehung aufzunehmen. Die Frau muß den Mann in ihre ursprüngliche Zweierbeziehung mit dem Kind hineinnehmen, der Mann muß das Kind in seine Zweierbeziehung mit der Frau hineinnehmen. Diese Erweiterung der interpersonalen Bezüge und der sozialen Rolle stellt aber für beide Eheleute einen Stimulus für weitere emotionale Reifung und für die Fortentwicklung der Ich- und Geschlechtsidentität dar. Die Eltern müssen Verantwortung übernehmen, Begrenzung der persönlichen Freiheit hinnehmen sowie Rechte und Pflichten gerecht teilen. Auch diese Aufgaben stellen einen Stimulus zu weiterer emotionaler Reifung dar.

Die eigene Elternschaft stellt oft den letzten Schritt in der Emanzipation von kindhafter Bindung an Vater und Mutter dar. Dabei wird die Beziehung zu den Eltern oft besser; diese können ihre Rolle als Großeltern übernehmen und mancher alte Konflikt wird beigelegt.

Die junge Mutter sucht die Gemeinschaft mit anderen jungen Müttern. Denn sie möchte Unterstützung und die Versicherung finden, daß sie alles richtig macht, und sie möchte auch stolz ihr Kind vorzeigen können. Wenn das Kind größer wird, suchen Vater und Mutter für sich selber und für das Kind Gemeinschaft mit anderen jungen Familien. Ein Kind zu haben führt also nicht nur von der Zweier- zur Dreierbeziehung, sondern darüber hinaus zu größeren Gemeinschaften und bringt einen fortlaufenden Lern- und Anpassungsprozeß mit sich.

Die veränderten interpersonalen und sozialen Bezüge haben aber auch Konflikte zur Folge und können daher bei emotional unreifen Persönlichkeiten zu Fehlanpassungen führen.

Indem die junge Generation die starke Trennung zwischen väterlichen und mütterlichen Rollen zu reduzieren sucht, werden gegenwärtig gerade auch hier soziale Veränderungen angestrebt. Bei übertriebenen Erwartungen droht hier freilich Enttäuschung. Denn Mutterschaft bringt starke Sachzwänge mit sich, die ja dazu beigetragen hatten, daß Mann und Frau herkömmlicherweise unterschiedliche Rollen zugeschrieben wurden.

Umgekehrt können eheliche Schwierigkeiten dadurch entstehen, daß ein oder beide Partner nicht in der Lage sind, Rechte und Pflichten gerecht zu verteilen. Die Frau kann völlig in dem Bemuttern des Kindes aufgehen und dadurch den Mann beiseite schieben. Der Mann mag sehr wohl die Freuden und das Sozialprestige seiner Vaterschaft genießen, nicht aber bereit sein, seine Frau zu entlasten und ihr Bedürfnis nach Persönlichkeitsentfaltung innerhalb eines weiteren sozialen Rahmens anzuerkennen; ja, er mag die wachsende Unzufriedenheit seiner Frau darüber, daß nur ihre, nicht aber seine Lebensführung beeinträchtigt ist, nicht einmal verstehen.

Der Konflikt zwischen Mutterschaft und Persönlichkeitsentfaltung innerhalb eines weiteren sozialen Rahmens beruht jedoch nicht nur auf traditioneller Rollenerwartung oder dem etwaigen Anspruch eines Ehemannes. In der Frau selber sind die widerstreitenden Tendenzen, daß sie einerseits eine gute Mutter sein will, andererseits aber auch Verwirklichung in Beruf und Öffentlichkeit möchte, wirksam. Gerade hier wird der Arzt nicht selten um Rat gefragt. Wenn er aber konkreten Rat gibt, ohne die hintergründigen Konflikte zu betrachten und gegebenenfalls auch mit der Familie zu sprechen, kann er die Spannungen mitunter vergrößern statt verkleinern.

Wenn der Mann für sein Wohlbefinden eine eher abhängige Beziehung zu seiner Frau braucht, kann die Notwendigkeit der Übernahme von Verantwortung Angst und Ressentiment sowie Neid und Eifersucht auf das Kind auslösen. Sehr abhängige Männer können nach der Geburt eines Kindes ein Ulcus duodeni bekommen oder aggressive Züge entwickeln.

In Familien mit einengenden Tendenzen kann es zu Konkurrenzkämpfen zwischen den jungen Eltern und den Großeltern kommen. Einerseits können die Großeltern die jungen Leute als nur störend beiseite schieben wollen, sobald diese nur deren Erwartung auf Enkelkinder erfüllt haben. Andererseits können die jungen Leute das Kind als Waffe gegen die Großeltern gebrauchen. Die junge Mutter will vielleicht ihrer eigenen Mutter beweisen, daß sie ihr Kind besser erziehen kann und die Fehler der Mutter nicht wiederholen wird. In dieser Haltung verbergen sich unerfüllte auf die Mutter gerichtete Wünsche.

6.1.2 Unterschiedliche Formen des Mutterseins

Viele Konflikte äußern sich in Formen des Mutterseins, die bei der Frau selber, beim Mann, v.a. aber auch beim Kind Krankheit auslösen können. Denn für das Kind stellt das emotional ausgeglichene oder das stürmische Feld der Elternschaft seines Vaters und seiner Mutter die ödipale Landschaft dar, in der ihm die eigene Anpassung glücken oder nicht glücken kann.

Archaische Mütterlichkeit

Man spricht von archaischer Mütterlichkeit, wenn es der Frau fast ausschließlich darauf ankommt, viele kleine Kinder zu haben, um diese in einer naturhaften Weise füttern und aufziehen zu können. Diese oral-spendenden Züge wirken sich für das Kind aber destruktiv aus. Denn indem die Mutter alles für das Kind „opfert", hemmt sie dieses in der eigenen Entfaltung und hält es in Abhängigkeit. Wenn diese Frauen in der eigenen oralen Genußfähigkeit gehemmt und durch Opferhaltung, Bescheidenheitshaltung und mangelnde Behauptung gekennzeichnet sind, ist die Grundlage für Hyperemesis gravidarum und andere orale Störungen in der Schwangerschaft gegeben. Indem alles Begehren auf das Kind gerichtet ist, sind diesen Frauen Eros und Partnerschaft fremd. Der Mann wird zwar zunächst durchaus begehrt, im wesentlichen aber als Erzeuger und Ernährer für das ersehnte Kind. Mit oder ohne Ovulationshemmer zeigt eine nicht geringe Anzahl solcher Frauen nach dem ersten Kind ein Nachlassen von sexuellem Verlangen und Orgasmusfähigkeit. Die praktisch absolut wirksamen kontrazeptiven Maßnahmen wie etwa orale Kontrazeptiva oder Sterilisation lösen oft Abneigung und Nebenwirkungen aus. Denn die Sexualität verliert für diese Frauen an Wert, wenn alle Hoffnung auf Schwangerschaft, selbst die Hoffnung auf Schwangerschaft wenigstens infolge eines Versagens der kontrazeptiven Methode, schwindet. Durch ihre Opfer- oder Märtyrerhaltung und durch die daraus resultierende Vorwurfshaltung kann die Abhängigkeit der Kinder zeitlebens erhalten bleiben.

Die verwöhnenden Eltern

Verwöhnung besteht nicht etwa in zu großer Zuwendung und Liebe, zu viel Liebe kann es gar nicht geben. Verwöhnung besteht vielmehr darin, daß dem Kind aus einer angeblich liebevollen und fürsorglichen Haltung heraus alle eigene Handlungsmöglichkeit und Initiative abgenommen wird. Die Eltern vermeiden ihre Aufgabe, das Kind auf Gefahr, Versagung und Verantwortung vorzubereiten. Verwöhnung resultiert keineswegs nur aus archaischer Mütterlichkeit, mitunter wird damit vielmehr eine kalte und distanzierte Einstellung zum Kind kompensiert.

Elterliche Haltung dem unerwünschten Kind gegenüber

Die Einstellung zu dem anfangs ungewollten Kind kann eine bleibend schwere Aufgabe sein. Reaktiv kann das Kind überschießend akzeptiert werden. Mitunter erfährt das ungewollte Kind aus Schuldgefühlen heraus eine übermäßige Zuwendung, oft in materieller Hinsicht. Dem Kind aber entgeht die zwiespältige Einstellung der Eltern nicht. In anderen Fällen, bisweilen erst nach längeren Jahren, gelingt es den Eltern, eine wirklich positive Einstellung zum Kind zu gewinnen. Die Einstellung des Vaters ist da von besonderer Bedeutung. Hilfreich kann es sein, wenn der Arzt den Eltern in der Bearbeitung von Schuldgefühlen hilft.

Bevorzugung

Das Kind kann von dem einen oder dem anderen Elternteil durch affektive Zuneigung, Intimität oder Bewunderung den Geschwistern gegenüber bevorzugt werden. Bei der Bevorzugung übertragen die Eltern immer eigene Probleme auf das Kind. Da Übertragung ein irrationaler Prozeß ist, ist die Beobachtung verständlich, daß die Bevorzugung für die Entwicklung des Kindes oft eine erhebliche Behinderung darstellt. Bei der Bevorzugung leiden also sowohl das bevorzugte als auch die anderen Kinder unter der Psychopathologie der Eltern. Wenn die Einstellungen der beiden Eltern widersprüchlich ist, kann ein und dasselbe Kind Züge und Probleme sowohl des bevorzugten als auch des nicht bevorzugten Kindes entwickeln.

Mütterliche Fehlhaltungen dem Sohn gegenüber

Viele Frauen sind von ihrem Sohn so fasziniert, daß sie schon beim Wickeln mit seinem Glied spielen. Später binden sie den Knaben mit verschleierter Verführung an sich, indem sie ihn z. B. im Sinne einer angeblichen Erziehung mit ihrem eigenen weiblichen Körper vertraut machen und vom Vater herabsetzend sprechen. Die Mutter mag ihren Sohn vor den bösen Frauen warnen, die ihr nur ihren Sohn stehlen wollen. Hinter einer solchen mütterlichen Haltung steht nicht selten der Versuch, eine Beeinträchtigung des weiblichen Selbstwertgefühls mittels des Sohnes zu kompensieren. Aber der Frau droht unausweichlich Enttäuschung. Denn der Sohn wird sich eines Tages von ihr lösen, es sei denn, es gelingt ihr, ihn ganz hörig zu machen. Dann aber ist er seiner kreativen Möglichkeiten beraubt, und er wird nicht selten homosexuelle, hypochondrische, depressive oder auch suizidale Tendenzen entwikkeln.

Mütterliche Fehlhaltungen der Tochter gegenüber

Mütter können einen nachhaltigen Haß auf ihre Tochter haben. Der Haß kann durch eine rigide Erziehung, die der Tochter angeblich nur nutzt, verschleiert sein. In einer verborgenen Weise, die den Anschein eines normalen Familienlebens erhält, lassen solche Mütter aber keine Gelegenheit ungenutzt, um der Tochter zu schaden. Es handelt sich nicht selten um Mütter, die meinen, daß das Leben an ihnen vorbeigegangen sei und die der Tochter diejenigen Chancen, die sie selber vermissen, nicht gönnen. Natürlich können solche Töchter kaum ein stabiles Selbstwertgefühl entfalten.

Die Mutter, insbesondere aber die archaische, will eines Tages ihre Tochter in die Rolle der eigenen Mutter drängen. Auch das kann die Entfaltung der Tochter behindern.

Elternschaft stellt also einen dynamischen interpersonalen Prozeß dar, sie kann Freude und Selbstverwirklichung, aber auch das Ende einer zuvor befriedigenden Ehe bringen. Wenn Eltern die psychische Leistung vollbringen, Individuen mit eigenem Recht zu bleiben und selber nicht zu kurz zu kommen, werden sie auch den Anforderungen der Elternschaft gewachsen sein. Eigene Rechte, die Gemeinschaft mit dem Partner und Elternschaft stellen 3 gleichwertige Güter dar, die nicht untereinander leiden dürfen und Kompromisse verlangen.

6.2 Die Frau in enttäuschter Liebe

Die Beziehung zum Mann und die erhoffte Gemeinschaft mit ihm erweisen sich nicht selten als Illusion und Enttäuschung. Es kann zu funktionellen Sexualstörungen, Ehemüdigkeit, außerehelichen Beziehungen, Partnerwechsel und Scheidung, zu venerischen Erkrankungen oder Schwierigkeiten in Beruf und Gesellschaft kommen. Das in einem sicheren Selbstwertgefühl verankerte Erleben von Liebe und Lust beeinflußt aber auch manche physiologischen Funktionen. So ist es verständlich, daß die liebende, aber in der Liebe und in der Selbstverwirklichung enttäuschte Frau Organneurosen im Sinne vegetativer Störungen entwickeln kann.

Viele aus nervöser Spannung resultierenden vegetativen Zeichen beruhen auf Muskelanspannungen, Vasokongestion und Sekretionen, bemerkenswerterweise also auf denselben physiologischen Vorgängen, die auch der sexuellen Lust und dem Orgasmus zugrunde liegen. Psychologisch handelt es sich nicht so sehr um einen Verlust der sexuellen Emotion, sondern um eine Beeinträchtigung der Möglichkeit, zu einer Handlung und Befriedigung zu kommen. Die physiologischen Vorgänge der Lust sind in Gang gekommen, werden aber nicht zu Ende geführt. Die Enttäuschung im Bereich von Lust und Liebe ist meist schmerzhaft bewußt. Es handelt sich aber noch nicht um den depressiven Rückzug, der später geschildert werden soll.

Bei der Aufzählung der vegetativen Zeichen wird nicht die differentialdiagnostische Frage erörtert, inwieweit auch organische Ursachen zugrunde liegen können.

6.2.1 Vegetative Störungen im Bereich des Beckens

Spastische Ligamenta sacrouterina. Bei dieser sog. Parametritis posterior sind hinten derbe Stränge zu tasten. Früher wurde nicht selten eine Resektion der Ligamenta vorgenommen.

Portioschiebeschmerz. Hier handelt es sich oft um eine verminderte Ausprägung derselben Störung.

Druckschmerzhaftigkeit der Ligamenta lata. Bei der sog. spastischen Parametritis liegt meist eine einseitige Druckschmerzhaftigkeit vor.

Druckempfindlichkeit der Adnexe ohne Organbefund. Bezeichnungen wie Adnexalgie oder Ovarialneuralgie sind als Verlegenheitsbezeichnungen für Vasokongestion, Stase und lokale Hypoxämie aufzufassen. Es liegt eine lokal umschriebene Druckschmerzhaftigkeit bei der Untersuchung vor, die über die organspezifische Druckschmerzhaftigkeit des Ovars hinausgeht.

Druckschmerzhaftigkeit der Beckeninnenwand. Gerade bei diesem häufigen Symptom gilt es als fraglich, wie die Druckschmerzhaftigkeit zustande kommt. Es ist aber zu bedenken, daß die Beckenwand von dünner Muskulatur überzogen ist. Die klinische Erfahrung zeigt, daß auch bei diesem Zeichen häufig akute Konflikte im Bereich des sexuellen Erlebens vorliegen. Das Symptom kann selbst bei einer 70jährigen Frau auftreten, wenn sie plötzlich Sorge hat, daß ihr Ehemann sich zu viel für die Nachbarin interessiert.

Druckschmerzhaftigkeit des Uterus bei bimanueller Untersuchung. Nur in seltenen Fällen ist diese organisch bedingt, z. B. durch eine Adenomyosis uteri.

Die genannten Symptome und Zeichen können unter dem Namen *Pelvipathie* zusammengefaßt werden. Bei der gynäkologischen Untersuchung fällt eine diffuse, oft nicht genau lokalisierbare Druckschmerzhaftigkeit auf. Daß es sich nicht etwa um ein rein lokales Geschehen handelt, sieht man an den mannigfaltigen darüber hinausgehenden psychischen und psychosomatischen Störungen: Nervosität, labile Stimmungslage und dysphorische Gefühle, nicht selten Angstgefühle und Empfindlichkeiten, Schlafstörungen, Magenbeschwerden, hypotone Kreislaufstörungen und naßkalte Hände und Füße, Fluor albus, Sexualstörungen, Dyspareunie, prämenstruelles Syndrom oder Dysmenorrhö. Die Patientin sucht den Arzt wegen derartiger Symptome auf und nicht etwa wegen spontan auftretender Unterleibsschmerzen ohne Organbefund. Beide Zustände zeigen hinsichtlich Ätiologie, Pathogenese und Therapie unterschiedliche Verhältnisse.

Im Gegensatz zu den Unterleibsschmerzen ohne Organbefund fühlt der Gynäkologe sich in vielen Fällen von Pelvipathie in therapeutischer Hinsicht weniger hilflos. Während sich viele körperliche Behandlungen und Operationen als frustran erwiesen haben, können allein schon Psychopharmaka, roborierende Maßnahmen, Hydrotherapie hilfreich sein, falls diese Maßnahmen nämlich bei der in der Liebe enttäuschten und isolierten Frau im Rahmen einer verständnisvollen ärztlichen Zuwendung und Führung angewandt werden. Dann wird übrigens auch die Aufklärung, daß es sich um vegetative Störungen handelt, von der Patientin verstanden werden und Entlastung bringen. Das ärztliche Gespräch kann hier eine Weichenstellung bedeuten. Beim erstmaligen Auftreten von Symptomen der Pelvipathie und auch beim akuten Rezidiv kann die auslösende Situation im Rahmen einer gynäkologischen Praxis zur Sprache kommen, und es tritt nicht selten ein guter Heilerfolg ein. Denn die Patientin kann nun mit ihrer persönlichen Schwierigkeit bewußt umgehen. Wenn der Arzt die Beschwerden aber statt eines klärenden Gespräches auf die organische Ebene schiebt, indem er etwa eine Adnexitis diagnostiziert, kann einer Chronifizierung des Symptoms Vorschub geleistet werden. Gleichzeitig wird der Patientin die Chance vermindert, sich durch die Auseinandersetzung mit Symptom und Konflikt persönlich weiterzuentwickeln.

Zwei weitere nervös-vegetative Symptome überschreiten zwar das Krankheitsbild der Pelvipathie, haben aber doch eine gewisse Beziehung dazu.

Manche Formen von *imperativem Harndrang* und *Pollakisurie*.

Mastodynie. Bei Schmerzen in der Brust ohne organische Veränderungen besteht die Frage, ob es sich pathogenetisch um einen mentalen, nur auf das Organ projizierten Schmerz handelt oder ob vegetative Veränderungen zugrunde liegen. Immerhin findet man nicht selten dabei eine diffuse Schwellung der Brust. Es ist ungewiß, ob die Mastodynie in den hier beschriebenen psychologischen Zusammenhang hineingehört.

6.2.2 Psychogener Fluor und das pseudoentzündliche Syndrom

Bei anderen vegetativen Zeichen im Bereich des kleinen Beckens handelt es sich um Sekretionsstörungen.

Zervikale Hypersekretion. Ein klarer, dünner und wäßriger Zervixschleim geht permanent und nicht nur zum Zeitpunkt der Ovulation ab. Gleichzeitig ist der Muttermund oft etwas erweitert.

Vermehrte Transsudation aus dem Vaginalepithel. Es handelt sich um ein vermehrtes normales Sekret. Das Vaginalepithel ist dabei meist infolge venöser Anstauung livide verfärbt.

Fluor ist ein vieldeutiges Symptom, dem außerordentlich mannigfaltige organische Ursachen zugrunde liegen können. Obgleich sich alle einig sind, daß es auch psychogenen Fluor gibt, kann die Literatur keine eindeutigen Angaben machen, einmal weil kaum Untersuchungen vorliegen und dann auch, weil die Fluoreinteilungen nach deskriptiver Beschaffenheit des Ausflusses, Ort der Entstehung und ursächlichen Faktoren nicht hinreichtend zur Deckung zu bringen sind. Es ist z. B. fraglich, ob der neurovegetativ bedingte Fluor wirklich nur zervikalen Ursprungs ist und ob nicht Fluor auf der Grundlage nicht abgeführter Sexualerregung weitgehend auf vaginaler Transsudation beruht.

Der psychosomatische Zusammenhang zwischen Fluor und nicht durch Befriedigung zu Ende geführter Sexualerregung wird besonders deutlich, wenn die Frau neben vaginaler Hypersekretion gleichzeitig auch über Kribbeln, Jucken und Stechen im Bereich von Scheide oder Vulva klagt, eine häufige klinische Einheit, die als *pseudoentzündliches Syndrom* bezeichnet werden könnte. Unter dem Einfluß des erheblichen Leidensdruckes dieser Patientinnen wird trotz des negativen Befundes für Pilze und andere Erreger häufig eine antiinfektiöse Behandlung nach der anderen durchgeführt. Kompliziert wird der Verlauf mitunter dadurch, daß sich in dem feuchten und warmen Milieu mitunter in der Tat Pilze und Erreger ansiedeln. Wenn dann aber die antiinfektiöse Behandlung die Erreger beseitigt, hört die geschilderte Symptomatik dennoch nicht auf, und es entsteht der Eindruck einer therapieresistenten Infektion. Der meist gar nicht so verborgene psychosomatische Zusammenhang aber wird nicht erörtert.

In anderen Fällen ist psychogener Fluor eine unspezifische Begleitsymptomatik von allgemeiner psychischer Belastung und Resistenzminderung.

Fluor ist ein weitgehend subjektiver Begriff. Bei objektiv übermäßiger Sekretion kann die Frau auf die Frage nach Ausfluß verneinend antworten. Umgekehrt können Frauen mit normaler Scheidensekretion unter einem angeblichen Fluor nachhaltig leiden. Manche Frauen gehen soweit, wegen eines nur subjektiv empfundenen Fluors dauernd einen Tampon zu tragen. Es kann sich um ein Problem des Körperbildes, aber auch um ein zwangsneurotisches Symptom im Sinne einer neurotischen Einstellung zur Reinlichkeit handeln.

6.2.3 Psychosomatische Aspekte der Adnexitis

Bei einer entzündlichen Erkrankung wie Adnexitis scheint die Wirksamkeit von Erregern eine hinreichende Erklärung zu sein. Und doch sind bei allen Formen genitaler Entzündungen gehäuft neurotische Symptome zu finden.

Am neurotischen Patienten läßt sich leicht beobachten, in welchem Ausmaß die Auseinandersetzung mit psychischen Konflikten Energie verzehren und die körperlichen Kräfte schwächen kann. Von der Tuberkulose und anderen Infektionen ist bekannt, daß es um so eher zu einer Erkrankung kommt, wenn der Organismus infolge von neurotischen Konflikten geschwächt und damit dem Erreger gegenüber weniger widerstandsfähig ist. So ist die klinische Beobachtung verständlich, daß sich für das Aufflackern chronischer oder latenter Infektionen, also für die rezidivierende Adnexitis, häufig eine psychosoziale Belastung als auslösende Situation herausfinden läßt. Der Inhalt des Konfliktes ist unspezifisch; es kommt lediglich auf seinen energieverbrauchenden Aspekt an.

Darüber hinaus hat Richter (1978) in neueren Untersuchungen beschrieben, daß auch beim ersten Auftreten einer Adnexitis Schwierigkeiten im Bereich der Liebe eine Rolle spielen können. Es handelt sich häufig um hysterisch strukturierte Frauen, die dem Arzt und Männern gegenüber kokettieren, Ärger mit Ärztinnen und Krankenschwestern bekommen, sich in die Disziplin der Station schlecht einfügen können und eine Vorgeschichte von Partnerkonflikten und Partnerwechsel aufweisen. In der auslösenden Situation stehen sie häufig zwischen 2 oder mehreren Partnern, ohne sich letztlich für einen allein entscheiden zu können. Richter (1978) beschreibt, daß es in dieser aktuellen emotionalen Situation zu Tubenspasmen, Stase und Hypoxie kommen kann und daß die so bedingte lokale Resistenzminderung bewirkt, daß es über bereits vorhandene Keime zum Aufflammen einer Entzündung kommt.

Eine Adnexitis kann somatische und psychosoziale Belastungen zur Folge haben. Chronisches Kranksein kann zum wiederholten Ausfall im Haushalt oder am Arbeitsplatz führen. Ständig aufflackernde Adnexprozesse können schon in jungen Jahren eine radikale verstümmelnde Operation erforderlich machen. Infertilität kann zu jahrelangen intensiven medizinischen Bemühungen führen. Ungewollte Kinderlosigkeit oder sexuelle Schwierigkeiten infolge von Schmerzzuständen im kleinen Becken und Dyspareunie können zu Partnerkonflikten führen.

6.3 Die ärgerliche Frau

Bei anderen am Mann und in der Selbstverwirklichung enttäuschten Frauen wird die Liebe weitgehend durch Ärger, Haß, Verachtung, Rebellion abgelöst. Je nach Persönlichkeitsstruktur und Umgangsweise mit diesen Affekten kann es zu den unterschiedlichsten normalpsychologischen oder auch pathologischen Verarbeitungsformen und Reaktionen kommen.

6.3.1 Die nicht geglückte Emanzipation

Beste Voraussetzung für eine geglückte Emanzipation ist die Entfaltung der Fähigkeit zu Liebe, Selbstbehauptung und Selbstwertgefühl, wie sie in einer geglückten psychosexuellen Entwicklung erworben wird. Ärger und Enttäuschung können einen Stimulus zur Emanzipation darstellen, können aber auch zu einer nicht geglückten Emanzipation beitragen. Das gilt z. B., wenn die Frau sich feindlich vom Mann abwendet und die Emanzipation nicht *mit* ihm, sondern *gegen* ihn anstrebt oder wenn die Frau ihre Emanzipation in der Isolation nur unter Frauen sucht.

Die nervösen Störungen in Geburtshilfe und Gynäkologie hängen nicht nur mit Konflikten um Liebe, Lust und Mutterschaft zusammen, sondern auch mit Ärger und mit nicht geglückter Emanzipation. Die zugrundeliegenden Mechanismen sind aber im einzelnen noch nicht hinreichend erarbeitet.

6.3.2 Unterleibsschmerzen

Bei den verschiedenen Formen nicht geglückter Emanzipation ist die betreffende Frau oft doch wenigstens aus ihrer Enttäuschung heraus aktiv bemüht. Andere Frauen aber resignieren in ihrem Ärger und entwickeln statt dessen ein Symptom. In einer der Untergruppen von Unterleibsschmerzen ohne Organbefund sind die Schmerzen nämlich Korrelat zu einem ärgerlichen Affekt, wobei die Enttäuschung am Mann meist deutlich faßbar ist. Es handelt sich um ziehende oder stechende Schmerzen entweder über der Symphyse oder auch rechts oder links bzw. beidseitig über den Leistenbändern. Der Schmerz tritt ohne für die Frau erkennbare Ursache auf, ist mehr oder weniger ständig da, und das Krankheitsbild dauert wochen-, monate- oder auch jahrelang. Fast immer liegen Störungen von sexuellem Verlangen und Orgasmusfähigkeit sowie eine Dyspareunie vor.

Unterleibsschmerzen mit oder ohne Organbefund

Schmerzen und insbesondere auch Unterleibsschmerzen kommen bei der Frau außerordentlich häufig vor, was übrigens einen gewissen Unterschied zur Psychologie des Mannes darstellt. Zu einem großen Teil sind diese Schmerzen auf physiologische oder pathologische Vorgänge im Bereich des kleinen Beckens zurückzuführen. Es sei an Menstruation, Defloration, Entbindung und Wochenbett sowie an bleibende organische Läsionen nach der Geburt erinnert. Häufige Ursachen von Schmerzen sind weiterhin entzündliche Erkrankungen, Tumoren, Endometriose, statische Probleme (Käser 1973; Renaer 1981).

Darüber hinaus aber gibt es die unterschiedlichsten Schmerzzustände ohne erkennbaren Organbefund, die ein besonders rätselhaftes Kapitel darstellen: manche Formen von Dysmenorrhö oder Dyspareunie, von schmerzhafter Frühschwangerschaft, von Mastodynie und Koxalgie. Es gibt Schmerzen an der Vulva oder in der Scheide ohne Organbefund, die einmal mit und einmal ohne schmerzhaft kribbelnden oder stechenden Sensationen einhergehen können, sowie Hyperalgesien der Bauchdecken beim Anfassen von außen (Käser 1973; Labhardt 1973; Renaer 1981).

Deskription von Unterleibsschmerzen ohne Organbefund

Hinzu kommt ein Krankheitsbild, das viele Bezeichnungen gefunden hat, wie etwa Pelvipathie, Pelvipathia spastica, Pelvipathia vegetativa, Parametropathia spastica, Adnexalgie bzw. Pseudoadnexitis usw. Obgleich die meisten Gynäkologen von der nervösen Natur solcher Schmerzzustände überzeugt sind, bleiben sie dennoch dabei, schon allein durch den Gebrauch solcher Namen postulierte pathologische Vorgänge im Bereich des kleinen Beckens festzuschreiben. Wegen der Lokalisation der Schmerzen außerhalb des Genitales selbst wegen des Fehlens von organischen Veränderungen im Bereich des kleinen Beckens und wegen der gleich zu schildernden mentalen bzw. emotionalen Pathogenese der Schmerzen halten wir die rein deskriptive Bezeichnung von Unterleibsschmerzen ohne Organbefund (U.o.O.) für angebracht (Molinski 1982).

Die Schmerzpunkte liegen entweder ganz umschrieben oberhalb der Symphyse oder einseitig bzw. beidseitig über den Leistenbändern. Oft strahlen sie zur Seite, nach oben oder nach unten über das Leistenband hinaus aus. Die Schmerzen können drückenden, ziehenden oder stechenden Charakter haben. In der Mehrzahl der Fälle verändern die Schmerzen über Jahre hinweg weder Lokalisation noch Charakter.

Schon allein diese Beschreibung der Schmerzen, wobei von der Patientin präzise der Ort der Entstehung angegeben wird, spricht dagegen, daß sie viszeraler Genese sind. Die viszerale Sensibilität zeichnet sich eher dadurch aus, daß sie diffus ist.

Die Schmerzen treten ohne für die Frau erkennbare Ursache auf. Sie pflegen durch Ruhe nicht abzuklingen und werden durch bestimmte körperliche Bewegungen und Haltungen nicht beeinflußt. Zwar gibt es leichtere Fälle, in denen die Schmerzen nicht allzu intensiv sind und nach einiger Zeit spontan wieder aufhören. Oft aber handelt es sich um ein sehr schweres Leiden. Die den ganzen Tag anhaltenden Schmerzen dauern viele Jahre an, ohne daß eine Besserung eintritt. Gelegentlich können die Schmerzen so plötzlich und heftig auftreten, daß die Patientin als akuter Notfall in die Klinik eingewiesen werden muß.

Bisweilen werden Fluktuationen während des mensuellen Zyklus angegeben. Dabei werden ganz unspezifisch Zuordnungen zu jeder beliebigen Phase des mensuellen Zyklus vorgenommen. In Wirklichkeit befriedigt die Patientin durch solche Angaben lediglich ihr eigenes und manchmal auch des Arztes Kausalbedürfnis.

Psychosoziale Begleiterscheinungen und Folgeerscheinungen der Unterleibsschmerzen ohne Organbefund

Oft stellt das Krankheitsbild ein weit über die Schmerzen hinausgehendes schweres psychosoziales Leiden dar. Fast immer liegen Störungen des sexuellen Verlangens und Erlebens, oft Dyspareunie und Unfähigkeit zum Orgasmus vor. Psychisch und interpersonal sind diese Frauen oft außerordentlich verkümmert und beeinträchtigt, und sie leiden unter einer weitgehenden Beeinträchtigung der Liebes- und Arbeitsfähigkeit. Nicht selten liegen noch weitere psychoneurotische oder psychosomatische Symptome vor. Durch ihre innerpsychische und interpersonale Verarmung und Isolierung kommt es oft zur Entfremdung von der Familie und schließlich nicht selten zu nervösen Störungen beim Mann und bei den Kindern, zu Schulschwierigkeiten, Ehescheidung und dergleichen. Die Symptomatik hat also einen interpersonalen Charakter. Persönliche Psychopathologie der Patientin selbst und interpersonale Störungen sind übrigens in den meisten Fällen schon vor Einsetzen der Schmerzen erkennbar.

Einfluß der Unterleibsschmerzen ohne Organbefund auf das Arzt-Patienten-Verhältnis

Schließlich muß noch ein weiteres Charakteristikum hervorgehoben werden: Patientin, Familie und Arzt teilen ein Gefühl der Hilflosigkeit. Denn die das ganze Leben verstümmelnden Schmerzzustände erweisen sich typischerweise als völlig therapieresistent. Allgemeinärztliche Mittel, roborierende Maßnahmen, physikalische Therapie helfen meist nicht. Kuren und ein Wechsel des interpersonalen Milieus bessern die Symptomatik höchstens passager. Die am ZNS angreifenden Analgetika sind wirkungslos, ebenso wie Leitungsanästhesie oder Resektion der peripheren Nerven. Häufig werden schließlich in Anbetracht der Schwere der Symptomatik und des Drängens der Patientin, die von einem Krankenhaus zum anderen geht, der Uterus, die Eileiter, die Ovarien herausgenommen, Verwachsungen gelöst; aber die Schmerzen treten erneut auf, manchmal mit einer gewissen zeitlichen Verzögerung.

Diese Mißerfolge in der Therapie weisen jedoch auf eine psychische Pathogenese hin; wenn nämlich Maßnahmen, die sowohl am ZNS als auch an den peripheren Nerven und an den Organen im kleinen Becken angreifen, den Schmerz nicht beeinflussen können, so muß dieser Schmerz ja eine mentale bzw. emotionale Pathogenese haben.

Klinische Beobachtungen zu therapeutischen Möglichkeiten

Molinski (1982) beschreibt 3 klinische Beobachtungen, die nach seiner Meinung unterschiedliche therapeutische Möglichkeiten eröffnen:

1) Bei einigen Frauen wurde der Schmerz momentan intensiver oder setzte gelegentlich auch kurzfristig aus, wenn man sie auf eine gleich näher zu beschreibende merkwürdige Art von Ärgerlichkeit ansprach.
2) Bei anderen Frauen mit Unterleibsschmerzen ohne Organbefund fiel eine besondere Art von verleugneter Depression auf, und der Schmerz verschwand, wenn man Antidepressiva verabreichte. In aller Regel haben die Patientinnen aber das Antidepressivum mit Einsetzen dieses Therapieerfolgs prompt abgesetzt.
3) Bei manchen Unterleibsschmerzen ohne Organbefund sind vegetative Zeichen im Bereich des kleinen Beckens zu beobachten, bei anderen nicht. Beim Vorliegen vegetativer Zeichen sind die Unterleibsschmerzen nicht ganz so therapieresistent wie in der Gruppe ohne vegetative Zeichen.

Mit den sich anbahnenden therapeutischen Möglichkeiten wurde der Inhalt der ärztlichen Gespräche reichhaltiger. So hat man schließlich gelernt, bei Unterleibsschmerzen ohne Organbefund eine Reihe von Untergruppen zu unterscheiden, die jeweils unterschiedliche pathogenetische Wege der Entstehung aufweisen. Diese Untergruppen unterscheiden sich hinsichtlich Persönlichkeitsstruktur, psychischem Befund und Begleitsymptomatik. Die Einsicht in die unterschiedlichen pathogenetischen Wege hat uns wirksame therapeutische Möglichkeiten eröffnet, so daß wir heute bei der überwiegenden Mehrzahl der Fälle Schmerzerleichterung und oft Schmerzfreiheit erreichen können.

Im folgenden wird der Versuch unternommen, eine klinische Klassifikation der Unterleibsschmerzen ohne Organbefund vorzunehmen.

Unterleibsschmerzen ohne Organbefund, die mit vegetativen Zeichen einhergehen

1) Pelvipathia spastica im engen Sinne des Wortes. Die bei der gynäkologischen Untersuchung zu findenden Punkte pathologischer Druckschmerzhaftigkeit beruhen hier auf Spasmen der glatten Muskulatur. Dabei können folgende 6 Zeichen vorliegen: spastische Ligamenta lata; Druckschmerzhaftigkeit der Beckeninnenwand; Druckschmerzhaftigkeit des Uterus bei bimanueller Untersuchung; Portioschiebeschmerz; Druckschmerzhaftigkeit der Adnexe, ohne daß eine sonstige Organpathologie vorliegt.

Die Diagnose Pelvipathia spastica wird oft in einem sehr viel weiterem Sinn gebraucht, um nämlich alle diejenigen Unterleibsschmerzen zusammenzufassen, bei denen der Gynäkologe keine organische Erkrankung feststellen kann. Wir halten es für sinnvoll, diese Diagnose nur für solche Fälle zu reservieren, in denen auf Spasmen beruhende Druckschmerzhaftigkeit vorliegt.

2) Unterleibsschmerzen bei nicht abgeführter Vasokongestion. Seltener beruht die Druckschmerzhaftigkeit auf nicht abgeführter Vasokongestion. Die Differenzierung zwischen Spasmen und Vasokongestion ist meist nur mittels Laparaskopie möglich.

Muskelkontraktionen, Vasokongestion und Sekretion stellen nicht nur die Grundlage für vegetative Zeichen im Bereich des kleinen Beckens dar. Vielmehr sind sie auch Grundlage für die Vorgänge der Lustphysiologie. Bei den hier diskutierten Fällen ist die Lustphysiologie in Gang gekommen, kann aber aus psychischer Hemmung nicht zur Befriedigung gelangen, also nicht zu Ende geführt werden. Die in Gang befindliche, aber nicht zu Ende kommende Lustphysiologie ist dann identisch mit den angeführten vegetativen Zeichen. Es handelt sich um in der Liebe enttäuschte Frauen, bei denen aber das Körperliche nocht liebt: die Lustphysiologie geht noch vonstatten – wenn auch nur ansatzweise –, und es kommt dann zu dem beschriebenen vegetativen Zeichen.

Entsprechend dieser Pathogenese zeigen die Persönlichkeitsstruktur, die auslösende Situation und der Inhalt des ärztlichen Gespräches deutlich libidinöse Züge. Das haben übrigens auch Richter u. Struck (1979) so dargestellt. Im Gegensatz zu den Unterleibsschmerzen ohne jeglichen Organbefund sprechen die Frauen hier bewußt von ihren Enttäuschungen im Bereich der Liebe. Das ärztliche Gespräch verläuft inhaltsreicher. Auch sind sie nicht so ärgerlich zurückgezogen, wie es für die Patientinnen mit Schmerzen ohne jeglichen Organbefund noch zu beschreiben ist.

Biologisch gesehen sind Spasmen ein eher aktiver, das Ausbleiben der Lösung von Vasokongestion dagegen ein vergleichsweise passiver Vorgang. Auch hier wird erst weitere Beobachtung klären können, ob auch korrespondierende psychologische Unterschiede vorliegen.

Solange bei Unterleibsschmerzen ohne Organbefund gleichzeitig auch vegetative Zeichen vorliegen, können allgemeinärztliche Maßnahmen, nicht zuletzt auch physikalische Therapie oder Kuren in manchen Fällen einen gewissen therapeutischen

Erfolg bringen; vorausgesetzt freilich, daß diese Maßnahmen im Rahmen einer verständnisvollen ärztlichen Zuwendung und Führung angewandt werden. Beim erstmaligen Auftreten der Symptomatik einer Pelvipathia spastica und auch beim akuten Rezidiv kann die auslösende Situation im Rahmen einer gynäkologischen Praxis zur Sprache kommen, und es tritt nicht selten ein guter Heilerfolg ein. Wenn der Arzt die Beschwerden statt dessen auf die organische Ebene schiebt, indem er etwa eine Adnexitis diagnostiziert, kann einer Chronifizierung des Symptoms Vorschub geleistet werden.

3) Pseudoinfektuöses Syndrom der Scheide. Hier liegen keine Schmerzen vor. Aber es handelt sich ebenfalls um die Wirksamkeit von in Gang befindlicher, aber gehemmter Lustphysiologie.

Es kommt im Bereich von Vulva und Scheide zu Hyperämie, Vasokongestion und Hypersekretionen, die oft mit kribbelnden und juckenden Sensationen einhergehen. So liegt es nahe, an eine Infektion mit Bakterien oder Pilzen zu denken. Eine solche diagnostische Auffassung ist um so verständlicher, als die psychische Seite des sexuellen Erlebens und Verhaltens ja gerade verdrängt und gehemmt ist und daher dem Arzt leicht verborgen bleiben kann. Das ist ja, wie dargestellt, der eigentliche Grund dafür, daß die Lustphysiologie zwar angeregt wird, aber nicht zu Ende geführt werden kann. Nur lassen sich keine Erreger finden, die Ursache der vermeintlichen Entzündung sein könnten.

Freilich kann es in diesem feuchtwarmen Milieu leicht sekundär zu einer Besiedlung durch pathogene Keime oder Pilze kommen. Verunreinigungen können z.B. durch Anfassen oder Kratzen eingeführt werden, zumal die sexuell gehemmte Frau zu bewußter oder unbewußter masturbatorischer Tätigkeit neigen mag. Der bakteriologische Befund wird nun positiv, und Arzt wie auch Patientin sind erleichtert, daß endlich die Ursache gefunden ist. Nach prompter Sanierung des bakteriologischen Befundes tritt aber – scheinbar rätselhafterweise – ein ebenso schneller Rückfall ein, denn die beschriebene Pathophysiologie kann sich durch viele Jahre hindurch so fortsetzen.

Unterleibsschmerzen ohne Organbefund, ohne jeglichen organischen Befund

1) Unterleibsschmerzen bei ärgerlichem Affekt. Bei vielen Frauen mit Unterleibsschmerzen ohne Organbefund liegt eine mürrisch-verdrießlich-ärgerliche Verstimmung vor, die freilich einen merkwürdig unentfalteten Charakter hat. Das Ausdrucksverhalten, das Verhalten dem Arzt und allen anderen Personen gegenüber und der Inhalt des Gespräches sind vorwurfsvoll und ärgerlich getönt. Entscheidend ist dabei, daß der Ärger den Frauen kognitiv nicht bewußt ist. Die Aufmerksamkeit ist ja gerade nicht bei unerfreulichen realen Lebenssituationen, der Ärger ist nicht erkennbar auf eine bestimmte Person gerichtet. Sie hätten keinen Kummer, keinen Verdruß, keine Sorgen, alles sei in Ordnung, so antworten sie einem ärgerlichen, vorwurfsvollen Affekt; sie hätten eben nur die Schmerzen, und es müsse doch endlich eine Diagnose gefunden werden, damit eine Operation durchgeführt werden könne. So bleibt das Gespräch inhaltsarm, monoton, unpsychologisch. Bei all dem wird der ärgerliche Affekt von den Frauen selbst aber sehr wohl erlebt und gespürt.

Von Affekten der Liebe oder gar der Lust ist dagegen so gut wie nichts zu erkennen. Sexuelles Verlangen und Orgasmusfähigkeit fehlen meist vollständig.

Vorgeschichte und prämorbide Persönlichkeitsstruktur zeigen schon Züge von Gehemmtheit im aggressiven Erlebensbereich und in der Selbstbehauptung sowie auch Durchbrüche von Ärgerderivaten.

Sobald diese Affekte angesprochen werden, kann in die bislang so sterile Gesprächssituation auf einmal Leben und Bewegung kommen. Die Patientinnen aber bleiben weiterhin psychisch isoliert; zu einer Befreiung vom Schmerz kommt es nur gelegentlich, umgekehrt tritt eher eine markante temporäre Verschlimmerung ein.

2) Unterleibsschmerzen bei verleugneter Depression. Erst die Beschäftigung mit diesen Fällen von ärgerlicher Verstimmung führte zu der Wahrnehmung, daß viele Patientinnen mit Unterleibsschmerzen depressiv sind.

Die beiden Untergruppen der ärgerlich und depressiv verstimmten Patientinnen zeigen klinisch viele Mischformen. Das ist nicht verwunderlich, denn der depressive Affekt ist ja weitgehend ein durch die Wendung gegen das Selbst abgewehrter aggressiver Affekt. Wer in der Depression sich selbst quält oder gar tötet, ist ebenso aggressiv wie derjenige, der dasselbe anderen antut. Bei den Mischformen von Ärger und Depression handelt es sich augenscheinlich um eine noch unvollständig gebliebene Abwehr des Ärgers.

Die Literatur spricht von larvierter Depression, wenn körperliche Beschwerden, u.a. auch Schmerzen unterschiedlicher Lokalisation, an die Stelle von seelischer Bedrücktheit treten. Es würde sich also um Depressionen handeln, die sich lediglich durch Leibgefühle bemerkbar machen und keine psychische depressive Symptomatik zeigen.

Die Patientinnen mit Unterleibsschmerzen ohne Organbefund sind jedoch anders. Sie zeigen in Ausdrucksverhalten, Körperhaltung, Gemütsverfassung und Inhalt ihrer Angaben ganz deutlich das Vorhandensein eines depressiven Affektes. Aber sie fügen eines hinzu: „Ich bin nicht ärgerlich und wütend, außer ... Nie bin ich lebensmüde, außer ... Nein, ich bin nicht verstimmt, denn es ist ja doch ganz klar, daß man sich bei solchen Schmerzen so fühlt.“ Der deutlich erkennbare ärgerliche oder depressive Affekt wird also expressis verbis verleugnet, in der Verleugnung aber durchaus ausgemalt. Für unser Patientengut ist der Begriff einer verleugneten Depression also zutreffender als derjenige einer larvierten Depression.

Es sei zusammengefaßt, daß Unterleibsschmerzen ohne Organbefund sowohl mit vegetativen Zeichen als auch mit Ärger oder Depression einhergehen können. Die Ätiologie ist aber in allen 3 Gruppen gleich bzw. ähnlich. Es handelt sich um Frauen, die in ihrer Liebe zum Mann oder in der erhofften Gemeinschaft mit ihm enttäuscht sind. Manchmal, aber nicht immer, geht es dabei darum, daß die betreffende Frau eine emanzipierte Stellung in der Gesellschaft und in der Liebesbeziehung zum Mann nicht miteinander vereinen kann. Eine Enttäuschung liegt nicht immer an der Umwelt. So sind auch bei diesen Frauen bisweilen, aber wiederum keineswegs immer, illusionäre Erwartungen zu beobachten.

Für die Pathogenese des Schmerzes ist aber nicht der Affekt des Enttäuschtseins entscheidend, sondern wie die Frau damit innerlich umgeht. Dabei können 3 Abstufungen des Verhaltens unterschieden werden, wobei die 3 diskutierten Untergruppen von Unterleibsschmerzen ohne Organbefund entstehen können:

a) Die Frau kann trotz ihrer Enttäuschung in Liebe und Selbstverwirklichung ihren Mann dennoch weiter lieben. Die Lustphysiologie kommt zwar weiterhin in Gang, aber die in ihrer Liebe enttäuschte Frau kommt nicht mehr zur Befriedigung. Die Lustphysiologie klingt nicht ab, und es kommt zu den geschilderten vegetativen Zeichen und zu Schmerzen.

b) Nun kann es aber sein, daß die Frau ihre Liebe aufgibt. An die Stelle von Liebe treten Ärger, Haß, Verachtung, Verdruß, Rebellion. Falls die Persönlichkeitsstruktur nämlich durch stärkere narzißtische Züge gekennzeichnet ist, muß die betreffende Frau auf ihre Enttäuschung in einer narzißtischen Art und Weise reagieren. Sie fühlt sich gekränkt, und sie hat die schlimmste Art von Wut, die wir klinisch kennen, die sog. narzißtische Wut. Das Gefühl der Kränkung und die Vorwurfshaltung, mit der die Schmerzen geschildert werden, sind ja bei diesen Patientinnen ein typisches Merkmal im ärztlichen Gespräch. Die Patientin muß aber ihre Wut verschleiern, verleugnen, und es kommt zum narzißtischen Rückzug. Die Frau zieht sich isoliert auf sich selbst zurück; sie spricht kaum noch von ihrem Mann, nur von ihren Schmerzen, als wenn die Selbstbezogenheit der ganze Inhalt ihrer Welt geworden sei. Da die Lustphysiologie nicht mehr in Gang kommt, treten auch keine vegetativen Zeichen mehr auf.

c) Falls die Persönlichkeitsstruktur aber eher durch depressive Züge charakterisiert ist und wenn Wut und Ärger noch intensiver abgewehrt werden müssen, kann der Rückzug noch einen Schritt weitergehen. Es kommt zum depressiven Rückzug. Während die Frauen der ersten beiden Gruppen bei aller Enttäuschung einen Rest von Aktivität aufrechterhalten – entweder durch weiteres Lieben oder durch aggressiv-vorwurfsvolles Verhalten – geben diese Frauen sich passiv auf. Sie lassen sich in den depressiven Affekt fallen und tun fast gar nichts mehr. Eines aber tun sie doch: sie verleugnen ihre Depression. Wenn sie auch das nicht mehr täten, wären sie zwar frei von Unterleibsschmerzen, aber sie könnten ihre Depression nicht mehr vor sich und den anderen verschleiern.

Die drei Gruppen von Schmerzen sind also nicht durch den Inhalt des Konflikts, sondern durch eine unterschiedliche Umgangsweise mit den Konflikten gekennzeichnet.

3) Schmerzen ohne Organbefund in der Scheide und an der Vulva. Es ist hier nicht von dem Krankheitsbild des Pruritus vulvae die Rede, bei dem die Patientin über Jucken klagt, sondern vielmehr von Frauen im Senium oder Präsenium, die über unerträglich intensive Schmerzen in Vulva und Scheide berichten.

Es seien Schmerzen wie von einem Messer, sie seien drückend oder sengend, brennend, auffressend. Erst die genauere Befragung ergibt, daß dabei auch schmerzhafte Sensationen von kribbelndem und juckendem Charakter beschrieben werden.

Auch hier handelt es sich um subjektive Sensationen der sexuellen Erregung, wobei hier freilich der psychische und nicht der physiologische Anteil der sexuellen Regung pathologisch gesteigert ist: es finden sich keine vegetativen Zeichen.

Wenn ältere Frauen sich in ihrer Lebenssituation umfassend frustriert fühlen, kann es mitunter zu einer qualvollen Überschwemmung durch sexuelle Regungen kommen. Es handelt sich dabei um ein Erleben im Sinne einer Ersatzbefriedigung, quasi um ein letztes Aufbegehren des Festhaltens am Leben. Der sexuelle Charakter der Symptomatik wird deutlich, wenn z. B. eine noch im Greisenalter kokettierende ehemalige Schauspielerin gerade zuvor ihren Hausfreund verloren hat oder wenn eine andere Frau Stunden des Tages vor dem Foto ihres Sohnes verbringt, der sie treulos verlassen und mit dem langweiligen Ehemann allein gelassen hat.

Fast alle Patientinnen dieser Gruppe leiden an einer schweren Depression, die übrigens auch immer verleugnet wird. Häufig haben sie Ehemänner, die ihre schwächliche Unterwürfigkeit als dienende Liebe ausgeben, dabei aber ebenfalls gewisse depressive Züge zeigen.

4) Unterleibsschmerzen auf hysterischer Grundlage. Hysterische Lähmungen, Verkrampfungen, Sehstörungen, Anfälle und dergleichen werden als Konversionssymptome bezeichnet. Das hysterische Symptom kommt dadurch zustande, daß der Patient durch diese körperlichen Erscheinungen in einer bildhaften Weise ausdrückt, was Inhalt seines neurotischen Erlebens ist. Er zeigt seiner Umgebung, wie ihm zumute ist, er zeigt sein unbewußtes Bild, seine unbewußte Vorstellung, vergleichbar dem Scharadespiel, wo die Gruppe raten muß, was der Schauspieler vor ihnen darstellt. Nur tut der hysterische Patient das unbewußt. So ist das hysterische Symptom gleichzeitig immer auch ein unbewußter Versuch der Kommunikation.

Auch ein Schmerz kann in diesem Sinn Ausdrucksverhalten sein. Der Unterleibsschmerz kann als ein unbewußter Versuch zustande kommen, der Umgebung zu zeigen, wie sehr die Patientin in der Liebe, in der Sexualität, in ihrer Weiblichkeit leidet. In diesem Sinn ist der Schmerz ein Symbol.

Alles ist bei diesen Patientinnen einerseits libidinös gefärbt, andererseits ein Ausdruck ihrer Angst vor der sexuellen Begegnung. Das gilt für Persönlichkeitsstruktur, Vorgeschichte, gegenwärtigen lebensgeschichtlichen Kontext, auslösende Situation und natürlich auch für das Verhalten dem Arzt gegenüber, die sog. Übertragung. Die Patientin kommt z. B. kokett lächelnd in das Arztzimmer, zieht beim Platznehmen dezent etwas den Rock hoch und sagt in einer affektiert anmutenden Weise: „Ich habe so wahnsinnige Schmerzen." Man täte der Patientin unrecht, wenn man meinte, sie habe gar keine Schmerzen. Sie hat diese Schmerzen tatsächlich, aber sie haben eine hysterische Genese. Ohne daß man danach fragt, bringt die Patientin oft sofort eine reichhaltige Sexualanamnese, oft in einer scheinbar unangepaßten Form. Sie mag z. B. sofort sagen, der außereheliche Verkehr funktioniere außerordentlich gut. Eine dieser Patientinnen hatte immer Schmerzen in Gegenwart des Vaters, nie in Gegenwart des Verlobten. Auch die bildreichen Sprachwendungen, in denen die Schmerzen beschrieben werden, verraten, daß die Erkrankung als unbewußtes Ausdrucksverhalten zustande kommt.

Bei dieser – zahlenmäßig übrigens eher kleinen – Untergruppe von Unterleibsschmerzen ohne Organbefund ist am ehesten intensive psychoanalytische oder psychoanalytisch orientierte Psychotherapie indiziert.

5) Unterleibsschmerzen durch Aufmerksamkeitsverschiebung. Psychogener Schmerz kann durch Aufmerksamkeitsverschiebung entstehen. Die Aufmerksamkeit wird dann auf eine Stelle des Körpers konzentriert – oft in Überlagerung von Banalsensationen –, bis diese schmerzhaft wird. Die Patientin tut das unbewußterweise, um von einem psychischen Schmerz abzulenken bzw. um ihn zu übertönen. Die psychisch Gesunde kann diesen Vorgang bewußt imitieren.

Ein Teil der Unterleibsschmerzen durch Aufmerksamkeitsverschiebung ist hypochondrischer Natur. Das hypochondrische Syndrom stellt den psychischen Akt einer maßlosen Überbewertung der betreffenden Körperpartie dar. Die Überbewertung einer körperlichen Sensation dient zur Ablenkung von einem geminderten Selbstwertgefühl, das so übertönt und kompensiert werden soll. Ein Patient, dessen Selbstwertgefühl – z. B. infolge von Kränkung – gestört ist, mag auf einmal kompensatorisch ununterbrochen sein hypochondrisch besetztes Organsystem zur Schau stellen, als wenn es den höchsten Wert darstellte.

Wiederum kann schon allein die Art, wie die Unterleibsschmerzen geschildert werden, aufschlußreich sein. Die einen befürchten z. B., eine Verletzung im genitalen Bereich zu haben, die anderen befürchten, an einer syphilitischen Erkrankung zu leiden. Die Persönlichkeitsstruktur zeigt narzißtische Züge wie z. B. Minderwertigkeitsgefühle und Selbstbezogenheit.

Auch hier kommt am ehesten eine psychotherapeutische Behandlung in Frage, wobei sich das psychotherapeutische Gespräch natürlich in Form und Inhalt von den anderen Untergruppen unterscheidet. Oft muß man sich auf die Kränkung in der auslösenden Situation und in der unmittelbaren Gegenwart beschränken. Die Resultate sind bei dieser Untergruppe weniger günstig.

6) Überlagerungen. Im klinischen Jargon wird gerne von Überlagerung gesprochen, wenn einerseits ein Organbefund vorliegt, andererseits aber der Eindruck besteht, daß die subjektiven Beschwerden damit nicht hinreichend erklärt sind. In der Tat schließt das Vorhandensein eines organischen Befundes nicht aus, daß die subjektiven Beschwerden psychogener Natur sein können.

Das kann auch für Unterleibsschmerzen gelten. Wenn Adhäsionen, Myome, ja gelegentlich auch entzündliche Erkrankungen vorliegen, dann ist noch keineswegs gesagt, daß dieser Organbefund auch die Ursache der gleichzeitig vorhandenen Unterleibsschmerzen sein muß. Vom Organbefund können Sensationen ausgehen, auf die sich eine Aufmerksamkeitsverschiebung konzentriert, bis ein Schmerz zustandekommt. Vom Organbefund ausgehende Sensationen können auch hysterisch verarbeitet werden, um psychische Konflikte, Wünsche, Ängste, Vorstellungen auszudrücken. (Eine Patientin mit intensivem Kinderwunsch z. B. hatte auf einmal ganz deutlich das Gefühl, daß sie schwanger sei. Eine psychotherapeutische Behandlung über viele Monate blieb erfolglos. Die operative Entfernung eines Myoms und damit auch der vom Myom ausgehenden Körpersensationen führte dagegen dazu, daß sie ihr hysterisches Symptom sofort vollständig verlor.)

7) Unterleibsschmerzen als Körperhalluzination. Halluzinationen sind vermeintliche Wahrnehmungen von nicht Vorhandenem. Sie sind also durch keinen äußeren Gegenstand oder Sinnesreiz ausgelöst, haben dennoch einen sinnenhaften und leibhaften Charakter, und sie sind unkorrigierbar. Wenn sich diese Trugwahrnehmungen auf die Körperfühlsphäre beziehen, spricht man von Körperhalluzinationen oder auch von koenästhetischen Halluzinationen.

Zur Veranschaulichung seien einige Beispiele genannt: Die Patientin nimmt den angeblichen Tumor, der nach ihrer Ansicht die Schmerzen verursacht, sinnenhaft wahr, und sie kann ihn in allen Einzelheiten beschreiben. – Aus der schmerzhaften Stelle spritze es so weit heraus, daß man es ganz genau sehen könne. – Heiße Dämpfe gingen vom Herzen zum Hals, kehrten dort um, würden dabei kalt und verursachten im Unterleib Schmerzen.

Diese Beispiele sollen nicht den Eindruck erwecken, die Diagnose sei leicht zu stellen. Tatsächlich gehen diese Patientinnen von einem Krankenhaus und Arzt zum andern, und der halluzinatorische Charakter der Schmerzen wird nicht aufgedeckt. Denn das Gesamtbild der Frauen mutet i. allg. nicht ohne weiteres psychotisch an. Sie verfügen meist über eine hinreichende Ich-Stärke, um den irrationalen Charakter ihres Erlebens zu verbergen. Nur wenn man mit diesen Frauen so spricht, daß eine hinreichende Beziehung hergestellt wird, ist es möglich, die Diagnose zu stellen.

Auch hier charakterisieren Persönlichkeitsstruktur und der gesamte Kontext ein typisches Bild, das sich von den anderen Untergruppen unterscheidet. Die betreffenden Frauen zeigen z. B. Züge von Mißtrauen; sie mögen andeutungsweise bizarr und albern sein, können Züge einer gewissen Versandung zeigen oder sogar etwas zerfahren sprechen. Sie gelten aber, das sei noch einmal betont, in ihrer Umgebung meist nicht als psychotisch.

Wenn man die Behandlung den besonderen Bedingungen anpaßt, kann man auch diesen Frauen, die oft jahrelang Schmerzen hatten, sehr oft in nur wenigen Tagen zur Schmerzfreiheit verhelfen. Natürlich wird man ein Neuroleptikum, am besten in Depotform, verabreichen. Aber so wie der depressive Patient nicht mit dem Antidepressivum einfach abgespeist werden kann, so ist es auch hier wichtig, daß neben dem Neuroleptikum die Lebenssituation der Patientin innerhalb einer guten Arzt-Patienten-Beziehung aufgearbeitet wird. Das schließt einen psychotherapeutischen Umgang mit den nächsten Angehörigen mit ein.

6.4 Die Frau in Depression und Rückzug

Die am Mann und in der Selbstverwirklichung enttäuschte Frau kann ihren Ärger noch weitgehender verdrängen und mit Depression und Rückzug reagieren. Das gilt insbesondere, wenn die Frau schon zuvor Züge einer depressiven Persönlichkeitsstruktur zeigte.

6.4.1 Gynäkologische Symptome bei larvierter Depression

Nach verbreiteter Auffassung ist jede nicht organisch bedingte psychiatrische und psychosomatische Symptomatik eine Folge von Angst und Angstabwehr. Gegenwärtig wird jedoch in zunehmendem Ausmaß erkannt, daß psychosomatische Symptome auch im Zusammenhang mit depressiven Affekten auftreten können.

Die psychiatrische Literatur beschreibt lediglich die vitalen Zeichen des depressiven Affektes selbst: allgemeine leibliche Mißempfindungen und die Hemmung körperlicher Funktionen wie Erschöpfung und übermäßige Ermüdbarkeit, Störungen von Schlaf, Appetit, Stuhlgang und Libido. Die internistische Literatur hat in jüngerer Zeit darüber hinaus speziellere und örtlich umschriebene körperliche Mißempfindungen als Korrelat larvierter Depressionen erkannt.

Die Literatur spricht von *larvierter Depression,* wenn körperliche Beschwerden, z.B. morgendliche körperliche Mißempfindungen oder Schmerzen unterschiedlichster Lokalisation, an die Stelle von seelischer Bedrücktheit treten, wenn der Patient also eine psychisch-depressive Symptomatik so wenig ausdrückt, daß der Arzt sie nicht erkennen kann. Es handelt sich also um Depressionen, die sich lediglich durch Leibgefühle bemerkbar machen und keine psychisch-depressive Symtomatik zeigen.

In Wirklichkeit äußert der Patient bei der larvierten Depression sehr wohl die geläufigen depressiven Inhalte, und er zeigt ein depressives Ausdrucksverhalten. Der Unterschied zur psychiatrischen Depression ist lediglich, daß die bewußte Aufmerksamkeitszuwendung oder gar Reflexion des Patienten nicht bei den depressiven Verstimmungen ist, so daß er seine an sich vorhandene und zu beobachtende depressive Symptomatik nur nicht unter dieser Überschrift registriert. Ja, die ausdrücklich genannten depressiven Inhalte und mißmutig-verdrießlichen, mürrischen und ärgerlichen Affekte werden oft einerseits genannt, dann aber expressis verbis verleugnet, wegrationalisiert oder übertönt. Man darf von einer larvierten Depression nur sprechen, wenn solche zwar vorhandenen, aber übertönten depressiven Symptome deutlich faßbar sind. Der Begriff verleugnete Depression wäre also richtiger als der gebräuchliche Begriff einer larvierten Depression.

Viele Symptome in Geburtshilfe und Gynäkologie können Korrelat solch larvierter Depression sein. Dabei handelt es sich teilweise um echte Funktionsstörungen und nicht nur um ein vitales physiologisches Korrelat des depressiven Affekts.

Unterleibsschmerzen ohne Organbefund

Bei einer zahlenmäßig großen Untergruppe von Unterleibsschmerzen ohne Organbefund liegt eine larvierte Depression vor. Nur im psychischen Befund, nicht aber hinsichtlich der Art und Lokalisation des Schmerzes besteht ein Unterschied zu den Unterleibsschmerzen ohne Organbefund bei verleugnetem Ärger. Zwischen beiden Gruppen bestehen Übergänge; mal überwiegt der offenkundige Ärger, mal die verborgene Depression, wie in dem Abschnitt über Unterleibsschmerzen ohne Organbefund schon detailliert beschrieben wurde.

Dysfunktionelle Blutungen

Die Beobachtung des Psychiaters Heiman (1959), daß dysfunktionelle Blutungen an die Stelle von ausgefallener Trauerarbeit treten können, hat in der gynäkologischen Literatur kaum Widerhall gefunden. Tatsächlich liegt bei einer zahlenmäßig großen Untergruppe der dysfunktionellen Blutungen eine verleugnete Depression vor. In einem hohen Prozentsatz der Fälle hat auch hier eine medikamentöse antidepressive Behandlung Befreiung vom Symptom gebracht.

Miktionsstörungen

Bei Harninkontinenz ohne organische Ursache findet sich häufig eine larvierte Depression. Das gilt auch für einige Fälle von Wasserlassen beim Geschlechtsverkehr. Gelegentlich, aber weniger häufig, findet sich eine larvierte Depression bei Harnsperre und bei schmerzhaftem Drang zum Wasserlassen.

Funktionelle Sexualstörungen

Bei der Depression wird nach außen gerichtete Liebe abgelöst durch Ärger und Aggression, Beeinträchtigung des Selbstwertgefühls sowie passives und abhängiges Verhalten. Wenn der Depressive aber von der Welt der Liebe und der Sympathie ausweicht in eine Welt des Hasses und der Aggression, ist die Entfaltung der Lustphysiologie beeinträchtigt, und es kann leicht zu funktionellen Sexualstörungen kommen.

Unterleibsschmerzen ohne Organbefund, dysfunktionelle Blutungen, Harninkontinenz ohne Organbefund und funktionelle Sexualstörungen stellen die hauptsächlichen Manifestationen larvierter Depression in der Gynäkologie dar. Es handelt sich um ein zahlenmäßig großes Krankengut. Schon allein der Umstand, daß diese Symptome häufig vergesellschaftet vorkommen, kann als Hinweis auf eine gemeinsame Ursache gewertet werden.

Larvierte Depressionen finden sich darüber hinaus bei schmerzhafter Frühschwangerschaft, gelegentlich auch bei schmerzhafter Spätschwangerschaft, in einigen Fällen von sekundärer Amenorrhö, Kreuzschmerzen, Dyspareunie und Dysmenorrhö; nicht selten auch bei dranghaftem Verlangen nach Operationen.

Ein in Depression begründetes Verlangen nach Operationen ist nicht auf Unterleibsschmerzen ohne Organbefund begrenzt. Nicht selten werden z. B. Mammaoperationen auf der Grundlage einer larvierten Depression gewünscht.

Die genannten Symptome treten zwar meist bei larvierter Depression auf. Seltener liegt bei denselben Symptomen aber auch eine offenkundige Depression vor, noch seltener eine Depression psychotischen Ausmaßes, die also einen Bruch mit der Realität zeigt.

Die Einsicht, daß Depressionen die Grundlage psychosomatischer Symptome in Geburtshilfe und Gynäkologie sein können, eröffnet in vielen bislang therapieresistenten Fällen gute therapeutische Möglichkeiten. Mitunter aber werden statt dessen Tranquilizer und Neuroleptika verschrieben, die gar nicht helfen können. Einerseits ist es nicht richtig, einer psychotherapeutischen Grundhaltung zuliebe ein Antidepressivum zu verweigern, wo dieses prompte Hilfe bringen kann. Andererseits ist ein Antidepressivum oft wirkungslos, wenn es lediglich gebraucht wird, um die Patientin schnell „abzuspeisen". Die volle Wirksamkeit zeigen Antidepressiva oft erst, wenn sie innerhalb einer interpersonal und psychosozial orientierten Sprechstunde verschrieben werden. Aufdeckende und umstrukturierende Psychotherapie ist in einigen Fällen nach der erfolgreichen Verschreibung von Antidepressiva möglich.

Die genannten Symptome sind nicht in jedem Fall Korrelat einer Depression. Sie können auch in andersartigem psychologischem und somatischem Zusammenhang auftreten.

6.5 Kränkung – Körperbild und gynäkologische Operationen

6.5.1 Psychologie gynäkologischer Operationen

Enttäuschung am Mann und in der Selbstverwirklichung kann also nicht nur zu vegetativer sexueller Spannung, zu Ärger oder Depression und Rückzug führen, sondern auch zu Kränkung und Beeinträchtigung des Selbstwertgefühls.

Das Körperbild – d.h. die bewußten und unbewußten Vorstellungen über Aussehen und Funktion des eigenen Körpers – hat eine Beziehung zu der narzißtischen Befindlichkeit des Selbstwertgefühls und ist nicht selten mit Ängsten behaftet.

Das adoleszente Mädchen muß z.B. die Entwicklung der Brust, die klimakterische Frau die Erscheinungen der Involution in das Körperbild aufnehmen und sich damit auseinandersetzen. Während die Ängste des Mannes mehr auf das Genitale gerichtet sind – seine Kastrationsängste –, sorgt die Frau sich mehr über ihre allgemeine körperliche Erscheinung. Bei der Frau eher noch als beim Mann hängt das Ausmaß an interpersonaler Sicherheit u.a. auch vom Körperbild ab.

Körperbild und Kränkung aber können eine mehrfache Beziehung zu gynäkologischen Operationen haben.

Gynäkologische Operationen beeinträchtigen nicht selten das Körperbild und damit auch das Bild der Weiblichkeit und das Selbstwertgefühl. Bei Mammaamputation entsteht die Vorstellung, dem Bild der Weiblichkeit vom Aussehen her nicht mehr zu entsprechen. Bei Hysterektomie oder Tubensterilisation kann leicht die Vorstellung entstehen, dem Inhalt des Bildes der Weiblichkeit nicht mehr zu entsprechen. Denn der Verlust der Reproduktionsfähigkeit führt häufig zu dem bedrohenden Gefühl, keine vollwertige Frau mehr zu sein, auch z.B. in der Menopause. Selbst da, wo eine Sterilisation sehr erwünscht worden ist, kann die Frau mit intensiven Gefühlen des Verlustes reagieren. Derartige Vorstellungen sind gefährlich, weil sie die Wirkung einer sich selbst erfüllenden Prophezeiung haben können. So kommt es nach Hysterektomie und anderen gynäkologischen Operationen nicht selten zu Partnerschaftsstörungen. Weil das Bild der Weiblichkeit nicht mehr erfüllt ist, können sich die subtilen Interaktionen ändern, und es kann sofort oder im Verlauf von 1 – 2 Jahren zu Sexualstörungen kommen. Die Frau mag sich zurückziehen, da sie sich verletzt oder verstümmelt erlebt. Der Mann mag zeitweilig oder auch länger impotent werden – ein wohlbekanntes Symptom nach gynäkologischen Operationen.

Eine gynäkologische Operation – z.B. eine plastische Mammaoperation – kann aber auch umgekehrt zum Ausgleich eines geminderten Selbstwertgefühls angestrebt werden.

Gynäkologische Operationen mobilisieren darüber hinaus nicht selten zuvor verborgene irrationale Phantasien und Ängste hinsichtlich des Körperbildes, der Ich- und Geschlechtsidentität.

Nach allen gynäkologischen Operationen können infolge solcher Belastungen zuvor gut funktionierende Abwehrmechanismen zusammenbrechen, und es kann zu psychischer Dekompensation, zu Depression, Versagens- und Angstzuständen kommen.

Die hypochondrische Einstellung

Von besonderer Bedeutung aber kann die Beeinträchtigung des Körperbildes durch gynäkologische Operationen bei narzißtisch-hypochondrischen Persönlichkeiten werden, wo das Selbstwertgefühl nämlich schon vor der Operation beeinträchtigt war. In der hypochondrischen Einstellung wird ein übergroßes Ausmaß an Interesse und Aufmerksamkeit auf eine bestimmte körperliche Funktion konzentriert. Das stellt einen kompensatorischen Vorgang dar: indem ein Teil des Körpers eine Überwertung erfährt, lenkt die Patientin sich von ihrem geminderten Selbstwertgefühl ab. Fluor oder starke Behaarung, Hervortreten der kleinen Schamlippen, Menstruationsstörungen, klimakterische Zeichen, gynäkologische Operationen, insbesondere auch plastische Operationen können das Erleben überwertig ausfüllen.

Ärztliches Verhalten

Es ergeben sich die folgenden Gesichtspunkte für Indikationsstellung, postoperativen Verlauf und therapeutischen Umgang mit der Patientin.

Narzißtische Störungen. Je mehr die Patientin narzißtisch gestört ist, desto eher ist mit Unzufriedenheit über das postoperative Ergebnis zu rechnen. Im Falle von plastischen Mammaoperationen geht diese Frage mit in die Indikationsstellung ein.

Interpersonale Verankerung mit dem Ehemann. Die persönlichen Ängste der Frau können durch interpersonale Beziehungen verstärkt oder gemindert werden; insbesondere durch die bewußte oder unbewußte Haltung und das Verhalten ihres Partners. Wenn die emotionale Beziehung zum Partner gut ist, ist postoperativen Schwierigkeiten am ehesten vorgebeugt.

Realistische oder unrealistische Erwartungen an die Operation. Der Arzt muß der Patientin zu einem vernünftigen Verständnis für den zu erwartenden postoperativen Zustand und Verlauf verhelfen. Bedenklich ist es, wenn die Patientin von der Operation (z.B. der Mammaplastik) eine Lösung aller ihrer interpersonalen Probleme erwartet. Ebenso bedenklich sind z.B. unrealistische Erwartungen in bezug auf das kosmetische Resultat.

Angst. Jeder operative Eingriff, auch der kleinste, kann Ängste und Befürchtungen mobilisieren. Wenn diese verneint oder verdrängt werden, kann das Risiko hinsichtlich psychosomatischer Folgeerscheinungen um so größer werden.

Psychololgische Operationsvorbereitung. Der Arzt sollte es der Patientin daher ermöglichen, ein hinreichendes Ausmaß von Angst zu erleben und auszudrücken. Der Gynäkologe sollte bereit sein, auf die Vorstellungen und Probleme, die die Patientin dabei bietet, einzugehen. Wenn der Arzt aber allzu realistisch und logisch mit der Patientin spricht, kann er zu seiner Verwunderung genau das entgegengesetzte Resultat erzielen. Die Frau ist nicht beruhigt, sondern sie hat lediglich das Gefühl, daß der Arzt sie nicht versteht und mit ihren Problemen allein läßt. Gerade in solchen Fällen ist es wichtig, daß der Chirurg die real begründeten Ängste bezüglich Operation und Operationsfolgen von den irrationalen Ängsten unterscheiden kann, die auf den weiter oben angedeuteten phantastischen Vorstellungen im Körperbild beruhen. Das erschwert auch die Aufklärungspflicht des Arztes, denn selbst gebildete Frauen können über ihre weibliche Anatomie und Physiologie uninformiert sein und vage oder gar absurde Vorstellungen haben. Selbst kleinere gynäkologische Eingriffe sollten also möglichst nicht wie eine Routine gehandhabt werden. Auch das ist ein Beitrag zur Humanisierung des Operationssaales und der operativen Station, wo die Patientin sich ja nur allzu leicht einsam und verlassen fühlt.

6.5.2 Plastische Mammachirurgie

Augmentations- und Reduktionsplastik bei grobem anatomischem Befund

Wenn ein grober anatomischer Befund vorliegt (übermäßig große, sehr flache oder weit herabhängende Brüste), sind die Frauen mit dem operativen Ergebnis meist zufrieden. Körperbild und Selbstwertgefühl erfahren häufig die gewünschte Korrektur.

Bitte um Augmentations- oder Reduktionsplastik ohne hinreichenden organischen Befund

Nicht selten erscheint die Brust dem Gynäkologen unauffällig, und dennoch drängt die Frau auf eine plastische Operation. Es handelt sich hier meist um den Versuch, innere Konflikte zu externalisieren und zu rationalisieren. Die Frau merkt, daß irgend etwas mit ihr und ihrem Leben nicht in Ordnung ist. Sie schiebt das auf einen relativ äußeren Faktor wie die Brust, um sich mit der eigentlichen Schwierigkeit nicht konfrontieren zu müssen.

Dabei kann es sich um narzißtische, aber auch um interpersonale Probleme handeln. Wenn die Schuld für ihre Partnerschafts- oder Sexualstörungen nur an der Brust liegt, braucht die Patientin sich wenigstens nicht selber in Frage zu stellen. Sorgen um das Aussehen der Brust sind hier in Wirklichkeit höchstens die Folge, nicht aber die Ursache einer Partnerschaftsstörung. Meist aber handelt es sich um das narzißtische Problem, daß die Frau sich minderwertig fühlt. Sie entwickelt ersatzweise das Gefühl, körperlich unterentwickelt zu sein; einerseits weil sie durch eine Operation eine Kompensation ihres Selbstwertgefühls erwartet, andererseits aber auch im Sinne einer Rationalisierung, um sich die Beeinträchtigung ihres Selbstwertgefühls erklären zu können. Viele dieser Frauen sagen zwar, sie wollten sich operieren lassen, weil der Mann sie sonst nicht schön fände. In Wirklichkeit aber handelt es sich um eine ganz Ich-bezogene narzißtische Motivation: die Frau mißt sich nur an dem ihr selber vorschwebenden Bild und an ihrem Selbstgefühl.

Wenn der Arzt sagt, daß die Brust objektiv wohlgeformt sei und wenn er in der Absicht einer psychologischen Führung hinzufügt, daß die Brust sogar schön geformt sei, hat er damit seine Aufgabe noch nicht erfüllt. Denn diese Belehrung tangiert ja nicht die eigentliche Quelle des Unbehagens. Das ärztliche Gespräch sollte der Frage nachgehen: „Was belastet Sie? Was kränkt Sie?“

Augmentations- oder Reduktionsplastik bei nur geringem körperlichem Befund

Die entscheidende Frage lautet also: Bittet die Patientin wegen eines relevanten objektiven Befundes um plastische Operation, oder kommt sie wegen eines gestörten Selbstwertgefühls? Besonders schwierig ist die Indikationsstellung in den vielen Abstufungen zwischen diesen Extremen, wenn die Brust zwar nicht optimal geformt ist, die Frau aber auch psychisch auffällt.

Direkt nach der Operation fühlen diese Frauen sich meist im Sinne einer Euphorie wohl, und sie zeigen ein erhöhtes Selbstvertrauen. Den Effekt einer dauernden narzißtischen Aufwertung aber kann die Operation nicht bringen. In nicht wenigen Fällen zeigen die Frauen nämlich bald nach der Operation weiterhin dieselbe Beeinträchtigung des Selbstwertgefühls wie zuvor. Ja, die Operation selber kann als eine erneute Kränkung erlebt werden, und die Patientin kann sich durch den Arzt, der ihren Wunsch nach Operation bewilligt hat, verletzt fühlen. Es kann zu Mißverständnissen mit dem Operateur und zu objektiv nicht berechtigten Regreßansprüchen kommen.

In anderen Fällen entwickelt sich eine psychische oder psychosomatische Symptomatik. Es dauert immer einige Zeit, bis die Frau sich an die Größe und Form der neuen Brust gewöhnt hat. Die psychische Aufgabe, die Veränderungen durch die Operation in das Körperbild aufzunehmen, nimmt einige Zeit in Anspruch. Es können dabei auch Störungen des Körperbildes resultieren. Die Patientin kann die Vorstellung haben, daß die Brustwarzen abfallen könnten. Die erotischen Sensationen an der Brust können aufhören und zu Beunruhigung führen. Es kann geschehen, daß die neue Brust überhaupt nicht in das Körperbild aufgenommen wird und daß es zu Ekel und Selbsthaß, also zu verstärkten narzißtischen Störungen kommt. Es kann zu weiteren Störungen in Form von hypochondrischen oder paranoiden Tendenzen und damit zu Mißverstimmungen in der Arzt-Patienten-Beziehung kommen. Depressive Verstimmungen können durch eine Operation zunächst günstig beeinflußt werden, um später nur um so ausgeprägter aufzutreten. Störungen in der Partnerbeziehung und Sexualstörungen können ebenfalls die Folge sein.

6.5.3 Mammaamputation

Bei der Mammaamputation liegen ganz andere psychologische Implikationen vor. Die Operation wird nicht auf Wunsch der Patientin, sondern aus akuter Notwendigkeit durchgeführt. Während bei den plastischen Mammaoperationen Beunruhigung über das Körperbild Motiv zur Operation war, geht es hier um die sekundäre Beeinträchtigung des Körperbildes als unumgänglicher Preis bei einer möglicherweise lebensbedrohlichen Krankheit.

Eine Mammaamputation hat i. allg. größere psychische Folgen als eine Operation am Genitale. Das Gefühl sozialen Makels und Ekel vor dem eigenen Körper können auftreten. Die Patientin will sich mitunter nicht mehr vor ihrem Mann ausziehen. Sie gibt nicht selten mit Bestimmtheit an, der Partner würde sie von nun an ablehnen. Es ist aber in Wirklichkeit umgekehrt: infolge des veränderten Körperbildes lehnt sie fortan den Partner ab: „Ich kann oder ich darf so nicht mehr sexuelle Beziehungen haben." Die Frau kann mitunter ihre schädliche Anklage zurücknehmen, wenn sie mit der Frage konfrontiert wird: „Zieht Ihr Mann sich aus der ehelichen Gemeinschaft zurück oder tun Sie das nicht mittels Ihrer Gefühle und Anklage selber?" Ältere Frauen können dagegen ihre Umgebung mehr durch Klagen über ihr körperliches Leiden belasten. Das Glücken oder Mißlingen solcher postoperativer interpersonaler Anpassung hat einen Einfluß auf das physische, psychische und soziale Befinden und auf die Leistungsfähigkeit.

6.5.4 Hysterektomie

Bei der psychisch gesunden und realitätsausgerichteten Frau mag eine Hysterektomie wohl ein Bedauern, nicht aber eine psychische Störung hervorrufen. Dennoch wird leicht übersehen, wie viele nervöse Störungen durch Hysterektomie ausgelöst werden. Einige irrationale Vorstellungen, die eine psychische Störung auslösen können, wurden schon erwähnt: z.B. infolge des Verlustes der Reproduktionsfähigkeit keine vollwertige Frau mehr zu sein; infolge des angeblichen Verlustes, Stoffe auszuscheiden oder aufzunehmen, im Körperstoffwechsel beeinträchtigt zu sein. Von besonderer Wichtigkeit ist die Sorge, ob nicht die Entfernung des Uterus zu einem Verlust des sexuellen Verlangens und der Orgasmusfähigkeit führe. Dabei besteht oft die Vorstellung, daß es für die Erhaltung der Orgasmusfähigkeit genügt, wenn die Portio erhalten bleibt. Wenngleich solche Vorstellungen in naturwissenschaftlichem Sinn nicht richtig sind, können sie dennoch auf psycholgischem Weg die entsprechende Wirkung hervorbringen. Es ist also wichtig, daß jede Frau, die sich einer Hysterektomie unterziehen muß, in einer emotional wirksamen Weise beruhigt und richtig aufgeklärt wird.

Der Arzt mag meinen, daß bei älteren Frauen, wo Reproduktion und Sexualität eine weniger wichtige Rolle zu spielen scheinen, die Hysterektomie weniger psychologische Folgen nach sich zieht und leichter akzeptiert wird. Das ist aber nicht so. Jüngere und ältere Frauen, Frauen mit Kindern oder ohne Kinder, ja Frauen in der Menopause können im gleichen Ausmaß unter dem Gefühl eines Verlustes leiden, und sie wünschen sich nur allzu oft den entfernten Uterus zurück. Bei Frauen mit unbewußten Ängsten, Zweifeln und Sorgen über die eigene Geschlechtsidentität lösen Hysterektomie und gynäkologische Operationen überhaupt um so leichter nervöse Störungen aus.

6.5.5 Scheidenplastik

Ein psychologischer Aspekt bei Scheidenplastik soll die Einwirkung gynäkologischer Operationen auf die interpersonalen Beziehungen illustrieren. Senkungserscheinungen bedingen zwar keinen Verlust von sexuellem Verlangen und Orgasmusfähigkeit, aus dem ihr vorschwebenden Körperbild heraus mag die Patientin sich aber dennoch sexuell behindert fühlen. Eine ältere Frau mag sich nun genieren, dem Arzt zuzugeben, daß sie die Operation hauptsächlich haben möchte, weil sie weiterhin sexuelle Beziehungen erwartet und erhofft. Diese Verlegenheit führt leicht zu einer Überempfindlichkeit dem Arzt gegenüber. Wenn der Arzt dann in einer emotional unachtsamen Weise nur von den technischen Dingen spricht, kann die Patientin enttäuscht sein, weil sie sich nicht verstanden fühlt. Eine taktvolle Handhabung ist nötig, um feindseligen Gefühlen und einer Beeinträchtigung der Arzt-Patienten-Beziehung vorzubeugen. Manche forensischen Probleme würden sich ohne eine gestörte Arzt-Patienten-Beziehung gar nicht erst stellen.

6.5.6 Unterleibskarzinom

Das Wissen um die Krebserkrankung und den drohenden Tod löst verständlicherweise meist heftige psychische Reaktionen aus. Nicht selten wird die Krankheit als Makel erlebt. Schuldgefühle, Aggressionen, depressive Zustände und Angst können mobilisiert werden. Ein verändertes Körperbild verändert die sozialen Beziehungen.

Typischerweise aber werden diese Reaktionen stark abgewehrt. Gerade für die Krebskranke ist es charakteristisch, daß sie nach außen ruhig erscheint. Es sei an die so typische Atmosphäre auf der Bestrahlungsstation einer Frauenklinik erinnert, wo scheinbar eine eigentlich nicht zu erwartende Ruhe und Ordnung herrschen. Manche meinen, daß auch die Vorgeschichte einer Krebskranken häufig dadurch gekennzeichnet ist, daß innere Stürme durch eine Art Scheinfrieden verdeckt bleiben.

6.5.7 Maligne und infauste Diagnose – Sterbehilfe

Aufklärung über die Diagnose

Es kann hier keine festgelegte Schablone der Vorgehensweise angegeben werden. Ein Karzinom im Ruhestadium oder ein inoperables Ovarialkarzinom erfordern eine unterschiedliche Gesprächsführung. Ängste und die Ich-Stärke unterscheiden sich von Patientin zu Patientin.

Im allgemeinen findet die Aufklärung nicht in einem einzigen, sondern in einer Reihe von Gesprächen statt. In einem einzigen Schritt aufklären zu wollen, könnte die Kraft der Patientin überfordern. Das Aufklären sollte nicht so erfolgen, daß der Arzt abrupt sein eigenes Wissen mitteilt, vielmehr kann der Arzt zunächst die Krankheits-, Ätiologie- und Therapievorstellung der Patientin aufgreifen. Denn der Patient mit maligner oder gar infauster Diagnose hat fast immer eine gewisse Ahnung.

Bei maligner Diagnose besteht fast immer zumindest eine gewisse Tendenz zur Verleugnung. Die Patientin braucht das Verleugnen vielleicht, und der Arzt darf ihr dann die Möglichkeit dazu nicht nehmen. So ergibt sich bisweilen die Frage, wie diejenige aufgeklärt werden soll, die das vielleicht gar nicht will.

Die Aufklärung wird durch die Tendenz zur Verleugnung gleichzeitig erschwert und erleichtert. Aufklärung und Verleugnung schließen sich nämlich nicht aus, sondern wechseln miteinander ab. Das Gespräch findet also auf 2 Ebenen gleichzeitig statt. Bisweilen wird offen besprochen, welche Regelungen zu treffen sind; bei anderen Gelegenheiten stellt der Arzt sich auf das Bedürfnis der Patientin nach Verleugnung ein. Dabei entscheidet nicht der Arzt, auf welcher Ebene jeweils gesprochen wird, sondern die Patientin gibt den entsprechenden Hinweis. Das Ausmaß von Verleugnung, das für die Patientin notwendig ist, wird diese auch dann praktizieren können, wenn sie die Diagnose schon weiß.

Etwas anderes ist es, wenn der Arzt sich von sich aus zum Weg der Verleugnung entschließt und ein Lügengebäude aufbaut, etwa weil er selbst seine schwere Aufgabe scheut. Nicht selten findet auch zwischen Patientin, Familie und Arzt eine zirkuläre Induktion der Verleugnung statt. Jeder veranlaßt den anderen so zu tun, als wenn nichts vorläge. Durch derartige Verhaltensweisen des Arztes wird die Patientin dann um so mehr verängstigt.

Ärztliche Führung

Die postoperative Rehabilitation zielt darauf ab, auch das Leben der Patientin mit maligner oder infauster Diagnose noch lebenswert zu erhalten.

Es stellt sich die Frage, welcher Arzt die Führung der Patientin und die Rehabilitation übernehmen sollte. Der leitende Gedanke unseres medizinischen Systems ist die Zuständigkeit der jeweiligen Fachdisziplin, die im therapeutischen Plan an der Reihe ist. Es haben aber so unterschiedliche Ärzte wie Operateur, Stationsarzt, Arzt für Strahlentherapie oder zytostatische Behandlung, Urologe oder Vertreter anderer Fachdisziplinen sowie der Hausarzt ihre jeweilige Aufgabe. Voraussetzung für die Erfüllung der Aufgabe ist ein gutes Arzt-Patienten-Verhältnis. Die beteiligten Ärzte sollten sich von Fall zu Fall einigen und akzeptieren, daß nicht unbedingt der „zuständige" Arzt eine koordinierende Funktion ausübt und die Patientin bis zu ihrem Tod begleitet, sondern derjenige, an den die Patientin sich halten möchte. Das aber wird oft der Arzt sein, der sie schrittweise zur Kenntnis der Diagnose geführt hat. Denn durch die Aufklärung wird die Arzt-Patienten-Beziehung meist nicht getrübt, sondern gefestigt.

Nach der Aufklärung geht die Patientin typischerweise durch eine phasenhaft verlaufende Auseinandersetzung und Anpassung: Schock – Verleugnung – Zorn – Depression – Feilschen – Annahme der Erkrankung. Der Arzt begleitet die Patientin durch diese Phasen und Wechselfälle.

Soziale Rehabilitation. Der Arzt muß sich für das soziale Wohlergehen seiner Krebspatientin engagieren. Er muß sich z.B. dafür interessieren, wer der geschwächten und evtl. sogar alleinstehenden Frau zu Hause hilft. Dabei muß er zur Zusammenarbeit mit staatlichen und karitativen fürsorgerischen Institutionen bereit sein, damit die theoretisch zur Verfügung stehenden sozialen und wirtschaftlichen Hilfen auch wirklich eingesetzt werden können. Unter Umständen ist die Patientin zeitweilig zu invalidisieren. Andererseits ist nicht jede Patientin automatisch einfach krankzuschreiben oder zu invalidisieren. Ganz im Gegenteil braucht manche Patientin vielleicht ärztliche Unterstützung in ihrem Wunsch, ihren Beruf frühzeitig wieder aufnehmen zu können. Die Berufstätigkeit wird ja von vielen unter dem Gesichtspunkt der Sinnerfüllung und des Kontaktes und nicht nur unter finanziellen Aspekten gesehen. Die konkreten Maßnahmen der Nachsorge sind von Fall zu Fall unterschiedlich und hängen vom organischen Befund, von konkreten Heilungschancen und persönlichen Gegebenheiten ab.

Sexuelle Rehabilitation. Unterleibsoperationen bei Karzinom führen nicht selten zu einer größeren sexuellen Einschränkung als notwendig. Der Mann und die Frau mögen die Angst haben, bei einer das Genitale verstümmelnden Krankheit, die vielleicht sogar das Leben kosten wird, dürfe kein Geschlechtsverkehr mehr sein. Der Mann meint mitunter, seine Frau bedürfe jetzt der Schonung, er mag aber auch Angst vor Ansteckung haben. Über solche emotionalen Einstellungen hinaus können das operative Resultat oder auch Veränderungen am Vaginalepithel infolge von

Bestrahlungstherapie zu einer mechanischen Behinderung der sexuellen Funktion führen. Dadurch kommt es bei jüngeren Männern häufiger zu einer Ehestörung als bei älteren, die sich eher in der Lage fühlen, die Krankheit mit ihrer Frau durchzustehen. Es ist eine wichtige Aufgabe des Gynäkologen, der Karzinompatientin bei ihren sexuellen Schwierigkeiten zu helfen. Der Arzt darf sich dabei nicht scheuen, diese Probleme von sich aus anzuschneiden. Teilweise braucht die Frau Aufklärung über die Möglichkeiten veränderten sexuellen Verhaltens: etwa die Zuhilfenahme der Hände oder Zusammenklemmen der Oberschenkel bei zu kurz gewordener Scheide oder Eincremen eines durch Radiumtherapie beeinträchtigten Scheidenepithels. Der Arzt sollte evtl. auf Varianten des sexuellen Verhaltens hinweisen, die dem Paar noch möglich sind. Dabei geht es auch um emotionale Hilfe, z. B. um die Aussage, daß ein verändertes sexuelles Verhalten nicht als Perversion aufgefaßt werden darf. Während der Gynäkologe die Patientin zur Beratung über die Details der sozialen Möglichkeiten an die entsprechenden Fachleute weiterleiten kann, sollte er die Besprechung der sexuellen Anpassung möglichst selbst übernehmen.

Emotionale Verarbeitung. Beim Genitalkarzinom ist also neben der somatischen auch eine psychologische Nachsorge nötig. Neben den so wichtigen sexuellen Problemen geht es um die Verarbeitung der Veränderungen des Körperbildes und um die Frage der Aufrechterhaltung der interpersonalen Beziehungen und Verankerungen. Darüber hinaus zielt das ärztliche Gespräch auf eine Förderung der Ich-Stärke ab, damit die Patientin von sich aus mit ihren Schwierigkeiten besser fertig werden kann.

Sterbehilfe

Die Frage der Sterbehilfe wird zu eng gesehen, wenn lediglich diskutiert wird, bis zu welchem Punkte man Medikamente gibt oder nicht gibt. Manchmal meint man einem Sterbenden zu helfen, wenn man alles von ihm fern hält, ihn isoliert und ruhig hält. Eine wesentliche Aufgabe der ärztlichen Sterbehilfe wird aber deutlich, wenn man das Sterben unter dem Gesichtspunkt der Interaktion in der Gruppe betrachtet. Der Sterbende muß seine sozialen Interaktionen und Verpflichtungen zunehmend einschränken. Je mehr der Sterbende und seine Umgebung dieser Tendenz aber etwa mittels der eben angedeuteten Isolation nachgeben, desto weitgehender stirbt das Individuum im psychologischen Sinn und desto eingeschränkter werden Umfang und Inhalt seines Bewußtseins. Dieses Phänomen ist nicht lediglich negativ zu bewerten. Denn es stellt eine Anpassung an die Notwendigkeit des Sterbens dar. Andererseits hat der Sterbende aber reaktiv ein verstärktes Bedürfnis nach emotionaler Beziehung und interpersonaler Interaktion und bemüht sich darum. Eine adäquate Sterbehilfe erfüllt daher die scheinbar paradoxe Aufgabe, die beiden Tendenzen der Rücknahme und des Aufbaus interpersonaler Bezüge gleichzeitig zu unterstützen. Eine ähnliche Aufgabe stellt sich schon bei der Eröffnung einer malignen Diagnose und auch in der Menopause.

7 Die alternde Frau

Die Übergangsphase von der Geschlechtsreife zum Senium – die Wechseljahre der Frau oder das Klimakterium – ist in vieler Hinsicht der Adoleszenz vergleichbar. Sowohl das Auftreten der Menstruation und der Reproduktionsfähigkeit als auch deren Aufhören stellen ein umwälzendes körperliches und psychisches Erleben dar. Um das 50. Lebensjahr kommt es i. allg. zum Erlöschen der Ovarialfunktion und damit zum Aussetzen der Menstruation, der Menopause. Psychologisch fängt das Klimakterium mit der Auseinandersetzung mit dem Gedanken an, daß die reproduktive Fähigkeit bald zu Ende kommen wird.

7.1 Altern als Konflikt

Die ersten zwei Drittel des Lebens sind durch die Entfaltung und dann durch den Höhepunkt von Kraft und Möglichkeiten gekennzeichnet. Vor den Augen der alternden Frau steht die Zeit, wenn sie infolge fortgeschrittener Involution gebrechlich und abhängig sein wird. In biologischer Hinsicht stellt die beginnende Involution einen Schritt in Richtung auf das Sterben hin dar; in psychologischer Hinsicht geht es um die Bewältigung neuer Aufgaben, um einen Reifungsschritt.

Ähnlich wie es für die Psychologie des Sterbens dargestellt worden ist, sind auch die Wechseljahre durch das dynamische Wechselspiel zwischen 2 Tendenzen gekennzeichnet: einerseits zunehmender Rückzug von nach außen gerichteten Aktivitäten und sozialen Bezügen, andererseits Aufrechterhaltung von Aktivität und Sozialbezügen.

Wie bei so vielen Reifungsschritten kommt auch im Klimakterium das Primat den *biologischen Vorgängen* zu. Es ist der Körper, der sich im Sinne des Alterns zu verändern beginnt. Veränderungen im hormonellen Haushalt führen zum Aussetzen der Menstruation. Andere Rückbildungserscheinungen betreffen u. a. Haut, Bindegewebe, Fettgewebe, äußeres Genitale und manche sekundären Geschlechtsmerkmale. Die biologische Vitalität und die Energie lassen ebenfalls nach.

Die körperlichen Rückbildungserscheinungen bringen *psychische Weiterungen* mit sich. Schönheit und Jugend, sexuelle Attraktivität, Leistungsfähigkeit, Energie, Konkurrenzfähigkeit werden in unserer Kultur hoch bewertet. Alter und Erfahrung gelten weniger. Das sich ändernde Körperbild entspricht also in zunehmendem Ausmaß nicht mehr den sozialen Erwartungen. Das führt zu einer Beunruhigung des Selbstwertgefühls, ein narzißtisches Problem.

Das veränderte Körperbild bringt bisweilen eine abhängigere Beziehung zum Mann mit sich. Dabei wird die Beziehung zwischen den Geschlechtern auch durch die biologische Gegebenheit beeinflußt, daß das Klimakterium des Mannes später auftritt und weniger auffällig verläuft.

Sexuelles Verlangen und Erlebnisfähigkeit bestehen zwar normalerweise fort, meist aber in einer abgeschwächten Form. Manche meinen jedoch, zu alt geworden zu sein, um weiterhin sexuelle Beziehungen haben zu können oder haben zu dürfen. Diese subjektive Überzeugung ist für ein Aussetzen der sexuellen Erlebnisfähigkeit – ein in der Menopause häufiges Symptom – nicht weniger wichtig als die biologischen Vorgänge der Involution. Sexuelles Verhalten und Erleben sind so komplizierte Funktionen, daß sie von der Höhe des Hormonspiegels kaum oder wenigstens nicht eindeutig abhängig sind. Neurophysiologische, besonders kortikale Vorgänge und das korrelierende Erleben spielen eine ungleich größere Rolle.

Manche Frauen, deren Wertgefühl hauptsächlich in der Mütterlichkeit verankert ist, können durch das Aussetzen der Reproduktionsfähigkeit narzißtisch erschüttert werden.

Alle Menschen haben das Bedürfnis, andere anzufassen oder angefaßt zu werden. Auch hier drohen mit zunehmendem Alter Enttäuschungen. Die Frau mag sich mit den Enkelkindern trösten. Kinder wollen sich aber mitunter von älteren Leuten, auch von den Großeltern nicht anfassen lassen. Alternde Menschen zeigen dieses Bedürfnis nicht so leicht, aber man kann beobachten, welche emotionale Bedeutung z.B. die körperliche Pflege von seiten einer Krankenschwester für alternde und alte Menschen haben kann.

Als Folge der Reduktion der biologischen Kräfte kommt es zu Veränderungen der *sozialen Situation.* Die Kinder sind meist groß und verlassen das Haus. Man spricht vom Leeres-Nest-Syndrom. Verwandte und Freunde sterben, vielleicht sogar der Ehemann. Es kommt zu dem so entscheidenden Zurücktreten im und schließlich zum Ausscheiden aus dem Berufsleben. Die Altersrente bringt einerseits Sicherheit, verführt aber auch leicht zur Aufgabe von Initiative und Aktivität, zur Abhängigkeit. Dieser Verlust von Aufgaben und Betätigungen in Familie und Gesellschaft ist für die Frau oft folgenschwerer als die biologische Involution selber.

Die Veränderungen der Wechseljahre führen also zu einer schrittweisen Reduktion von biologischer Energie, sozialen Bezügen, Lebensaufgaben und Erwartungen für die Zukunft, wobei es sich z.T. um reale, z.T. um imaginäre, z.T. um antizipierte Beeinträchtigungen handelt.

Die Konfrontation mit der Begrenzung führt zu einer *reaktiven Wiederbelebung* von Tendenzen, die am Leben festhalten wollen. Die reaktive psychische Stimulierung kann so stürmisch werden, daß man mitunter von den „gefährlichen Jahren“ oder von der „zweiten Pubertät“ spricht.

Die Frau muß die Aufgabe einer neuen Anpassung an den Mann bewältigen. Die schrittweise Korrektur des Körperbildes und die Anpassung an das sich ändernde Körperbild stellen eine um so schwierigere psychische Aufgabe dar, als das Körperbild ja auch durch die Vorstellung von drohendem Krebs, Krankheit und Tod bedroht wird. Auch der Umgang mit der untergründigen Lebensangst ist also ein Problem der Wechseljahre.

Drohende Leere und die Verunsicherung hinsichtlich Selbstwertgefühl und Sozialprestige können zu einer reaktiven Steigerung des Lebenswillens und zu einer erneuten Steigerung des sexuellen Verlangens führen. Die drohende Leere kann aber auch aggressive Gefühle und Rebellion einerseits, Kummer, Hoffnungslosigkeit und hilfloses Klammern andererseits auslösen.

Es meldet sich das Verlangen, auch weiterhin gebraucht zu werden und dazuzugehören. Die alternde Frau möchte nicht an die Peripherie der Gesellschaft geraten. Und sie wehrt sich gegen eine etwaige Vereinsamung. Sie sucht also neue soziale Kontakte, Vergnügungen, Aufgaben.

Alle diese Reaktionen ändern nachhaltig die Trieborganisation der alternden Frau. Sie können außerdem alte Konflikte und Komplexe, Minderwertigkeitsgefühle und Identitätsprobleme, die lange überwunden schienen, reaktivieren.

Das unerbittliche Fortschreiten der biosozialen Involution und das Gefühl eines drohenden Vakuums führen auch zu der Frage nach den verbleibenden Möglichkeiten, Wegen und Zielen. Diese Sinnfrage setzt ebenfalls psychische Auseinandersetzungen in Gang, bringt also psychische Belebung und die Notwendigkeit zu einem weiteren Reifungsschritt mit sich.

Altern ist also, wie jeder Lebensabschnitt, durch psychischen Konflikt gekennzeichnet. Es stellt sich wieder die Frage der Konfliktlösung. Was ist der Inhalt des notwendigen Reifungsschrittes?

7.2 Erfolgreiches Altern

Das erfolgreiche Altern der psychisch gesunden Frau wird beiden scheinbar konträren Tendenzen und Aufgaben gleichzeitig gerecht. Sie *akzeptiert* die Notwendigkeit des biosozialen Rückzugs, und sie vollzieht diesen Rückzug bewußt, sie verzichtet auf das Unmögliche. Andererseits bleibt sie im Leben *engagiert,* Aktivitäten und Sozialbezüge werden aufrechterhalten; freilich, wie gleich zu zeigen ist, in einer veränderten Form. Gerade weil die Gesunde beide Tendenzen gleichzeitig in bewußter Weise erlebt und vollzieht und sich den dadurch entstehenden psychischen Spannungen stellt, bringen die Wechseljahre Weiterentwicklung, also Reifung mit sich.

In welche Richtung soll die psychische Energie gehen, wenn die Aufgaben der Lebensphase der Ausdehnung im wesentlichen erfüllt sind? In der beginnenden Involutionsphase nimmt die Introspektion zu. Man zieht Bilanz, was man im Leben erreicht und was man nicht erreicht hat, was man gegeben hat und was man schuldig geblieben ist. Diese Introspektion führt zu denjenigen psychischen Funktionen und Möglichkeiten, die in der Lebensphase der Ausdehnung brach liegen mußten. Es geht jetzt also um die Verwirklichung all der Möglichkeiten und Potentiale, die man bisher nicht entwickeln konnte. Die Verwirklichung der bislang unentfalteten Funktionen aber führt zu Aktivität und zu neuen Sozialbezügen.

Für diejenige Frau also, die Rückzug und gleichzeitig Aufrechterhaltung von Engagement leisten kann und deren weiteres Engagement am Leben die bislang unentfalteten Funktionen mit einschließt, bedeuten die beginnenden Involutionsjahre nicht nur den Anfang von Abbau und Verfall. Für diese Frau kommt die volle psychische Entfaltung vielmehr erst, nachdem die Jahre der Reproduktionsfähigkeit abgeschlossen sind. Die Chance zu einem letzten psychischen Reifungsschritt ist die Konsequenz aus der biologischen Gegebenheit, daß Ende der Reproduktionsfähigkeit und Tod im Gegensatz zu den meisten Tieren zeitlich weit auseinanderklaffen.

Eine Frau, die in den vorausgegangenen Lebensabschnitten ihre Möglichkeiten ausgeschöpft und ihre Kräfte genutzt hat, die also keine nennenswerten neurotischen Behinderungen hat, ist am ehesten in der Lage, eine Lösung der Konflikte des

Alterns zu finden. Sie wird das Altern akzeptieren und sinnvoll ausfüllen. Insbesondere hängt die Fähigkeit zum erfolgreichen Altern auch von einer konfliktfreien Einstellung zur eigenen Weiblichkeit ab.

7.3 Fehlanpassung

Vielen Frauen sind jedoch der Aufgabe eines erfolgreichen Alterns nicht gewachsen, und es kommt zu Fehlanpassungen. Sie können die Gleichzeitigkeit von Rückzug und weiterem Engagement nicht bewältigen. Entweder ziehen sie sich in Resignation zurück, oder aber sie verleugnen und übertönen das Altern.

Bei einem Teil der Frauen überwiegen also die auf Rückzug gerichteten Tendenzen weit über das adäquate Maß hinaus. Insbesondere diejenigen, die ihre weibliche Rolle schon immer abgewertet hatten, können sich zwar erleichtert fühlen, wenn sie ihre Sorgen um Menstruation, sexuelle Funktionsfähigkeit und Kinder zurückstellen können; sie neigen dann aber gleichzeitig zu Apathie und Desinteresse.

Ein Teil dieser resignierenden Frauen ist durch ärgerlich-mißmutige Befindlichkeit gekennzeichnet. Eine Untergruppe klagt sich selber an, der Verdruß ist gegen das Selbst gerichtet. Eine andere Untergruppe klagt die anderen für das eigene Verpassen des Lebens an, der Ärger wird nach außen gerichtet.

Das kann auf den unerwartetsten Gebieten von medizinischer Relevanz werden. Die objektiv unbegründete Klage über die Unverträglichkeit einer Zahnprothese z.B. kann ein hartnäckiges Problem sein und auch Klagen und Gutachten nach sich ziehen. Diese Unverträglichkeit kommt seltener bei Männern, gehäuft aber bei Frauen im Klimakterium vor.

Die ärgerlich-mißmutige Verfassung kann sich bis zum Haß steigern: Haß auf die Jüngeren, nicht selten auf die eigene Tochter – ähnlich wie manch ein Sterbender Haß auf den Gesunden, insbesondere auf den Erben entwickelt. Diese ärgerlichen und aggressiven Antriebe verbinden die in resignierendem Rückzug befindliche Frau jedoch wieder mit dem Leben! Das Verdrängte kommt – wie es so oft in der Psychopathologie gilt – in der verdrängenden Kraft wieder zum Vorschein.

Man kann den Konflikten des Alterns also durch Rückzug und Resignation zu entgehen suchen. Genau umgekehrt können gerade diejenigen Tendenzen überschießend betont werden, die am Leben festhalten wollen. Die Frau versucht, das Altern zu verleugnen und zu übertönen. Dabei besteht zwischen alternder Frau, ihrer Familie und dem Arzt oft ein geheimes Einverständnis. Die verleugnenden Tendenzen, die von der Umgebung ausgehen, bestätigen die alternde Frau in der eigenen Verleugnung. Manche Einflüsse der Kultur gaukeln es ihr als Ziel vor, noch im Alter wie eine Jugendliche zu sein oder wenigstens so zu tun.

Angesichts der zahlreichen Frustrationen kann der sich aufbäumende Lebenswille einzelne Triebe reaktiv verstärken. Freud hat auf das so wichtige Phänomen solcher Ersatzbefriedigungen hingewiesen. So kann es präklimakterisch und mitunter bis spät in die Menopause hinein zu einer Steigerung des sexuellen Verlangens kommen, die mitunter immense Ausmaße annehmen kann. Diese Tendenz ist nicht immer frei von Konflikt und kann von Scham und Abscheu begleitet sein. Andere alternde Frauen suchen im Essen einen Ersatz für das, was nicht mehr zur Verfügung steht. Fettsucht, auch Fettsucht im Klimakterium, entsteht nicht selten, wenn sich ein Individuum in all seiner Frustration nur noch durch Essen Befriedigung verschaffen kann.

Die reaktive Anklammerung an das Leben kann sich auch auf den mütterlichen Bereich erstrecken. Das Interesse an Kindern, insbesondere an Enkelkindern, kann geradezu überhand nehmen.

Auch Beruf und andere Interessen, mit denen sich manche intellektuell veranlagte Frau zu trösten sucht, können einen übertönenden Stellenwert einnehmen; wenn die Frau sich nämlich dadurch der psychischen Leistung des Alterns entziehen möchte.

Selbst die Hinwendung zu bisher vernachlässigten Werten und Funktionen kann zur Fehlanpassung werden, wenn das Neue nämlich nicht unter Erhalt, sondern unter Aufgabe der bisherigen Werte gesucht wird. Immer geht es ja bei der Psychologie des Alterns darum, das scheinbar Gegensätzliche gleichzeitig zu verwirklichen. Hierher gehören scheinbar unverständliche plötzliche Konversionen, Ehescheidungen, Berufswechsel, Gesinnungswandlungen.

7.4 Die Menopause: Mythos und Wirklichkeit

In der medizinischen Literatur herrscht Verwirrung in bezug auf den Gebrauch der Ausdrücke „Menopause", „Klimakterium", „Prämenopause" und „Postmenopause". Der Begriff „Menopause" bezeichnet wörtlich das endgültige Ende der Menstruation aufgrund des Verlustes der Follikularfunktion der Ovarien. Endokrinologisch wird die Menopause durch eine Aktivitätsabnahme der Ovarien charakterisiert, biologisch durch Abnahme der Fertilität und klinisch durch Änderung in den Intervallen der einzelnen Menstruationszyklen und durch eine Vielzahl anderer Symptome.

Viele Symptome, die bei Frauen in den mittleren Jahren auftreten, werden der Menopause zugeschrieben, aber die meisten stehen damit nicht direkt in Verbindung. Nach Barnett et al. (1978) müssen entwicklungsbedingte Veränderungen im Lebenszyklus und die seelische Belastung durch Ereignisse in der mittleren Lebensphase von den Auswirkungen der Menopause differenziert werden. Symptome, die für die Reaktion einer Einzelperson auf die Menopause stehen, scheinen in beträchtlichem Ausmaß davon abzuhängen, wie eine Situation angenommen und verarbeitet wird und nicht in der Hauptsache von hormonellen Veränderungen.

Nadelson et al. (1983) stellten fest, daß zusätzlicher Streß sowohl mit dem Erleben und der Interpretation der Frau, nun in der Menopause zu sein, zusammenhängen kann als auch mit den gleichzeitig ablaufenden Erfahrungen der mittleren Lebensjahre wie z. B. Veränderungen in der Familie.

Eines der immer auftretenden Symptome ist die vasomotorische Instabilität in Form von „Hitzewallungen" (ein Gefühl von Hitze, das wie eine Welle durch den Körper geht und gewöhnlich in Gesicht, Hals und Brust endet) und Schweißausbrüchen. Nach Casper et al. (1979) scheinen diese beiden Symptome bei bis zu 75% der Frauen, die überhaupt von Symptomen berichten, aufzutreten.

In McKinleys u. Jeffreys (1974) Übersicht der Symptome bei Frauen zwischen 45 und 54 Jahren wird betont, daß Hitzewallungen und nächtliche Schweißausbrüche bei der Mehrzahl der Frauen mit dem Beginn der natürlichen Menopause einhergehen. Weiterhin stellten sie fest, daß die Hälfte der 638 untersuchten Frauen nicht nur unter dem akuten körperlichen Unbehagen litten, sondern daß es ihnen auch peinlich war, wenn die Hitzewallungen auftraten.

Die Dauer dieser Hitzewallungen und der sie begleiteten Schweißausbrüche konnte jedoch bis heute nicht vollständig geklärt werden. Sie scheint mit dem hormonellen Ungleichgewicht aufgrund eines niedrigen Östrogenspiegels und eines erhöhten Spiegels des Gelbkörperhormons und des follikelanregenden Hormons (FSH) aus der Hypophyse zusammenzuhängen, deren Zufuhr nicht durch die üblichen Hormone aus den Ovarien „abgestellt" wurde (Casper et al. 1979). Das Zusammenspiel der Hormone aus Hypothalamus, Hypophyse und Ovarien hat auf die Hitzeregulationsmechanismen einen gewissen Einfluß.

Viele Frauen sind unglücklich über den Mangel an Kontrolle über ihren Körper. Für andere ist die mögliche Sichtbarkeit der Hitzewallungen nicht nur peinlich, sondern weckt auch Ängste in Zusammenhang mit dem sexuellen Status. Man beobachtete, daß sowohl psychologische Faktoren wie Ärger, Angst und Aufregung bei dafür empfänglichen Frauen Hitzewallungen hervorrufen als auch Aktivitäten, die übermäßige Wärmeerzeugung oder auch einen Hitzestau begünstigen, wie z. B. Aufenthalt in einer warmen Umgebung, körperliche Arbeit oder scharfes Essen (Perlmutter 1978). Diese Symptome können aber auch ohne offensichtliche psychologische oder hitzestimulierende Mechanismen auftreten.

Das klassiche klinische Bild, auf das man sich in der Literatur oft bezieht, findet seinen Höhepunkt in einer Kombination von Angst, Depression, Nervosität und Gereiztheit. Einige Autoren unterstreichen auch die Tendenz zu übertriebener Empfindlichkeit in Zusammenhang mit Zurückweisung und Furcht vor Einsamkeit (Kerr 1976).

Die psychologische Literatur betont oft den Einfluß psychologischer und sozialer Faktoren auf die Reaktion einer Frau auf die Menopause. Oft wird über das Gefühl verminderter Weiblichkeit und über schmerzliche Reaktionen auf Verluste verschiedenster Art – real und imaginär – berichtet. (Möglicherweise besteht eine Tendenz zur Übersimplifikation und zur Suche nach einem Zusammenhang zwischen Menopause und dem Auftreten verschiedener Symptome.) Es ist zwar nur ein Zufall, daß die Menopause um die gleiche Zeit eintritt, wie die Trennung von den Kindern oder der Verlust der Eltern, wie verminderte Chancen im Beruf, Verlust der Jugend und Abnahme der körperlichen Attraktivität. All diese Dinge sind Teil einer natürlichen Entwicklung, und sie erfordern die Fähigkeit der betroffenen Frau, genug Energie zu mobilisieren, um mit den sich manchmal häufenden Auswirkungen all dieser Verluste fertig zu werden (Hertz 1971).

Die Tatsache jedoch, daß diese Ereignisse zeitlich zusammentreffen können, liefert nicht genug Beweise dafür, daß die möglicherweise auftretenden emotionalen Veränderungen direkt mit der Menopause zusammenhängen. Aktuelle Untersuchungen der Symptome der Menopause betonen fast einstimmig die daran beteiligten psychosomatischen Elemente. Obwohl noch immer die Notwendigkeit besteht, den proportionalen Anteil biologischer und psychologischer Faktoren in bezug auf Beschwerden in der Menopause zu bestimmen, sollte der Arzt bei der Behandlung der betreffenden Frau der Bedeutung dieser Faktoren Beachtung schenken. In besonderem Maße müssen die verschiedenen emotionalen Symptome, die interpersonalen Schwierigkeiten und die sexuellen Probleme der Frau im Klimakterium auseinandergehalten werden. Zahlreiche Studien über Östrogenbehandlung berichten über eine eindeutige Besserung nach Verabreichung eines Plazebos. Das betont einmal mehr die Notwendigkeit einer emotional unterstützenden Haltung, die auch eine Erörterung der Probleme und Beruhigung und Bestätigung mit einschließt.

7.4.1 Bedeutung organischer Faktoren für die Entwicklung von Symptomen

Im folgenden wird der Versuch unternommen, die mögliche Bedeutung organischer Faktoren für die während der Menopause auftretenden Symptome zu spezifizieren. An erster Stelle sollten die hormonabhängigen neurovegetativen Zeichen untersucht werden. Neuere Arbeiten von Dennerstein (1978) und Lauritzen (1978), die Doppelblindstudien über die Gabe von Östrogenen und Plazebos anführen, zeigen, daß Manifestationen wie Depression, Angst und Kopfschmerzen auf Hormone ansprechen. Das würde bedeuten, daß Östrogene psychotrope Wirkstoffe sind. Eine wissenschaftlich begründete Erklärung wurde von Aylward (1976) geliefert, der aufzeigte, daß der Spiegel an freiem Tryptophan im Plasma depressiver Frauen in der Menopause erniedrigt ist. Es zeigte sich auch, daß Östrogen den normalen Spiegel freien Tryptophans wiederherstellen kann. Da Serotonin ein Nebenprodukt des Tryptophans ist, kann demzufolge die Gabe von Östrogen das gestörte Tryptophangleichgewicht regulieren (Haspels u. van Keep 1979).

Viele Frauen leiden unter Kopfschmerzen während der Menstruation. Diese Kopfschmerzen können verhindert werden, und zwar durch das Verschieben der Blutung um 5–6 Tage nach i.v. Gabe von Östradiol. Gleichzeitig können in der Menopause die bei manchen Frauen häufig auftretenden Migräneanfälle gelindert werden, wenn die Östrogenkonzentration im Blut für längere Zeit auf einem hohen Stand gehalten werden kann. Klinische Studien (Greenblatt 1979) berichten, daß gewisse Kopfschmerzformen in der Menopause durch eine Stoffwechselstörung der Katecholamine und Histamine verursacht werden können. Der Mechanismus, der die Wirkung der Östrogene und Androgene auf diese Reaktion vermittelt, ist jedoch noch nicht bekannt.

7.5 Symptombildung und Symptomatik

Neben den geschilderten Formen der Fehlanpassung kommt es häufig auch zu psychoneurotischen, psychosomatischen oder psychotischen Erkrankungen. Diese psychischen Störungen treten oft lange Zeit vor oder lange Zeit nach der endokrinen Umstellung auf, zeigen also keine zeitliche Korrelation zu dem endokrinologischen Befund. Die psychischen Störungen korrelieren ebenfalls nicht mit den realen Grad der biologischen und sozialen Beeinträchtigungen, treten vielmehr oft schon bei nur drohender zukünftiger Beeinträchtigung auf. Alles weist darauf hin, daß diese Symptomatik vielmehr mit der eigenen Reaktion der Patientin auf die biologischen und sozialen Veränderungen zusammenhängt, daß es ursächlich also vor allen Dingen um die geschilderte Mobilisation von Trieben und Gegentendenzen, von Konflikten und

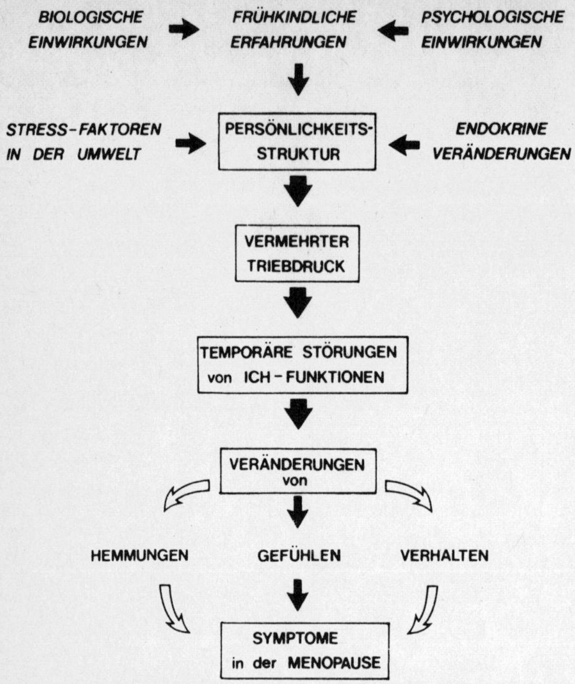

Abb. 11. Symptombildung in der Menopause. Biologische Einwirkungen und endokrine Veränderungen, Streßfaktoren aus dem sozialen Umfeld und psychologische Einwirkungen können die jeweilige Persönlichkeitsstruktur der alternden Frau belasten. Dabei gehen frühkindliche Erfahrungen stärkend oder schwächend in die Belastungsfähigkeit ein

Aufgaben geht – und das ausgerechnet zu dem Zeitpunkt einer beginnenden körperlichen Schwächung. Dabei scheinen Symptome um so eher aufzutreten, wenn die betreffende Frau schon immer ihre sexuelle Rolle abgelehnt hatte und frigide war oder wenn sie dazu neigte, in einer Krankenrolle pflegerische Zuwendung zu erwarten.

Abbildung 11 faßt noch einmal zusammen, welche biologischen Einwirkungen und endokrinen Veränderungen, Streßfaktoren aus dem sozialen Umfeld und psychologischen Einwirkungen die jeweilige Persönlichkeitsstruktur der alternden Frau belasten, wobei auch frühkindliche Erfahrungen stärkend oder schwächend in die Belastungsfähigkeit eingehen. Diese Belastungen führen einerseits zu einem vermehrten Triebdruck, andererseits nicht selten zu einer Beeinträchtigung der Ich-Stärke und der abwehrenden Kräfte, so daß eine Symptomatik resultieren kann.

Bei der Angstneurose der Alternden findet sich ein anderer Inhalt als bei der Angstneurose in jüngeren Jahren. Oft handelt es sich um die Folgen von unterdrücktem Ressentiment und Wut. Frauen mit Phobie im Klimakterium klammern sich mitunter voller Angst an den Gynäkologen, was leicht als klimakterische Depression mißverstanden wird. Häufig kommen im Klimakterium Zwangsneurosen vor, insbesondere dekompensierte Formen oder solche, bei denen zusätzlich viel Angst auftritt, weil die Frau ihrem Perfektionismus nicht mehr gewachsen ist.

Ein Nichtloskommen von dem Gefühl der Sinnlosigkeit stellt keineswegs immer ein zwangsneurotisches Grübeln dar. Wer seine Potentiale im Leben verwirklicht hat, ist von der Sinnfrage nicht gequält. Viele aber haben im Klimakterium rückblickend das Gefühl, ihre Möglichkeiten nicht verwirklicht zu haben, und ein Gefühl der Sinnlosigkeit kann sie dann zu Verzweiflung und Hoffnungslosigkeit führen. Das wiederum führt dann nicht selten zur Einnahme von Drogen oder zu Alkoholismus. Drogenabhängigkeit und Alkoholismus kommen ja in der Menopause sehr häufig vor. Sie führen oft zu schlechter Ernährung und Verschlechterung des körperlichen Zustandes, was den somatischen Streß verstärkt. Drogenabhängigkeit und Alkoholismus leiten zum Thema der Depression über; denn sie treten oft auf, wo Tendenzen zu einer Depression bestehen.

Depressionen sind im Klimakterium außerordentlich häufig, kommen in allen Abstufungen vor und sind oft mit hypochondrischen, angstneurotischen oder paranoiden Zügen vergesellschaftet, wobei die letzteren Störungen aber ebenso gut als eigenständige Krankheitsbilder im Klimakterium auftreten können. Es besteht keine Einmütigkeit über die Frage, welche Phänomene als klimakterische Depression zu bezeichnen sind und welche nicht. Der folgende Versuch einer Klassifikation ist also nicht allgemein anerkannt.

Hitzewallungen, Schweißausbrüche, vielleicht auch noch Herzklopfen, Tachykardien und dazu in gewissem Umfang Kopfschmerzen sind direkte Folgen der endokrinen Veränderungen und nicht psychogene Symptome. Sie sollten als das vegetative Syndrom in der Menopause bezeichnet werden. Hormontherapie ist indiziert.

Davon sollte das hypochondrisch gefärbte vegetative Syndrom der Menopause unterschieden werden. Die genannten vasomotorischen Symptome werden als Krankheit erlebt, und es kommen psychische Symptome wie Reizbarkeit, Überempfindlichkeit, exzessive Klagen sowie multiple somatische Symptome hinzu. Hier nimmt eine hypochondrische Neurose das vegetative Syndrom in ihren Dienst. Es ist weiter vorn schon gesagt worden, daß bei der Hypochondrie eine Minderung des Selbstwertgefühls durch die Überbewertung des Körpers und einzelner Körperfunktionen kompensiert wird. Hypochondrie und Depression sind unterschiedliche psychische Erkrankungen, wenn sie auch vergesellschaftet auftreten können. Hormontherapie kann das vegetative Syndrom mildern, die hypochondrische Einstellung selber aber nicht beeinflussen.

Bei den Depressionen ist es lediglich von praktischem Interesse zu unterscheiden, ob es sich um eine Symptomatik von neurotischer oder von psychotischer Dimension handelt. Die psychotischen Depressionen in Klimakterium und Menopause werden von den verschiedenen Verfassern nach den verschiedensten deskriptiven und theoretischen Gesichtspunkten unterschieden, so daß die psychiatrische Literatur ein verwirrendes Bild liefert. Die Unterscheidung, ob eine psychotische Depression endogen oder reaktiv sei, beruht zu einem großen Teil auf der subjektiven theoretischen Ausrichtung des jeweiligen Untersuchers und hat für die therapeutische Praxis wenig Konsequenz, da ohnehin in beiden Fällen sowohl Psychopharmaka als auch das therapeutische Gespräch angezeigt sind. Eine Sonderstellung nehmen da lediglich diejenigen Depressionen ein, die eine erneute Phase bei eindeutig manisch-depressiver Psychose sind. Von therapeutischer Konsequenz ist dagegen die Berücksichtigung, daß viele, aber nicht alle psychotischen Depressionen im Klimakterium und in der Menopause Angst oder hypochondrische bzw. paranoide Züge zeigen, oft in erheblichem Ausmaß. Der eigene Ärger kann auf den anderen projiziert werden, so daß es zu mißtrauischer Fehlanpassung oder gar zu paranoiden Symptomen kommt. Bei der besonders qualvollen agitierten Depression, die mit starker Angst und Unruhe einhergeht, erfordert der Gebrauch von Antidepressiva besondere Sachkenntnis.

Die neurotischen Depressionen können alle Abstufungen von Apathie und Desinteresse bis hin zu schweren, jedoch nicht psychotischen Depressionen zeigen. Sehr häufig und von großer praktischer Bedeutung für den Gynäkologen sind larvierte Depressionen, auch im Klimakterium. Die Patientin erlebt sich in ihrer Reflexion nicht als depressiv, schildert spontan keine depressiven Symptome, zeigt aber eine depressive Befindlichkeit, mitunter sogar erheblichen Ausmaßes, und der geschulte Untersucher erkennt die Depression ganz deutlich.

Häufig kommen bei Alternden Anorexie, Obstipation und Schlaflosigkeit vor. Sie sind oft Anzeichen einer Depression.

Eine Depression in der Menopause kann auch Begleiterscheinung einer beginnenden Hirnarteriosklerose sein. Dies wird jedoch leicht übersehen, weil sie von der depressiven Symptomatik überdeckt sein kann. Dabei kommt es in therapeutischer Hinsicht gerade auf die Behandlung der Hirnarteriosklerose an.

7.6 Konsultation in der Menopause – Einige praktische Bemerkungen

Was eine Frau in der Menopause am meisten braucht, ist jemand, zu dem sie ein vertrauensvolles Verhältnis entwickeln kann. Vorzugsweise sind es ihr Hausarzt oder ihr Gynäkologe, die ihr erklären können, was Menopause überhaupt ist, was sie verursachen oder nicht verursachen kann. Und sie braucht jemanden, der ihr die Möglichkeit gibt, Fragen zu stellen und der durch die Beantwortung dieser Fragen ihre Ängste und Befürchtungen zerstreuen kann. Der ideale Zeitpunkt einer solchen Aufklärung sollte lange vor dem Eintreten der Menopause liegen. Man muß ihr erklären, daß die Menopause eine Phase im Lebenszyklus jeder gesunden Frau ist, die 60 Jahre oder älter wird, daß sie bei manchen Frauen schon im Alter von 35 eintritt und daß manche Frauen bis in ihre 60er Jahre menstruieren. Sie sollte auch wissen, daß der Zeitraum von 5–10 Jahren unregelmäßiger Blutungen, der der letzten Blutung vorangeht, das Stadium der Prämenopause ist und daß die Menopause erst dann eingetreten ist, wenn für ein volles Jahr keine Blutung mehr erfolgt ist.

Außerdem sollte sie dahingehend informiert werden, daß die Menopause das Ende der Ovarfunktion bedeutet und somit auch das Ende der Menstruation und daß sie jetzt nicht mehr schwanger werden kann. Da jedoch die Menopause erst ein Jahr nach der letzten Blutung wirklich feststeht, sollte eine sexuell aktive Frau weiterhin Kontrazeptiva benutzen, bis das Stadium der Postmenopause erreicht ist. Man sollte ihr auch sagen, daß die Menopause für eine gesunde Frau nicht der Beginn von Fettleibigkeit, runzliger Haut, schlaffem Brustgewebe, Verlust des Muskeltonus, Hirsutismus, Hochdruck oder Schlaflosigkeit ist. Die meisten der Beschwerden, die der Menopause zugeschrieben werden, haben andere Ursachen wie den allgemeinen

Alterungsprozeß, Vererbung oder ganz einfach die Umwelt. Der Patientin sollte gesagt werden, daß die Menopause nicht zu einem Verlust des sexuellen Interesses führen muß, daß sie den Orgasmus nicht hemmt und keine Ursache für Frigidität ist. Tatsächlich erleben viele Frauen nach der Menopause eine Welle wiedererwachten sexuellen Interesses.

7.6.1 Fragen der Sexualität und Kontrazeption im Zusammenhang mit der Menopause

Kontrazeptive Maßnahmen stellen sich für die Frau in der Prämenopause etwas anders dar als für jüngere Frauen. Nach Ory (1977) sollten Frauen über 40 wegen des kardiovaskulären Risikos keine oralen Kombinationskontrazeptiva mehr verschrieben werden. Kontrazeptiva auf Progesteronbasis sind am effektivsten (97%) und werden anscheinend von vielen Frauen gut vertragen. Sie scheinen gerinnungsfördernde Faktoren nicht zu vermehren und haben keine negative Wirkung auf das Endometrium. Tatsächlich werden sie bei der Behandlung der Endometriumhyperplasie eingesetzt. Appleby (1962) berichtete auch von einer erfolgreichen Anwendung bei der Behandlung von Hitzewallungen. Lindsay (1978) setzte sie erfolgreich zur Osteoporoseprävention in der Postmenopause ein. Es ist anzuraten, das Kontrazeptivum kontinuierlich und jeden Tag zur gleichen Zeit einzunehmen, um eine maximale Wirksamkeit zu erzielen.

Die unangenehmste Begleiterscheinung der Menopause scheint eine Kombination von Amenorrhö und unregelmäßigen Blutungen zu sein. Das daraus folgende menstruelle Chaos kann manchmal schwerwiegend genug sein, eine Frau zum Wechsel ihrer Kontrazeptionsmethode zu veranlassen.

Hitzewallungen, Schweißausbrüche, Atrophie der Vagina, das sog. Urethralsyndrom und Überlegungen im Zusammenhang mit der Prävention einer zu erwartenden Osteoporose, all das sind Indikationen für den Einsatz von Hormonen.

Es herrscht allgemein Übereinstimmung, daß Frauen unter 45 Jahren nach einer Ovarektomie Östrogengaben erhalten sollten, um einer schnell voranschreitenden Osteoporose vorzubeugen.

Symptome wie Kopfschmerzen, Herzklopfen, Rückenschmerzen, Muskelschwäche und Libidoverlust scheinen auf Östrogen nicht besser anzusprechen als auf Plazebo (Utian 1977; Coope 1983).

Für einige Patientinnen stellen Schmerzen beim Verkehr aufgrund atrophischer Veränderungen in der Vagina ein Problem dar, dem jedoch in den meisten Fällen mit der intravaginalen Anwendung einer Östrogensalbe abgeholfen werden kann. Man stellte auch fest, daß Frauen, die nach der Menopause das Interesse am Verkehr verlieren, die bange, meist durch falsche Aufklärung verursachte Vorstellung haben, das Klimakterium zerstöre ihre Sexualität. Manchmal jedoch ist die Menopause eine willkommene Ausrede, dem Verkehr aus dem Wege zu gehen. Nach Huffman (1979) „brennt das sexuelle Feuer mit fortschreitendem Alter weniger hell, aber die Menopause löscht es nicht.“ Bei den meisten Frauen ist das schließliche Einschlafen der sexuellen Aktivität ganz allgemein das Ergebnis von chronischen Erkrankungen, Impotenz, Alterschwäche oder Tod des Partners.

7.7 Beitrag des Arztes

Aus dem vorgetragenen Konzept des Alterns folgt, daß sich der weite Spielraum therapeutischer Möglichkeiten auf biologische, psychologische und soziale Maßnahmen erstreckt. Die somatischen Behandlungsmöglichkeiten umfassen internistische Therapie, Hormontherapie und Psychopharmaka. Grundvoraussetzung ist, daß körperliche Leiden, auch solche geringeren Ausmaßes, eine ausreichende somatische Behandlung erfahren. Das gilt für Stoffwechsel- und Ernährungsstörungen, kardiovaskuläre Störungen, Störungen von Leber und Galle usw. Es gilt im besonderen Maße, falls sich Zeichen eines beginnenden organischen Psychosyndroms, z.B. infolge von Hirnarteriosklerose, einstellen.

Hormontherapie ist bei Vorliegen des vegetativen Syndroms indiziert, bei Depressionen nur insoweit, als gleichzeitig Symptome des vegetativen Syndroms vorliegen.

Hinsichtlich der Psychopharmaka können immer wieder 2 Fehler beobachtet werden. Tranquilizer und Neuroleptika werden bisweilen jahrelang verordnet, wo sie überhaupt keinen Nutzen bringen können und wo Antidepressiva prompte Hilfe versprechen würden.

Ein weiterer Fehler ist es, wenn allein Antidepressiva verordnet werden, unter Vernachlässigung der internistischen und psychosozialen Einwirkungsmöglichkeiten. Bei Depressionen im Klimakterium ist es für den Ausgang einer Therapie mit Antidepressiva ganz besonders wichtig, daß körperliche Leiden auch geringeren Ausmaßes hinreichend behandelt werden. Von ähnlicher Bedeutung für den Ausgang der medikamentösen antidepressiven Therapie kann das gleichzeitige Aufgreifen psychischer und interpersonaler Schwierigkeiten sein. Gerade in der Kombination dieser therapeutischen Möglichkeiten liegt es begründet, daß mehr Hilfe möglich ist, als die Patientinnen selber manchmal erwarten.

Die psychologische Hilfestellung zielt darauf ab, zu besserer Lösung von Konflikten und Schwierigkeiten durch eigenen Einsatz zu verhelfen. Dazu muß der Arzt seiner Patientin oft helfen, ihre Konflikte und Schwierigkeiten besser zu erkennen. In manchen Fällen ist darüber hinaus eine Einflußnahme auf das soziale Umfeld nötig. Bisweilen sollte das Familienmilieu mehr direkt, manchmal auch eher indirekt beeinflußt werden. In anderen Fällen geht es um die Frage der Gestaltung von Beruf und Freizeit. Klubs können für alternde Frauen eine wesentliche Hilfe darstellen. Die Wirksamkeit sozialer Faktoren erhellt sich aus 2 Beobachtungen: klimakterische Störungen kommen seltener und in weniger starker Ausprägung vor, wenn die Frau noch für im Haushalt verbliebene Kinder zu sorgen hat, und sie sind ausgeprägter in unteren sozialen Schichten, wo sich der alternden Frau weniger Aufgaben im sozialen Umfeld stellen. Die Beeinträchtigung von Ich- und Geschlechtsidentität der alternden Frau wird nicht selten von der Gesellschaft, von Freunden und bisweilen selbst vom Arzt verstärkt, indem alle unterstellen, eine alternde Frau müsse doch Ängste, Stimmungsschwankungen und Symptome haben. Auch auf diese Umweltfaktoren sollte der Arzt Einfluß nehmen.

8 Therapie

8.1 Historische Entwicklung der psychosomatischen Praxis

In der Entwicklung der psychosomatischen Praxis sind 3 Stufen zu unterscheiden.

1) Als sich um den 1. Weltkrieg die psychosomatische Medizin Krankheiten wie etwa dem Ulcus duodeni usw. zuwandte und die Lehre von den psychogenen Erkrankungen entwickelte, wurde der Patient von 2 unterschiedlichen ärztlichen Disziplinen gleichzeitig behandelt, nämlich vom Internisten und vom Psychotherapeuten. Ein solches Vorgehen stellte sicherlich einen Fortschritt dar, verdient aber noch nicht den Namen psychosomatische Medizin. Denn statt einer Integration beider Aspekte kam es lediglich zu deren Addition.
2) Um diese therapeutische Doppelgleisigkeit zu überwinden, nahmen manche Gynäkologen die psychotherapeutische Behandlung in eigene Hand. Sie betrieben im wesentlichen eine konventionelle gynäkologische Praxis, führten aber im Zweitberuf, meist abends, formale Psychotherapie durch. Die Trennung zwischen somatischer und psychologischer Medizin blieb: zwar nicht in Form zweier verschiedener Spezialärzte, wohl aber in Form ein und desselben Arztes in 2 getrennten Rollen.
3) In dem Bemühen, auch diese therapeutische Spaltung zu überwinden, geht es heute darum, daß der Gynäkologe seine Sprechstunde um den psychosozialen Bereich erweitert, ohne dabei seine eigentlichen gynäkologischen Aufgaben aufzugeben und ohne aus dem Rahmen seiner traditionellen gynäkologischen Praxis herauszutreten. Psychosomatische Medizin unterscheidet sich von formaler Psychotherapie dadurch, daß der praktizierende Arzt eine Sprechstunde durchführt, die gleichzeitig biologisch, psychologisch und sozial orientiert ist.

8.2 Ermöglichung der biopsychosozialen Sprechstunde durch eine veränderte Akzentsetzung in der psychoanalytischen Krankheitslehre

Die Entwicklung dieser biopsychosozialen Sprechstunde war nicht möglich, so lange der psychosomatisch orientierte Arzt sich aus Respekt vor der psychoanalytischen Krankheitslehre allzu wortgetreu auch an dem Leitbild der psychoanalytischen Behandlungstechnik orientierte.

Nach dem psychoanalytischen Konzept der Symptombildung (Abb. 1) spielt das soziale Umfeld eine doppelte Rolle: einmal in der kindlichen Genese der neurotischen Persönlichkeitsstruktur und dann auch in der gegenwärtigen auslösenden

Situation für das Symptom. Infolge von Erziehung und Umwelteinflüssen in der Kindheit kann die Triebbefriedigung mit Angst besetzt und gehemmt werden. Die die Triebäußerungen verbietende äußere Instanz wird später in das Über-Ich aufgenommen. Aus dem äußeren ist ein innerer Konflikt geworden, und dieser verewigt die Ängste und Hemmungen in einer neurotischen Persönlichkeitsstruktur. Gerät das Individuum dann in eine belastende Umweltsituation – Versuchungs- oder Versagungssituation nach der psychoanalytischen Begriffsbildung, Streß in einer anderen Sprechweise –, bricht das Verdrängte in Form eines Symptoms durch.

Die psychoanalytische Therapie, die eine gründliche und kausale Behandlung anstrebt, schafft daher mit dem Liegen auf der Couch und einer hohen Frequenz der Behandlungsstunden über einen langen Zeitraum ein Setting, in dem der Patient mental in seine Kindheit regrediert, um so zu einer emotionalen Umorientierung kommen zu können.

Diese Akzentuierung der infantilen Genese und des inneren Konflikts ist nur berechtigt, solange es sich um die eng begrenzte Patientengruppe des sog. analysierbaren Patienten handelt. Der praktizierende Arzt aber muß einem sehr viel differenzierteren Krankengut gerecht werden. Darüber hinaus kann er weder die biologische Seite noch die unmittelbaren Umweltfaktoren zugunsten einer ausschließlich psychologischen Betrachtungsweise und Therapie vernachlässigen.

Das für das Setting des praktizierenden Arztes ungünstige Leitbild einer psychoanalytischen Technik konnte aber nur dadurch überwunden werden, daß in dem oben dargestellten Konzept der Symptombildung eine Akzentverschiebung vorgenommen wurde.

Unter dem Einfluß der interpersonalen Psychiatrie nach Sullivan hat die soziokulturell orientierte psychoanalytische Schule aufgezeigt, in welch hohem Ausmaß die Symptomatik als ein interpersonales Phänomen aufgefaßt werden kann, statt nur durch intrapsychische Mechanismen erklärt zu werden. Diese Auffassung ist u.a. in den Abschnitten über die funktionellen Sexualstörungen und über die Psychologie des Geschlechtsverkehrs illustriert worden.

Die beiden unterschiedlichen Akzentsetzungen innerhalb einer im wesentlichen übereinstimmenden Theorie der Symptombildung sind jedoch von therapeutischer Konsequenz. Für die Durchführung einer psychoanalytischen Behandlung ist es richtiger, den Schwerpunkt auf die infantile Genese und auf den intrapsychischen Konflikt zu legen. Für die Durchführung einer biopsychosozial orientierten Sprechstunde ist es richtiger, den interpersonalen Charakter des Symptoms und damit auf das soziale und interpersonale Umfeld im Hier und Jetzt der auslösenden Situation zu betonen. Auch in der traditionellen psychoanalytischen Schule ist übrigens zunehmend herausgearbeitet worden, daß dem interaktionalen Aspekt der Arzt-Patienten-Beziehung eine besondere therapeutische Bedeutung zukommt.

8.3 Beschreibung der biopsychosozialen Sprechstunde

Die Möglichkeiten der biopsychosozialen Sprechstunde werden selten konkret beschrieben. Die Entwicklung einer solchen Sprechstunde stellt aber gegenwärtig die zentrale wissenschaftliche Aufgabe der Psychosomatik dar.

8.3.1 Die Form des ärztlichen Gesprächs

Während der Gynäkologe seiner üblichen Tätigkeit nachgeht, sich mit Anamnese, Diagnostik und Therapie befaßt, ist seine Aufmerksamkeit nicht ausschließlich auf objektive organische Tatbestände, sondern auch interpersonal sowie psychosozial ausgerichtet. Der Arzt stellt sich nicht sofort die Frage nach dem objektiven Körperbefund der Patientin, sondern fragt zunächst einmal nach dem Motiv ihres Kommens; und das mag weniger die vorgegebene körperliche Beschwerde, sondern vielleicht der drohende Verlust ihres Partners, Angst oder Ratlosigkeit sein. Es geht also nicht unbedingt sofort um Heilung von Krankheit, sondern um die personale Begegnung zwischen Arzt und Patientin sowie um die Beobachtung des psychosozialen Umfeldes.

Das ärztliche Gespräch dient dem Aufbau und der Aufrechterhaltung eines Arbeitsbündnisses mit der Patientin. Es soll eine adäquate Anamneseerhebung ermöglichen. Der Gynäkologe muß lernen, in kleinen Bemerkungen, Handlungen und Verhaltensweisen der Patientin Fingerzeige zu erkennen, die darauf hinweisen, worum es geht und was sich konstelliert. Er greift diese Fingerzeige auf, um schließlich eine Antwort auf das Anliegen der Patientin geben zu können.

Weder der reine Psychotherapeut noch der reine Somatiker verstehen es, über die Brücke einer somatischen Behandlung in eine derartige therapeutische Beziehung zur Patientin einzutreten. Balint hat von der Droge Arzt gesprochen; denn er wußte, daß das Arzt-Patienten-Verhältnis oft mehr zur Heilung beiträgt als alle Medikamente.

Dabei ist zu beachten, daß die konkrete Form der biopsychosozialen Sprechstunde für die einzelnen medizinischen Fächer, ja selbst für die so unterschiedlichen Aufgaben und Situationen, mit denen der Gynäkologe konfrontiert ist unterschiedlich aussehen muß. Denn die Vorgehensweise in dieser Sprechstunde hängt ja stark von den jeweiligen konkreten Gegebenheiten, als vom Setting ab.

Dementsprechend darf der Gynäkologe nicht darauf hören, wenn die Vertreter der unterschiedlichen therapeutischen Schulen ihm die jeweils eigenen Regeln der Gesprächsführung nahelegen möchten, die ja für das ganz andersartige Setting der formalen Psychotherapie und nicht für die Möglichkeiten und Begrenzungen der gynäkologischen Sprechstunde entwickelt wurden. Das ärztliche Gespräch des Gynäkologen soll vielmehr als freier Dialog geführt werden.

Eine solche interpersonal orientierte Praxis des Gynäkologen erfordert nur einen geringfügigen zusätzlichen zeitlichen Aufwand und bleibt innerhalb der Gegebenheiten einer gynäkologischen Sprechstunde: ein Auseinanderklaffen zwischen somatischer und psychosozialer Therapie, zwischen gynäkologischer und psychiatrischer Praxis des Gynäkologen entfällt. Es handelt sich um eine psychosomatische Vorgehensweise im vollen Sinne des Wortes.

8.3.2 Anamnese

Die veränderte therapeutische Verhaltensweise zeigt sich schon allein in der Anamneseerhebung, die sich nicht nur auf die Funktion des erkrankten Organs konzentriert. Die Anamnese muß um die soziale Geschichte, um das Familienmilieu und um das Persönlichkeitsbild der Familienangehörigen erweitert werden. Der Arzt sollte die genaue biopsychosoziale Konstellation rekonstruieren, in der die Patientin erkrankte. Er sollte die konkrete Lebenssituation kennen, in die die Patientin zurückkehren wird. So hat allein schon das „diagnostische" Gespräch einen hohen therapeutischen Wert.

Allerdings kann eine Anamneseerhebung bisweilen zu weit gehen. Es wäre z. B. ein Fehler, verdrängte Konflikte zu schnell bewußt machen zu wollen, sozusagen eine „Psychoanalyse in einer Stunde".

Für eine Patientin kann es z. B. schwer sein, wieder ins Gleichgewicht zu kommen, wenn etwa latente homosexuelle Tendenzen oder eine gestörte Partnerbeziehung plötzlich schonungslos aufgedeckt werden. Auch hat jedermann das Bedürfnis, sein Selbstwertgefühl und seinen Status in bezug auf andere gewahrt zu sehen. Das aber erfordert von seiten des Arztes Takt und Zurückhaltung.

8.3.3 Verstehen der Arzt-Patienten-Beziehung

Das wichtigste Element des ärztlichen Gespräches ist die Arzt-Patienten-Beziehung. Ihre mannigfaltigen Wechselfälle können am ehesten in Fallseminaren oder in Balint-Gruppen erarbeitet werden. Es geht um das Verstehen des emotionalen und interaktionalen Aspektes dessen, was zwischen Arzt und Patientin vor sich geht. Es geht um die Entwicklung der Fähigkeit zur Eigen- und Fremdwahrnehmung im emotionalen Bereich.

Was will die Patientin durch ihre Worte oder durch ihr Verhalten bewußt oder unbewußt aussagen? Was ist ihre Botschaft an den Arzt, die vielleicht nur indirekt und untergründig ausgedrückt wird? Der Arzt muß die konkrete Rolle verstehen, die er im Leben seiner Patientin einnimmt.

Der psychosomatisch orientierte Arzt wird aber auch über seine eigenen Haltungen und Schwierigkeiten reflektieren. Stellvertretend seien nur einige Problemkreise angedeutet. Störend kann es z. B. wirken, wenn ein Arzt eine ganz bestimmte, aber persönlich determinierte Vorstellung davon hat, wie eine Patientin sich zu verhalten habe. Der Arzt kann dann in Versuchung sein, dieser Rollenerwartung durch negative oder positive Sanktionen Geltung zu verschaffen. Schwierig kann es sein, eine Ausgewogenheit zwischen Aktivität und Passivität zu erwerben. Der Gynäkologe neigt ähnlich wie etwa ein Chirurg nicht selten zu einer eher aktiven Haltung. Der psychosomatisch orientierte Gynäkologe aber wird oft eine abwartende Haltung einnehmen müssen, die die Dinge schrittweise zur Entfaltung kommen läßt. Ebenso schwer kann es sein, eine Ausgewogenheit zwischen dem Gegensatzpaar von Nähe und Distanz zu finden. Die Neigung des Arztes, die Wünsche der Patientin zu erfüllen, kann mit der Aufgabe kollidieren, die Patientin mit mancherlei Dingen konfrontieren zu müssen. Der Arzt sollte relativ bewußt erleben, ob er die betreffende Patientin sympathisch oder unsympathisch findet. Ist diese Reaktion nur in den Gegebenheiten der Patientin begründet oder trägt der Arzt selber seine persönliche Vorerfahrung in diese Situation hinein? Wie reagiert der Arzt, wenn die Patientin einen schnellen oder wenn sie einen langsamen Therapieerfolg zeigt? Wird das Verhalten des Arztes dann allzu sehr von eigenen Problemen hinsichtlich Selbstwertgefühl oder Omnipotenzgefühlen geprägt? Die reife ärztliche Persönlichkeit kann bei Beibehaltung der eigenen persönlichen Grundhaltungen zwischen den angedeuteten Extremen oszillieren und somit unterschiedlichen Patientinnen gerecht werden.

8.3.4 Abgestufte Interventionen zur Reduktion von Spannung

Die psychologischen Interventionen sollten nicht nur unter der Zielsetzung der Heilung, d.h. der psychischen Umorientierung gesehen werden. Denn sonst wird leicht übersehen, was der Arzt zur Reduktion von Spannung beitragen kann. Konfrontation mit den psychodynamischen Kräften oder gar eine Interpretation des Symptoms wird der Gynäkologe in der Mehrzahl der Fälle vermeiden.

Das wichtigste Mittel zur Reduktion von Spannung ist wiederum die richtige Arzt-Patienten-Beziehung. Die Wichtigkeit einer optimistischen und lebensbejahenden Einstellung, die der Arzt ausstrahlen sollte, wird in Fortbildung und Literatur kaum erwähnt; vielleicht, weil es zu banal klingt. Auch die positive Rolle der Suggestion sollte hinreichend Beachtung finden. Der adäquate Einsatz zur Beruhigung der Patientin muß reflektiert und erlernt werden. Eine übertriebene Beruhigung etwa ist keine Beruhigung, sondern Lüge, die die Patientin nur allzu leicht als solche erkennt. Auch Rat und Aufklärung im Sinne einer Beeinflussung des sozialen und interpersonalen Milieus der Patientin können mitunter zu einer Beruhigung führen. Wirkungsvoller als der Versuch einer direkten Beruhigung ist es oft, wenn man der Patientin Gelegenheit gibt, sich frei auszusprechen. Der kathartische Effekt sollte nicht unterschätzt werden.

8.3.5 Psychopharmaka

Psychosomatische Symptome im engeren Sinne des Wortes sprechen meist nicht auf Tranquilizer oder Neuroleptika an. In der Gynäkologie gilt das etwa für Unterleibsschmerzen ohne organische Grundlage, psychogene Sterilität, psychogenen Fluor, habituellen Abort u.a. Bei derartigen psychosomatischen Symptomen sind die kausal zugrundeliegenden Ängste zu bewußtseinsfern, um pharmakologisch beeinflußt werden zu können.

Unterschätzt wird dagegen, daß bei vielen gynäkologischen Symptomen eine medikamentöse antidepressive Behandlung angezeigt sein kann. Das gilt insbesondere für viele Fälle von Unterleibsschmerzen oder auch Harninkontinenz ohne Organbefund, für viele dysfunktionelle Blutungen, für manche Sexualstörungen und für viele Symptome in der Menopause. Mitunter werden Tranquilizer verschrieben, wo diese keinen Nutzen bringen können, wo aber Antidepressive prompten Erfolg versprechen würden.

Der Gynäkologe sollte in manchen Fällen eine psychiatrische Untersuchung vornehmen lassen. Vor allem aber sollte er sein eigenes Auge schulen, um Fälle von Angst und Spannung, die mit Hilfe von Tranquilizern und Neuroleptika zu behandeln sind, von den Fällen unterscheiden zu können, denen eine depressive Stimmungslage zugrunde liegt und die demzufolge antidepressive Medikamente verlangen. Bei den in der Gynäkologie vorkommenden depressiven Zuständen ist meist eine viel geringere Dosierung angezeigt, als es für die typischen vom Psychiater behandelten Depressionen gilt.

Wenn die Patientin mit einem Psychopharmakon lediglich „abgespeist“ wird, ist dessen Wirksamkeit oft erstaunlich gering. Sobald Psychopharmaka aber innerhalb eines hinreichenden ärztlichen Kontaktes verschrieben werden und nicht an die Stelle eines ärztlichen Gespräches treten, können sie eine um so nachhaltigere Wirkung haben. In einer Reihe von Fällen können Patientinnen, die vorher einer psychotherapeutischen Beeinflussung nicht zugängig gewesen wären, bei einer Behandlung mit Antidepressiva psychotherapiefähig werden: die zugrundeliegenden Ängste und Konflikte können dann besprochen werden.

Der Gynäkologe braucht auch psychopharmakologische Kenntnisse, weil in seiner Praxis nicht selten Fälle larvierter Psychiatrie auftreten. Er kann diese Patientinnen nicht immer an einen Psychiater verweisen, denn viele verweigern gerade den Gang zum Psychiater. So tauchen auch in der gynäkologischen Sprechstunde nicht selten Fälle von chronischer Neurose oder gar Psychose auf, die sich einer psychiatrischen Behandlung entziehen. Die psychische Natur der Problematik und Symptomatik wird oft durch das Schildern körperlicher und „nervöser“ Beschwerden verdeckt. Psychisch kranke Frauen suchen dabei bevorzugt den Gynäkologen auf; oft aus der richtigen Ahnung, daß ihrer psychischen Symptomatik eine sexuelle Schwierigkeit – also eine Störung im Bereich der Gynäkologie, wie sie es erleben – zugrunde liegt.

8.3.6 Abgestufte Interventionen mit dem Ziel einer psychischen Führung

Auch bei der psychischen Führung sollte ähnlich wie bei der Reduktion von Spannung das primäre Ziel nicht sofort die Vermittlung von Einsicht sein. Vielmehr wird der Gynäkologe sich i. allg. auf einen psychologisch orientierten Umgang mit der Patientin und auf eine psychologisch orientierte Handhabung der Situation beschränken. Sobald er erkennt, mit welchen inneren und äußeren Konflikten die Patientin beschäftigt ist, kann er auf deren emotionale Bedürfnisse eingehen und diese beantworten. Mancherlei verdrängte Wünsche können eine Befriedigung finden, wenn der Arzt Einfluß auf die Umgebung nimmt, mit den Angehörigen spricht oder berufliche Veränderungen nahelegt. Gleichzeitig wird die Arzt-Patienten-Beziehung durch die Frequenz der Konsultationen, durch Verschreibungen und ähnliche Dinge beeinflußt. Wenn ein derartiges psychosozial orientiertes Umgehen mit der Patientin mit einer intensiven somatischen Behandlung kombiniert wird, sind oft gute Resultate zu erzielen.

Solange die Meinung bestand, das Hauptanliegen der psychosomatischen Medizin bestehe in der Psychotherapie psychogener Erkrankungen, wurde in psychosomatischen Lehrbüchern folgerichtig Krankheit um Krankheit unter Betonung der jeweiligen Psychodynamik abgehandelt. Für den Umgang des Gynäkologen mit seiner Patientin ist es jedoch sehr viel wichtiger, mit den normalen Problemen und Schwierigkeiten im Verlaufe des Lebens einer Frau vertraut zu sein, um von daher auch Fehlanpassung und Krankheit verstehen zu können. Der Gesichtspunkt der Entwicklung und die konkreten biopsychosozialen Reifungsschritte der Frau stellten daher den Leitfaden für die vorausgegangenen Kapitel dar.

Auch die Psychodynamik hinter typischen Konstellationen und Problemen in der Arzt-Patienten-Beziehung kann für die Gesprächsführung in der biopsychosozial orientierten Sprechstunde wichtiger sein als die psychogenetischen Zusammenhänge hinter bestimmten Erkrankungen. Nur wenige typische Konstellationen seien stellvertretend angedeutet: die junge oder alte Patientin, die attraktive oder die abstoßende Patientin, die sich anbiedernde, die unterwürfige oder die vorwurfsvolle Patientin, die Implikationen der gynäkologischen Untersuchung oder die Überweisung, die chronisch Kranke, infauste Prognosen oder die sterbende Patientin.

Bei der infausten Prognose z. B. wird das Gespräch oft auf 2 verschiedenen Ebenen gleichzeitig stattfinden müssen. Das gilt hinsichtlich mehrerer Punkte: Aufklären und Verleugnen, Sprechen auf regressiver und dann auch wieder auf rationaler Ebene, Aufgabe und Abbau von durch die Krankheit überholten Sozialbezügen, um der Aufgabe des gleichzeitigen Aufbaus weiterer adäquater Sozialbezüge gerecht zu werden. In offener Weise will die Patientin z. B. bestimmte Dinge besprechen und regeln, um gleich nachher vom Arzt wieder in ihrem Versuch der Verleugnung unterstützt zu werden. Offene Gespräche und eine zirkulär verlaufende Induktion der Verleugnung zwischen Patientin, Ehepartner und Arzt können ein Gespräch auf wechselnden Ebenen darstellen.

Bei der Mehrzahl seiner psychisch gesunden Patientinnen wird der Gynäkologe den biologischen und psychologischen Aufgaben seines Faches gerecht, indem das ärztliche Gespräch auf einer rationalen Ebene verläuft und im wesentlichen an der Bewußtseinslage der Frau orientiert bleibt. Wenn aber eine gewisse Psychopathologie vorhanden ist – es sei nur an konflikthafte Haltungen der Schwangerschaft oder Kontrazeption gegenüber erinnert und auf die eben genannten Beispiele hinsichtlich Krankheits-, Ätiologie- und Therapievorstellung verwiesen –, muß der Gynäkologe nicht selten auch mehr oder weniger unbewußte Haltungen seiner Patientin aufgreifen. Denn dann spielen nicht nur real begründete, sondern auch irrationale Ängste und Befürchtungen sowie eine verzerrte Sicht der Realität eine Rolle. Der Arzt muß es lernen, mit dieser Unvernunft sachgemäß umzugehen. Wenn der Arzt aber der in gewisser Weise nur scheinbaren Unvernunft eine Daseinsberechtigung zubilligt und wenn er erst einmal wirklich hinhört, werden Arzt und Patientin nicht mehr aneinander vorbeireden. Dann erst kann sich das Problem der Patientin in einer Form darstellen, die einen therapeutischen Umgang damit erlaubt. Die Aufgabe der psychischen Führung nimmt dann schon eine gewisse psychotherapeutische Dimension an. Die psychischen Schwierigkeiten werden im wesentlichen aber nur aufgegriffen, soweit sie die Durchführung der eigentlichen gynäkologischen Aufgabe behindern.

In besonderen Fällen kann der Gynäkologe jedoch weitergehen, ohne dabei den formalen Rahmen seiner gynäkologischen Sprechstunde zu verlassen. Von Konsultation zu Konsultation fortschreitend kann es über die Brücke einer somatischen Behandlung dazu kommen, daß sich ein Gespräch entfaltet, das über Wochen, Monate oder Jahre einem bestimmten „roten Faden", einer Konflikthaftigkeit oder Schwierigkeit folgt. Der Gynäkologe ermöglicht es seiner Patientin, ihre konkrete Lebenssituation und Problematik langsam und schrittweise zu verbalisieren und damit bewußter werden zu lassen. Der Arzt hilft der Patientin zu verstehen, was sich im Gespräch konstelliert hat. Es kommt zu einer Konfrontation und Auseinandersetzung damit, was die Patientin selber gesagt und was vielleicht auch der Arzt hinzugefügt hat. Obgleich sich das Gespräch im wesentlichen an den Auseinandersetzungen im interpersonalen Umfeld orientieren wird, können mitunter auch eine Konfrontation mit den treibenden oder abwehrenden Kräften sowie Interpretationen eine gewisse Rolle spielen. So kann manche Patientin eine bessere Lösung finden.

Von ersten Ansätzen in den USA und Kanada ausgehend sind einige Ärzte – meist Nervenärzte – zu einer interpersonalen Vorgehensweise übergegangen, die Familientherapie genannt wird. Es geht nicht mehr nur um den Symptomträger selber. Vielmehr führt der Arzt seine Sprechstunde so, daß die Angehörigen und Freunde des Symptomträgers in fast gleichem oder ganz gleichem Ausmaß erscheinen. Diese Fortentwicklung vergrößert die Möglichkeiten der biopsychosozial orientierten Sprechstunde und wird sicherlich in zunehmendem Ausmaß die gynäkologische Sprechstunde prägen.

Die biopsychosoziale Sprechstunde des Gynäkologen hat Möglichkeiten, die dem Fachpsychotherapeuten verschlossen bleiben. Denn der Gynäkologe kann den vielen Patientinnen ein Stück weiterhelfen, bei denen der große Aufwand einer formalen Psychotherapie nicht angezeigt erscheint oder die sich trotz aller Not nicht dazu entschließen können. Darüber hinaus hat die gynäkologische Psychosomatik einen Stellenwert in der medizinischen Prävention. Das ärztliche Gespräch begleitet die Frau durch die Schwierigkeiten der verschiedenen Lebensphasen. So übt der Gynäkologe einen Einfluß auf die psychosexuelle Entwicklung der Frau und damit nicht selten auch auf die der Kinder und des Ehemannes aus. Dadurch kann mancher Fehlentwicklung und mancher nervösen Erkrankung vorgebeugt werden.

Freilich darf der Arzt trotz aller Einsatzbereitschaft gewisse Grenzen nicht überschreiten. Auch im psychosozialen Bereich ist Behandlung ohne Behandlungsauftrag illegitim. Die Patientin sagt direkt oder indirekt, wie weit ihr Auftrag an den Arzt geht. Über die Frage der Legitimität hinaus kann es auch schädlich sein, unaufgefordert tiefer sitzende Konflikte aufzudecken.

Die Beschränkung des therapeutischen Zieles ist oft der Schlüssel zum Erfolg. Die Therapie muß an die emotionalen Bedürfnisse und Fähigkeiten der Patientin angepaßt bleiben, und sie darf die individuellen Möglichkeiten der Patientin oder ihrer Familiengruppe nicht überschreiten. Ziel der Therapie darf nicht sein, was dem Arzt objektiv richtig erscheint, sondern was der betreffenden Patientin möglich ist. Eine solche Haltung fällt dem an Naturwissenschaft, Kausalität und Vernunft orientierten Arzt verständlicherweise oft schwer. Und dennoch können Erfolg oder Mißerfolg entscheidend davon abhängen, ob der Arzt der Patientin zuhört und Tendenzen – also eine Beeinflussung der Patientin nach den eigenen subjektiven Maßstäben – beiseite schiebt.

Zu warnen ist vor einem kritiklosen Psychologisieren, wo es gar nicht um derartige Zusammenhänge geht.

Es ist legitim, daß sich nicht jeder Arzt dem psychosozialen Aspekt der Medizin in gleichem Ausmaß stellt; v. a. auch nicht bei allen seinen Patientinnen in gleichem Ausmaß. Denn der berufliche Umgang mit dem nackten Körper und dem weiblichen Genitale kann kluge Distanz und Selbstverteidigung notwendig machen.

8.4 Formale Psychotherapie

Wenn die biopsychosozial orientierte Sprechstunde als die eigentliche Verwirklichung der psychosomatischen Medizin dargestellt wird, soll damit nicht der eine oder andere Gynäkologe entmutigt werden, der dennoch auch zusätzlich formale Psychotherapie durchführen möchte. Nur soll die Ausübung eines Doppelberufes von Gynäkologie und formaler Psychotherapie nicht als die eigentliche Verwirklichung der psychosomatischen Medizin hingestellt werden.

Bei der sog. kleinen Psychotherapie wendet der Arzt schon besondere Techniken an. Natürlich gibt es Übergänge zu der eben geschilderten Vorgehensweise. Es ist aber nützlich, die biopsychosozial orientierte Sprechstunde und die kleine Psychotherapie begrifflich zu trennen. Vereinzelte Gynäkologen wenden sich sogar der Aufgabe intensiver Psychotherapie zu. Je differenzierter die therapeutischen Techniken werden, desto unwahrscheinlicher wird es, daß ein und derselbe Arzt beide Methoden beherrschen und anwenden kann. Bei den zahlenmäßig weniger häufigen schweren Fällen psychosomatischer Störung ist daher i. allg. eine Überweisung an den Fachpsychotherapeuten erforderlich.

Literatur

Zitierte Titel

Abernathy V (1974) Illegitimate conception among teenagers. Am J Public Health 64:662–665

Appleby B (1962) Norethisterone in the control of menopausal symptoms. Lancet I:407–409

Aylward M (1976) Estrogen plasma tryptophan in premenopausal patients. In: Campbell S (ed) The management of the menopause and post-menopausal years. University Park Press, Baltimore

Barnett R, Baruch G (1978) Women in the middle years: A critique of research and theory. Psychol Women Q 3:187–197

Benedek T (1950) The functions of the sexual apparatus and their disturbances. In: Alexander F (ed) Psychosomatic medicine, Norton, New York pp 216–240

Bergman AB (1973) A study in the management of sudden infant death syndrome in the United States. Baltimore Central Maryland SIDS Center, Baltimore

Bidder RT, Crowe EA, Gray OP (1974) Mothers' attitudes to preterm infants. Arch Dis Child 49:766–769

Blaine GB (1967) Sex among teenagers. Med Aspects Hum Sex 2:11–18

Blueglass K (1980) Psychiatric morbidity after cot death. Practitioners 224:533–539

Casper RF, Yen SS, Wilkes MM (1979) Menopausal flashes: neuro-endocrine link with pulsatile lutenizing hormone secretion. Science 205:823–825

Clyne MB (1972) Der habituelle Abort. Sexualmedizin 1:93

Coope J (1983) Problems around menopause. Practioner 227:793–803

Crichton NJ, Limerick SF, Carpenter RG (1983) Parents seeking help after cot death. How atypical is their experience? J Epidemiol Community Health 37:208–212

David HP, Friedman HL (1973) Psychosocial research in abortion: A transnational perspective. In: Osofsky HJ, Osofsky JD (eds) The abortion experience: Psychological and medical impact. Harper & Row, Hagerstown, pp 310:337

Dennerstein L, Burrows GD (1978) A review of studies of the psychological symptoms found at the menopause. Maturitas 1:55–64

Deutsch H (1945) The psychology of woman, vol 2, Motherhood. Grune & Stratton, New York

Deutsch H (1948) Psychologie der Frau. Huber, Bern

Devereux G (1965) A psychoanalytic study of contraception. J Sex Res 1/2:105–134

Drotar D, Baskiewicz A, Irvin N et al. (1975) The birth of an infant with congenital malformation. Pediatrics 56:710–717

Eicher W, Heinz F, Kubli F (1973) Psychosomatische Aspekte bei der EPH-Gestose. Psychosom Med 5:120–127

Ekblad N (1955) Induced abortion on psychiatric ground. Acta Psychiatr Scand [Suppl] 99:1–238

Forssman H, Thuwe P (1966) 120 children born after application for therapeutic abortion refused. Acta Psychiatr Scand 42:71–88

Geijerstam G (ed) (1970) An annotated bibliography of induced abortion. University of Michigan, Ann Arbor

Goldzieher JW, Moses IE, Averkin E, Scheel C, Taber BZ (1971) Nervousness and depression attributed to oral contraceptives: A double-blind placebo controlled study. Am J Obstet Gynecol 111/8:1013–1020

Greenblatt RB, Nezhat C, Roesel A, Natrajan PK (1979) Update on the male and female climacteric. J Am Geriatr Soc 27/11:481–490

Haspells AA, Keep PA van (1979) Endocrinology and management of the perimenopause. In: Haspells AA, Musaph H (eds) Psychosomatics in peri-menopause. MTP Press, Lancaster, pp 57–71

Heiman M (1959) Separation from a love object as an etiological factor in functional uterine bleeding. J Mt Sinai Hosp 26:56
Hertz DG (1983) The unwanted pregnancy: Its psychological and psychosocial consequences. In: Dennerstein L, Burrows GD (eds) Handbook of psychosomatic obstetrics and gynecology. Elsevier Biomedical Press, Amsterdam New York Oxford, pp 337–352
Hertz DG,Steiner JE, Zuckerman H, Pizanti S (1971) Psychological and physical symptom-formation in menopause. Psychother Psychosom 19:47–52
Herzberg NB, Johnson AL, Brown S (1970) Depressive symptoms and oral contraceptives. Br Med J 4:142–145
Hook K (1963) Refused abortion. Acta Psychiatr Scand 39:1–156
Huffman JW (1979) Counseling the menopausal patient. Postgrad Med 65/5:211–214
Kane FJ (1976) Evaluation of emotional reactions to oral contraceptive use. Am J Obstet Gynecol 126:968–971
Kane FJ (1977) Iatrogenic depression in women. In: Phenomenology and treatment of depression. Spectrum, New York, pp 69–80
Käser O (1973) Chronische Schmerzzustände in der Gynäkologie. Gynakologe 119
Kennedy JF (1970) Maternal reactions to the birth of a defective baby. Soc Casework 51:410–416
Kerr MD (1976) Psychological changes following hormonal therapy. In: Campbell S (ed) The management of the menopause and post-menopausal years. MTP Press, Lancaster, pp 127–133
Labhardt F (1973) Gynäkologische Schmerzzustände in psychosomatischer Sicht. Gynakologe 145
Lader L (1966) Abortion. Bobbs-Merrill, New York
Lauritzen C (1978) Management of the patient, including the high-risk patient. In: Keep PA van, Serr DM, Greenblatt RB (eds) Female and male climacteric, MTP Press, Lancaster, pp 121–132
Limerick S, Simpson H (1983) Sudden unexpected infant death pediatric counselling and home monitoring. Arch Dis Child 58:467–471
Lindsay R, Hart DM, Purdie D, Ferguson M, Clark A, Kraszewski A (1978) Comparative effects of oestrogen and a progestogen on bone loss in post-menopausal women. Clin Sci Mol Med 54:193–195
Maas JW (1978) Clinical and biological heterogeneity of depressive disorders. Ann Intern Med 88:556–563
Masters WH, Johnson VE (1967) Die sexuelle Reaktion. Akademische Verlagsgesellschaft, Wiesbaden
Masters WH, Johnson VE (1973) Impotenz und Anorgasmie; zur Therapie funktioneller Sexualstörungen. Goverts, Frankfurt
McKinley MS, Jefferys M (1974) The menopausal syndrome. Br J Prev Soc Med 28:108–115
Molinski H (1980) Psycho-soziale Hintergründe des Schwangerschaftsabbruchs heute. Arztin 5:1–7
Molinski H (1982) Unterleibsschmerzen ohne Organbefund und eine Bemerkung zum pseudoinfektuösen Syndrom der Scheide. Gynakologe 15:207–215
Moss RH (1968) The development of a menstrual distress questionnaire. Psychosom Med 30:853–867
Nadelson CC (1978) The emotional impact of abortion. In: Notman MT, Nadelson CC (eds) The woman patient: Medical and psychological interface. Plenum, New York, pp 173–179
Nadelson CC, Notman MT, Ellis EA (1983) Psychosomatic aspects of obstetrics and gynecology. Psychosomatics 24/10:871–884
Oeter K (1982) Psychoanalytical interpretation and social reality: Illustrated by the practice of giving indications for abortion. In: Prill HJ, Stauber M (eds) Advances in psychosomatic obstetrics and gynecology. Springer, Berlin Heidelberg New York, pp 237–239
Ory MW (1977) Association between oral contraception and myocardial infarction. A review. JAMA 237:2619–2622
Parry BL, Bush JA (1979) Oral contraceptives and depressive symptomatology: Biologic mechanism. Compr Psychiatry 20/4:347–358
Perlmutter J (1978) A gynecological approach to menopause. In: Notman MT, Nadelson CC (eds) The woman patient: Medical and psychological interface, vol 1. Plenum, New York, pp 323–335
Renaer M (1981) Chronic pelvic pain in women. Springer, Berlin Heidelberg New York
Richter D (1978) Die Adnexitis aus psychosomatischer Sicht. Therapiewoche 28:9508–9522
Richter D (1979) Diagnostik und Psychodynamik beim Pelipathie-Syndrom; Vortrag auf dem 1. Seminar der Universitäts-Frauenklinik Düsseldorf über Psychosomatik in Geburtshilfe und Gynäkologie 12. Mai 1979

Rupp JJ (1976) Psychosomatic aspects of endocrine disease. Audio Dig Pract 24:86–95
Sandberg E, Jacobs R (1971) Psychology of the misuse and rejection of contraception. Am J Obstet Gynecol 110:227–242
Selby JW, Calhoun LG, Vogel AV, King EH (1980) Psychology and human reproduction. Free Press, New York
Smith N, Schwartz JR, Mandell W et al. (1969) Mothers' psychological reactions to premature and full size newborns. Arch Gen Psychiatry 21:177–181
Solnit AJ, Stark MH (1961) Mourning and the birth of a defective child. Psychoanal Study Child 16:523–537
Sullivan H (1953) The interpersonal theory of psychiatry. Norton, New York
Tisza UB, Gumpertz E (1962) The parents' reaction to the birth and early care of children with cleft palate. Pediatrics 30:86–90
Utian WH (1977) Current status of menopause and postmenopausal estrogen therapy. Obstet Gynecol Surv 32:193–204
Weinstein SE (1978) Sudden infant death syndrome: Impact on families and a direction for change. Am J Psychiatry 135/7:831–834
Winston E (1973) Oral contraceptives, pyridoxine and depression. Am J Psychiatry 130:1217–1221
World Health Organization: Scientific Group (1970) Spontaneous and induced abortion. WHO Tech Rep Ser 461:29–48
World Health Organization (1971) Abortion laws. A survey of current world legislation. WHO, Geneva 4–11

Empfohlene Titel

Ackerman NW (1958) The psychodynamics of family life. Basic Books, New York
Bibring GL (1961) A study of the psychological processes in pregnancy and the earliest mother-child relations. Psychoanal Study Child 16:9–44
Brede K (Hrsg) (1974) Einführung in die psychosomatische Medizin, klinische und theoretische Beiträge. Athenäum, Fischer Taschenbuch
Bräutigam W, Christian P (1973) Psychosomatische Medizin, ein kurzgefaßtes Lehrbuch für Studenten und Ärzte. Thieme, Stuttgart
Bräutigam W (1977) Sexualmedizin im Grundriß, eine Einführung in Klinik, Theorie und Therapie der sexuellen Konflikte und Störungen. Thieme, Stuttgart
Deutsch F (ed) (1959) On the mysterious leap from the mind to the body. International Universities Press, New York
Deutsch H (1948) Psychologie der Frau. Huber, Bern
Eicher W (1975) Die sexuelle Erlebnisfähigkeit und die Sexualstörungen der Frau. Fischer, Stuttgart
Engel GL (1970) Psychisches Verhalten in Gesundheit und Krankheit. Huber, Bern Stuttgart Wien
Freud S (1966) Drei Abhandlungen zur Sexualtheorie. Fischer, Stuttgart (Gesammelte Werke, Bd 5)
Hertz DG (1974) Problems and challenges of consultation psychiatry in gynecology and obstetrics. In: Musaph H (ed) Mechanisms in symptom formation. Karger, Basel, pp 67–77
Kockott G (Hrsg) (1977) Sexuelle Störungen, Verhaltensanalyse und -modifikation. Urban & Schwarzenberg, München Wien Baltimore
Lidz Th (1968) The person. His development throughout the life cycle. Basic Books, New York
Masters W, Johnson V (1970) Human sexual inadequacy. Little, Brown, Boston
Mitscherlich A (1966, 1967) Studien zur psychosomatischen Medizin. Suhrkamp, Frankfurt/Main (edition Suhrkamp, Bd 1,2,3)
Molinski H (1972) Die unbewußte Angst vor dem Kind. Kindler, München
Moos RH (1985) Perimenstrual symptoms: A manual and overview of research with the menstrual distress questionnaire. Stanford University School of Medicine Veterans Administration Medical Center Palo Alto, California
Prill HJ (1964) Psychosomatische Gynäkologie. Urban & Schwarzenberg, München Berlin
Schwab JJ (1968) Handbook of psychiatric consultation. Appleton-Century-Crafts, New York
de Senarclens M, Fischer W (1978) Ammenorrhee feminite impossible? Masson, Paris New York Barcelone Milan

Stephanos S (1973) Analytisch-psychosomatische Therapie. Huber, Bern Stuttgart Wien
Sullivan HS (1953) The interpersonal theory of psychiatry. Norton, New York
Uexküll T van (Hrsg) (1979) Lehrbuch der psychosomatischen Medizin. Urban & Schwarzenberg, München Wien Baltimore
Weiss E, Spurgeon English O (1957) Psychosomatic medicine. Saunders, Philadelphia London
Wittkower ED, Warnes H (eds) (1977) Psychosomatic medicine. Its Clinical Applications. Harper & Row, New York

Sachverzeichnis